外科科研设计与统计分析

胡良平 毛 玮 主 编
柳伟伟 王 琪 高 辉 审 校

编 者 (以姓氏笔画为序)

毛 玮 王 琪 关 雪
吕辰龙 刘惠刚 李子建
李长平 周诗国 柳伟伟
胡良平 胡纯严 郭辰仪
郭 晋 贾元杰 高 辉
陶丽新 鲍晓蕾

U0224345

中国协和医科大学出版社

图书在版编目（CIP）数据

外科科研设计与统计分析／胡良平，毛玮主编. —北京：中国协和医科大学出版社，2012.4
ISBN 978 – 7 – 81136 – 644 – 0

Ⅰ．①外…　Ⅱ．①胡…②毛…　Ⅲ．①外科学 – 科学研究 – 研究方法 ②外科学 – 医学统计 – 统计分析　Ⅳ．①R6 – 3

中国版本图书馆 CIP 数据核字（2012）第 023783 号

外科科研设计与统计分析

主　　编：胡良平　毛　玮
策划编辑：周思龙　韩　鹏
责任编辑：田　奇

出版发行：**中国协和医科大学出版社**
　　　　　（北京东单三条九号　邮编100730　电话65260378）
网　　址：www. pumcp. com
经　　销：新华书店总店北京发行所
印　　刷：北京佳艺恒彩印刷有限公司

开　本：787×1092　　1/16 开
印　张：19.75
字　数：400 千字
版　次：2012 年 7 月第一版　　2012 年 7 月第一次印刷
印　数：1—3000
定　价：38.00 元

ISBN 978 – 7 – 81136 – 644 – 0／R · 644

内 容 简 介

　　本书分为3篇，第1篇为统计学内容概要，全面阐述了外科科研中常用的统计学内容，包括统计表达与描述、试验设计、定量与定性资料的统计分析、简单相关与回归分析、多重线性回归分析与多重 logistic 回归分析。此外，该篇中还详细讨论了掌握和运用统计学知识的要领和技巧，对具体问题给出了详细的 SAS 程序和结果解释，方便广大读者学习与使用。第2篇为外科科研中常见统计学错误辨析与释疑，紧紧围绕第1篇中的要点，以外科学（特别是骨科）相关杂志中近几年刊登的论文为主要的资料来源，列举了一些典型的科研案例，并对其在统计学方面出现的各种错误类型和原因进行深入剖析，给出了识别错误的技巧和正确处置的策略，避免其他工作者重蹈覆辙。第3篇为医学统计学要览，以"问题引导"的形式提纲挈领地介绍了"科研设计要览"与"统计分析要览"，为读者正确把握科研设计要领、合理选择统计分析方法和深刻领悟统计学的精髓，奠定了坚实的基础。本书力求通俗易懂、简明扼要，应用性强，富有启发性，注重对读者基础知识的训练和综合应用能力的培养，各章配以丰富的实例，以便读者学习、理解和正确运用。本书可供从事外科学基础和临床研究的科研和临床工作者使用，也可供生物医学领域的其他科研工作者和临床医生、杂志编辑与审稿专家、本科生、研究生参考和借鉴。

前　言

从表面上看，外科（特别是骨科）研究中不像内科和其他学科那样对统计学有极多的需求。事实上，只要做研究，就少不了要考虑多因素影响下多指标的变化规律，因此，外科科研对统计学的需求并不少于其他学科。

因为事物万变不离其宗，只要研究者不被事物的表面现象所迷惑，善于运用辩证唯物主义的思维方法，并以正常人的心态来思考和处置问题，就十分有利于透过现象看清事物的本质，完全有能力驾驭任何科研领域的研究问题。事实上，只要人们掌握了正确的统计学思想，巧妙地运用三型理论（任何事物都存在表现型、原型和标准型，弄清每个具体问题中的这三型，再有的放矢地去解决它，问题也就迎刃而解了），制定出科学完善经济可靠的科研设计方案，在好的方案指导下，注意试验或调查过程中的质量控制，正确地收集科研资料并对其进行合理的分析，所得到的科研成果是经得起时间和实践检验的。为此，笔者总结了外科科研中人们常用的科研设计和统计分析理论与方法，还总结了人们在该科研领域中常犯的统计学错误并对其进行了辨析与释疑，提纲挈领地对前述内容进行了归纳和总结，这正是呈现在读者面前的这本《外科科研设计与统计分析》拙著，但愿它能有利于外科学、特别是骨科学实际工作者针对自己要解决的问题，有的放矢地去学习和运用。

本书包含了15章内容，分列入3篇。第1篇统计学内容概要，介绍了统计表达与描述、试验设计、单因素设计定量资料统计分析、多因素设计定量资料统计分析、单因素设计定性资料统计分析、多因素设计定性资料统计分析、简单相关和回归分析以及多重回归分析，共8章；第2篇外科科研中常见统计学错误辨析与释疑，介绍了统计表达和描述错误与释疑、试验设计错误辨析与释疑、定量资料统计分析错误辨析与释疑、定性资料统计分析错误辨析与释疑、相关和回归分析错误辨析与释疑共5章；第3篇医学统计学要览，以"问题引导"的形式提纲挈领地介绍了"科研设计要览"与"统计分析要览"，为读者正确把握科研设计要领、合理选择统计分析方法和深刻领悟统计学的精髓，奠定了坚实的基础。总之，本书从正反两个视角，全面系统地介绍了外科研究中涉及的试验设计、统计表达与描述、统计分析和SAS实现等方面的内容。

在本书即将出版之际，笔者要衷心感谢我的硕士研究生毛玮。他在本科阶段就读于北京大学医学部，打下了比较坚实的医学基础；又在中国疾病预防控制中心工作了若干年，积累了一些宝贵的实践经验。在硕士阶段，攻读流行病与卫生统计学，潜心研究综合评价方法，同时还完成了本书大部分初稿。在此基础上，笔者结合多年统计教学和咨询经验，补充撰写了第3篇，使本书的理论水平和实用性得到了进一步提升。笔者由衷地感谢本室柳伟伟讲师和在读博士研究生王琪，他们认真负责地对本书初稿进行了通读，纠正了一些差错，并提出了许多宝贵的修改意见。笔者还要感谢本室其他教师和研究生，为本书的质量提高和校对工作付出了辛勤的劳动。

本书叙述力求通俗易懂、简明扼要，富有启发性，应用性强，便于自学，注重对读者的基础知识的训练和综合应用能力的培养，各章配以丰富的实例，便于读者学习和使用。本书内容不仅适合于从事外科科研工作的人们，也适合于一切从事生物医学、临床各科研究的人们和大学本科以上的学生及学者学习与使用。

由于笔者水平有限，书中难免会出现这样或那样的不妥，甚至错误之处，恳请广大读者不吝赐教，以便再版时修正。

胡良平

于北京军事医学科学院生物医学统计学咨询中心

2012 年 4 月

目　录

第一篇　统计学内容概要

第二篇　外科科研中常见统计学错误辨析与释疑

第三篇　医学统计学要览

第一篇 统计学内容概要

第一章 统计表达与描述

统计表达与描述是指采用统计表、统计图以及以平均水平与变异程度相结合的形式概括统计资料的信息，它是统计推断的前提和基础。统计表达与描述的任务是用恰当的方式高度概括地呈现资料的主要信息，它具有简洁明了、生动形象、使用方便的特点。本章将系统介绍常用的统计描述指标以及编制统计表和绘制统计图的技巧。

第一节 资料类型

一、资料类型划分

统计资料的现代划分方法将资料分为定量资料和定性资料两大类（图1-1），正确识别资料类型是合理选用统计分析方法的前提条件。

（一）定量资料 其测定值表现为大小不等的数值，一般带有度量衡单位。定量资料分为离散型和连续型两种，分别对应计数资料和计量资料。

计数资料：在定量资料中，如果测定值是只能取零和整数（通常只取正整数）的情况，这种资料属于计数资料，如每分钟脉搏跳动次数、育龄妇女生育子女数等。

计量资料：在定量资料中，若测量值可以取区间内任意值，这种资料称为计量资料，如身高、体重等。

（二）定性资料 通过观测观察单位的属性所得的资料，称为定性资料，又叫做分类资料。定性资料可根据测定指标属性的分类多少，分为二值资料和多值资料。多值资料又可根据测定指标是否有等级关系，分为多值名义资料和多值有序资料。

1. 二值资料：在定性资料中，若观测值只具有相互对立的两种情况，则资料属于二值变量，又称为二分类变量。例如，只有男、女两种情况的性别变量及其观测结果。

2. 多值名义资料：在定性资料中，若观测值的属性无等级之分，称为名义资料。例如，某单位全体员工按ABO血型系统可分为A型、B型、AB型、O型，显然这些血型之间并没有等级之分。

3. 多值有序资料：在定性资料中，若观测值的属性有等级之分，称为多值有序资料。例如，某病患者治疗后的疗效可划分为治愈、显效、好转、无效、死亡 5 个等级，这时属性变量不同取值之间是有好坏程度之分的。

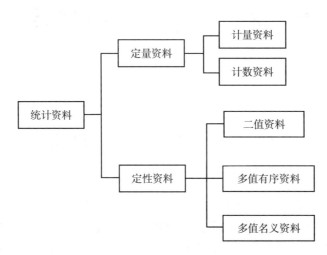

图 1-1   资料类型的现代划分方法

二、资料类型的本质

资料类型是从资料性质的角度来划分的，也可以说资料性质决定了资料类型。有时资料的性质很难识别，因此还应给出必要的描述信息，例如，当我们看到一个数值"1"时，不能确定这个"1"代表什么含义，它可以表示 1 个人、1 厘米、甚至是等级 1。

在统计软件中，不可能通过大量文字来描述变量信息，通常有固定的方式规定变量的属性（数值型或字符型）和性质（定量变量还是定性变量）。例如，若未作特殊说明，SAS 软件中的数值型变量一般视作定量变量，这时的变量值 1，可能是带有量纲的 1 厘米、1 小时等。当使用"freq"和"class"等语句指明把当前变量看作"频数变量"或"分类变量"，这时的变量值 1，就可能是频数为 1，或者等级为 1。在 SPSS 软件中新建变量时，通常需要指明变量性质，说明是度量变量、有序变量还是名义变量。

三、资料类型的转换

根据研究需要，有时可以进行定量资料和定性资料的相互转换。一般来说，定量资料包含的信息较定性资料丰富，而定性资料较定量资料的描述更简洁。定量资料转换为定性资料时通常比较方便，只需要明确划分标准即可；而定性资料转换为定量资料时，通常因为信息不全使得转换起来比较困难。

例如，假设 10 名患者的年龄（岁）分别为：19、23、26、31、42、44、53、54、58、67，显然这是一个定量资料。如果把年龄按照一定的标准（如 <30、30~50、≥50）来划分，这时年龄这个指标可以从低到高由"1""2""3"三个级别来划分，该资料便由定量

资料转化为有序资料，每个级别患者的人数如表 1-1 所示。

表 1-1　10 名患者年龄的分级情况

年龄分级	例数
1 （<30）	3
2 （30~50）	3
3 （≥50）	4

第二节　定量资料的统计描述

对定量资料的统计描述，常从平均水平和离散程度两个方面进行。平均水平和离散程度是资料描述的两大特征，平均水平不言而喻，常用的描述统计量有均数、中位数等。离散程度反映资料的波动范围，常用的描述统计量有标准差、方差和变异系数等。

此外，我们常对资料是否服从某种分布来做假设检验，例如，对正态性作假设检验可能会涉及若干统计量，如偏度系数、峰度系数等，它们可以反映定量资料与正态分布的符合程度。常用的统计描述指标如表 1-2 所示。

表 1-2　定量资料常用的统计描述指标及适用场合

描述内容	指标	意　义	应用场合
集中趋势	算术均数	所有观测值的平均值	对称分布定量资料
	几何均数	基于对数变换的平均值	对数正态分布定量资料
	中位数	全部数据按大小排序后，位次居中的数值	各种分布的定量资料
	众数	出现频率最高的观测值	各种分布的定量资料
	调和均数	基于倒数变换的平均值	正偏态分布定量资料
离散程度	全距	观测值最大值与最小值之差	各种分布的定量资料
	标准差（方差）	观测值离开算术均数的变异程度	对称分布定量资料
	四分位间距	中间半数观测值的全距	各种分布的定量资料
	变异系数	标准差与均数的比值	各种分布的定量资料

一、对称分布定量资料的统计描述

对于呈对称分布定量资料，常用算术均数描述其平均水平，用标准差（或方差）描述其变异程度。

（一）算术均数（arithmetic mean）　简称均数（mean），它描述一组服从对称分布定量资料的平均水平。

均数把一组性质相同的观测数据转变为一个代表性的数值，高度提取了所有观测数据所反映的信息。因此，用均数来概括资料的平均水平，包含资料的主要信息。而另一方面，均数将观测数据之间的差异性掩盖起来，并且受极端值的影响明显。所以，它适用于表达一组服从或近似服从正态分布的定量资料。

通常用 $\bar{X}$ 表示样本均数，用 μ 表示总体均数。均数的计算方法有直接法和加权法两种。直接法的计算公式为：

$$\bar{X} = \frac{X_1 + X_2 + \cdots X_n}{n} = \frac{\sum X}{n} \tag{1-1}$$

上式中 $X_1, X_2, \cdots, X_n$ 为各观测值。

【例1-1】　现测得某地8只大鼠的骨密度（g/cm^2）如下：0.202，0.166，0.184，0.163，0.173，0.186，0.197，0.174，求这8只大鼠的骨密度均数。

因本例数据个数不多，目测数据变异程度不大，故以直接法求其算术均数。

$\bar{X} = $ （0.202 + 0.166 + 0.184 + 0.163 + 0.173 + 0.186 + 0.197 + 0.174）/8 = 0.181 （g/cm^2）

当样本量较大时（如 $n > 30$）时，常将原始数据整理成如表1-3频数表的形式，使用加权法来计算。

表1-3　某地100名正常成年人非蛋白氮（mg/100ml）频数分布

非蛋白氮	组中值 X_i	频数	累积频数
22 ~	23	2	2
24 ~	25	5	7
26 ~	27	11	18
28 ~	29	18	36
30 ~	31	26	62
32 ~	33	21	83
34 ~	35	10	93
36 ~	37	6	99
38 ~ 40	39	1	100
合　计	-	100	-

注：频数表"频数"和"累积频数"两栏分别除以总频数，可得到各组段的"频率"和"累积频率"，从而形成频率表，加权法中也可以使用"频率"来作运算。

加权法的计算公式为：

$$\bar{X} = \frac{f_1 X_1 + f_2 X_2 + \cdots + f_k X_k}{f_1 + f_2 + \cdots + f_k} = \frac{\sum fX}{\sum f} \tag{1-2}$$

上式中 $X_1, X_2, \cdots X_i$ 分别为各组段的组中值，$f_1, f_2, \cdots, f_i$ 分别为各组段的频数，相当于各组段组中值的权重。

【例 1-2】 基于表 1-3 资料求某地 100 名正常成年人非蛋白氮（mg/100ml）均数。

因本例数据以频数表形式呈现，从频数分布来观察，数据大致上符合对称分布，故以加权求其算术平均数。

$$\overline{X} = \frac{2 \times 23 + 5 \times 25 + \cdots + 1 \times 39}{2 + 5 + \cdots + 1} = \frac{3100}{100} = 31.0 \ (\text{mg/100ml})$$

这 100 名正常成年人非蛋白氮的算术平均值为 31.0mg/100ml。

（二）方差（variance）和标准差（standard deviation） 标准差和方差均用于反映一组对称分布的观测值在数量上的变异程度。

个体偏离总体平均水平的程度为" $X - \mu$ "，就是所谓的离均差（deviation from average），但是" $X - \mu$ "的平均水平不能反映总体中个体值的变异程度，这是因为" $X - \mu$ "有正有负，总和为 0，使用离均差的绝对值又不方便。而离均差平方可以消除正、负值的影响，为此，人们将离均差平方和的平均值作为总体中个体值偏离平均水平的概括性指标，称作总体方差（population variance），记为 σ^2。

$$\sigma^2 = \frac{\sum (X - \mu)^2}{n} \tag{1-3}$$

方差的量纲是原始数据量纲的平方，为了用原量纲表示变异程度，把总体方差开平方，将其算术平方根称为总体标准差（population standard deviation），记为 σ。

实际工作中总体均数 μ 往往未知，只能用样本均数 $\overline{X}$ 来估计 μ。若用 $\overline{X}$ 代替 μ，样本中的个体偏离 $\overline{X}$ 的程度比其偏离 μ 的程度缩小一些，以致离均差平方的平均值也缩小一些。英国统计学家 Gosset W S 提出用" $n-1$ "代替 n 来计算样本中离均差平方的平均水平，以纠正上述低估现象，于是样本方差（sample variance）计算公式如下：

$$S^2 = \frac{\sum (X - \overline{X})^2}{n - 1} \tag{1-4}$$

样本标准差（sample standard deviation）的公式如下：

$$S = \sqrt{\frac{\sum (X - \overline{X})^2}{n - 1}} \tag{1-5}$$

式中" $n-1$ "称为自由度（degree of freedom，df），记为 ν，有时也用 df 表示。

由于 $\overline{X} = \sum X/n$，有时使用式（1-5）经简单代数运算演化成的式（1-6）计算样本标准差更简便：

$$S = \sqrt{\frac{\sum X^2 - \frac{(\sum X)^2}{n}}{n - 1}} \tag{1-6}$$

自由度是统计学术语，其意义是随机变量能"自由"取值的个数。例如，一个 $n = 4$ 的样本，若已知 $\overline{X} = 5$，三个数据是"自由"取值的，一旦三个数据确定了，受到 $\overline{X} = 5$

这个条件的限制，第四个数也就确定了，这时自由度 $\nu = n - 1 = 4 - 1 = 3$。

标准差和方差越大，说明观测值偏离其算术均数的变异程度越大，这时均数对个体值的代表性就越差；反之，标准差和方差越小，则观测值偏离其算术均数的变异程度越小，均数的代表性也越好。

【例1-3】 求例1-1中8只正常大鼠的骨密度的标准差。

此资料为一次小样本抽样所得定量资料，故采用式（1-6）计算标本标准差，由资料可得，$\sum X^2 = 0.262$，$(\sum X)^2 = 2.088$，

$$S = \sqrt{\frac{0.262 - \frac{2.088}{8}}{8 - 1}} = 0.012 \ (g/cm^2)$$

计算大样本资料的标准差和方差时，常将原始资料整理成如表1-3频数表的形式，然后根据加权法按式（1-7）计算。

$$S = \sqrt{\frac{\sum fX^2 - (\sum fX)^2 / \sum f}{\sum f - 1}} \qquad (1-7)$$

上式中 X 为各组段组中值，f 为相应组段频数。

【例1-4】 利用加权法计算表1-3资料中100名正常成年人非蛋白氮（mg/100ml）的标准差及方差。

有表中资料可算得，$\sum fX^2 = 97180$，$\sum fX = 3100$，根据公式（1-7）：

$$S = \sqrt{\frac{97180 - (3100)^2/100}{100 - 1}} = 3.3 \ (mg/100ml)$$

$$S^2 = \frac{97180 - (3100)^2/100}{100 - 1} = 10.9 \ (mg/100ml)^2$$

该地100名正常成年人非蛋白氮的标准差为3.3mg/100ml，方差为10.9（mg/100ml）^{2}。

二、非对称分布定量资料的统计描述

对于非对称分布定量资料，常用中位数描述其平均水平，用四分位间距描述其变异程度。

（一）中位数（median） 中位数是将一组观测值从小到大按顺序排列，位次居中的那个数值，用 M 表示。在全部观测值中，小于和大于中位数的个体数相等。中位数可以应用于任何分布类型定量资料。

中位数是位置平均数，不受极端值影响，在具有极端值的数据中，中位数比算术均数更具有代表性，因此通常多用于偏态定量资料中，甚至是一端或两端无确切值的情况。例如，测量值超出仪器或试剂的测量范围，而无法获得测量结果。然而，用中位数描述定量资料会损失很多信息，而样本量较小时中位数不太稳定。

小样本中位数的计算方法：当样本量较小（如 $n < 30$）时，先将观测值按由小到大顺序排序，再按下式计算，

$$n \text{ 为奇数时 } M = X_{(\frac{n+1}{2})} \qquad (1-8)$$

$$n \text{ 为偶数时 } M = \frac{X_{(\frac{n}{2})} + X_{(\frac{n}{2}+1)}}{2} \qquad (1-9)$$

【例1-5】 某医院收治骨细胞癌患者6人，其生存时间（月）分别为：10，8，19，6，25，21⁺。已知最后一名患者在第21个月时尚生存，但后来失访了。求这6名患者治疗后的平均生存期。

本资料包含不完全信息，故采用中位数描述其平均水平。先将观测值按大小顺序排列：6，8，10，19，21，25。因 $n=6$，为偶数，故采用式（1-9）计算中位数：

$$M = \frac{X_{(\frac{6}{2})} + X_{(\frac{6}{2}+1)}}{2} = \frac{X_3 + X_4}{2} = \frac{10+19}{2} = 14.5 \text{（月）}$$

这6名患者平均生存期为14.5个月。

（二）百分位数（percentile） 统计学中有一个常用的位置指标，称为百分位数，以 P_x 表示（第 x 百分位数），它是指把数据从小到大排列后，处于第 x 百分位置的数值。P_x 将全部观测值分为两部分，有 $x\%$ 的观测值比它小，其余 $(100-x)\%$ 的观测值比它大。

大样本中位数、百分位数的计算方法：当样本量较大（如 $n \geq 30$）时，一般将资料整理为频数表的形式，然后进一步计算。百分位数计算公式如下，

$$P_x = L + i \times \frac{(nx\% - \sum f_L)}{f_x} \tag{1-10}$$

式中，f_x 为 P_x 所在组段的频数，i 为该组段的组距，L 为其下限，n 为总频数，$\sum f_L$ 为该组段以前的累计频数。中位数是一个特殊的百分位数，当 x 为50时，P_{50} 即为中位数。

【例1-6】 某地164名50岁以下正常成年人胰多肽数据如表1-4，求其第25、第50、第75、第95百分位数。

表1-4 某地164名50岁以下正常成年人胰多肽（ng/L）的频数分布

PP（ng/L）	组中值 X_i	频数	累积频数
(1)	(2)	(3)	(4)
10 ~	20	18	18
30 ~	40	55	73
50 ~	60	30	103
70 ~	80	30	133
90 ~	100	17	150
110 ~	120	5	155
130 ~	140	2	157
150 ~	160	4	161
170 ~	180	2	163
190 ~ 210	200	1	164
合　计	-	164	-

由表 1-4 可知，P_{25} 位置在第 41（$164 \times 25\%$），位于第 2 组段（第 2 组段的位置是 19 ~ 73），第 2 组段的频数 f_x 为 55，组距为 20，下限为 30，第 2 组段之前的累积频数 $\sum f_L$ 为 18，故根据式（1-10）：

$$P_{25} = 30 + 20 \times \frac{(164 \times 25\% - 18)}{55} = 38.36 \ (\text{ng/L})$$

同理，

$$P_{50} = 50 + 20 \times \frac{(164 \times 50\% - 73)}{30} = 56.00 \ (\text{ng/L})$$

$$P_{75} = 70 + 20 \times \frac{(164 \times 75\% - 103)}{30} = 83.33 \ (\text{ng/L})$$

$$P_{95} = 130 + 20 \times \frac{(164 \times 95\% - 155)}{2} = 138.00 \ (\text{ng/L})$$

该地 164 名 50 岁以下正常成年人胰多肽第 25、第 50、第 75、第 95 百分位数分别为 38.36ng/L、56.00ng/L、83.33ng/L、138.00ng/L。

（三）四分位数（quartile）和四分位数间距（inter-quartile range） 四分位数记为 Q，可看作特定的百分位数，百分位数 P_{25}、P_{50}、P_{75} 即第 1、2、3 四分位数，分别记作 Q_1、Q_2、Q_3，将全部观察值按大小平均分为四个等分。其中 Q_1 也被称为下四分位数，记为 Q_L；Q_2 即中位数；Q_3 也被称为上四分位数，记为 Q_U。

四分位数间距即上四分位数与下四分位数之差，其间包括了全部观测值的一半。四分位数间距计算公式如下：

$$Q_R = Q_U - Q_L \tag{1-11}$$

四分位数间距可看作剔除最大和最小观测值的 1/4，计算剩下半数观测值的"距离"，因此，四分位数间距排除了极端值的影响，又能够反映数据的离散程度。四分位数间距越大，说明变异程度越大；反之，说明变异程度越小。四分位数间距常用于不适合用方差、标准差描述数据离散趋势的场合。

【例 1-7】 计算表 1-4 中某地 164 名 50 岁以下正常成年人胰多肽的四分位数间距。

在例 1-6 中已知，$Q_L = P_{25} = 38.36$，$Q_U = P_{75} = 83.33$，根据式（1-11）：

$Q_R = 83.33 - 38.36 = 44.97$（ng/L）

该地 164 名 50 岁以下正常成年人胰多肽的四分位数间距为 44.97ng/L。

三、其他常用描述性统计指标

除了前述统计指标外，还有一些不太常用的统计描述指标，如几何均数、调和均数、众数可以描述集中趋势，全距和变异系数常用来描述离散程度。

（一）几何均数 医学研究中的有些资料其分布明显为非对称分布，但对观测值取对数后的数据近似服从对称分布，此时可用几何均数描述其平均水平，如血清抗体的滴度。

几何均数具有容易计算、代表性好、灵敏度高、比较稳定的特点，但其意义不易理解，而且当有数据中有"0"或负值时不能计算。

几何均数用 G 表示，其计算公式为：

直接计算公式为：

$$G = \sqrt[n]{X_1 \times X_2 \times X_3 \times \cdots \times X_n} = \sqrt[n]{\prod_{i=1}^{n} X_i} \qquad (1\text{-}12)$$

或写成对数形式为：

$$G = \lg^{-1}\left(\frac{\lg X_1 + \lg X_2 + \lg X_3 + \cdots + \lg X_n}{n}\right) = \lg^{-1}\left(\frac{\sum \lg X}{n}\right) \qquad (1\text{-}13)$$

当样本量比较大，可利用加权法计算：

$$G = \lg^{-1}\left(\frac{\sum f \lg X}{\sum f}\right) \qquad (1\text{-}14)$$

上式中，X 为各组组中值，f 为各组段频数。

【例1-8】 测得8名某病患者血清抗体效价为：1:2，1:4，1:4，1:8，1:16，1:32，1:64，1:128，求平均滴度。

可以看到这8个数值彼此之间基本上呈倍数关系，不宜用算术均数来描述其平均水平，故用式（1-13）计算其几何均数：

$$G = \lg^{-1}\left(\frac{\lg 2 + \lg 4 + \lg 4 + \lg 8 + \lg 16 + \lg 32 + \lg 64 + \lg 128}{8}\right) = \lg^{-1}(1.13) = 13.45$$

这8名血清抗体滴度的平均效价为1:13.45。

【例1-9】 求表1-4资料某地164名50岁以下正常成年人胰多肽（ng/L）的平均值。

从频数分布情况可知，该资料呈正偏态分布，不宜用算术均数来描述其平均水平，故用式（1-14）计算其几何均数：

$$G = \lg^{-1}\left(\frac{18 \times \lg 20 + 55 \times \lg 40 + \cdots + 1 \times \lg 200}{164}\right) = \lg^{-1}(1.74) = 55.67 \ (\text{ng/L})$$

该地164名50岁以下正常成年人胰多肽的几何均值为55.67ng/L。

（二）众数（mode） 在一组观测值中，出现频率最高的那个值称为众数，对资料进行概略分析时，可用众数表示一个定量资料的集中趋势。

众数对于数据的分布形式没有要求，不受极端值影响，但灵敏度较差，提供的信息有限，而且在一些大样本中还可能出现多个众数，因此其值不太容易确定。医学研究中，常用众数描述传染病的潜伏期。

【例1-10】 12名食物中毒者进餐至发病时间（小时）如下，2，2.5，2.5，2.7，2.8，3，3，3，3，3.5，3.5，4，试求这次食物中毒的平均潜伏期。

这12个数据彼此相差不大，完全可以求其算术平均值。但用众数表达这组资料的平均水平，可以反映食物中毒的暴发高峰期。在这12个数据中，"3"这个数据共出现了4次，是全部数据中重复出现次数最多的数据，这组数据的众数就是3。因此，可以认为这次食物中毒的平均潜伏期是3小时。

（三）调和均数（harmonic average） 调和均数是对观测值倒数的均数求倒数，故又称为倒数平均数，可用于描述明显呈正偏态分布资料的平均水平。

调和均数的特点是：容易计算、代表性好、灵敏度高、比较稳定，但受极值影响较大，意义不易理解，数据中有"0"时不能计算。

调和均数记为 H ，其计算公式为：

$$H = \frac{1}{\frac{1}{n}\sum_{i=1}^{n}\frac{1}{X_i}} = \frac{n}{\sum_{i=1}^{n}\frac{1}{X_i}} \tag{1-15}$$

整理成频数表资料后计算公式为：

$$H = \frac{n}{\sum_{i=1}^{k}\left(f_i \times \frac{1}{X_i}\right)} \tag{1-16}$$

上式中， X_i 为第 i 组段的组中值， f_i 为相应组段的频数， k 为组段数， n 为总例数。

【例 1-11】 缺氧状态下测得 5 只猫的生存时间（min）为 25，34，44，46，46，求其调和均数。

按式（1-15）计算其调和均数，

$$H = \frac{1}{\frac{1}{5}\left(\frac{1}{25} + \frac{1}{34} + \frac{1}{44} + \frac{1}{46} + \frac{1}{46}\right)} = 36.9 \text{（min）}$$

这 5 只猫的平均生存时间为 36.9min。

（四）全距（rang, R ） 全距也称为极差，是一组观测值最大值与最小值之差，概略地反映个体取值的变异程度。

$$R = X_{\max} - X_{\min} \tag{1-17}$$

全距可用于预调查，大致了解数据的分布范围，故应用较广。其缺点是：只利用了最大值和最小值提供的信息，不能概括资料中其他个体的变异程度；样本量比较大时，抽到极端观察值的可能性也较大，导致全距较大。

【例 1-12】 求例 1-11 资料中 5 只猫生存时间的全距。

$$R = 46 - 25 = 11 \text{（min）}$$

这组资料的全距为 11min。

（五）变异系数（coefficient of variation） 变异系数是标准差与均数的比值，记为 CV ，用百分数表示，基于样本信息的变异系数计算公式为：

$$CV = \frac{S}{\overline{X}} \times 100\% \tag{1-18}$$

标准差、四分位数间距和全距都是有量纲的指标，量纲与原始观察值相同。而变异系数是相对数，没有量纲。它常用于比较几个量纲不同的变量之间的变异程度。例如，比较某一人群身高和体重的变异程度。

【例 1-13】 某研究者测得 8 名正常成年人血浆肾上腺髓质素（ADM）和高敏 C 反应蛋白（hs-CRP）浓度资料，如表 1-5。试比较这 8 人 ADM 和 hs-CRP 浓度两项指标的变异程度大小。

表1-5　8名正常成年人 ADM、hs-CRP 含量

受试者编号	1	2	3	4	5	6	7	8
ADM（ng/L）	11.92	14.47	13.00	10.65	12.48	14.96	14.51	11.38
hs-CRP（mg/L）	3.22	9.68	4.29	4.12	3.29	4.15	4.35	6.38

表1-5资料中，ADM 和 hs-CRP 浓度转换为相同量纲后，均数水平相差较大，故通过变异系数来比较这2项指标的变异程度。经计算，ADM 浓度均值为 12.92ng/L，标准差为 1.60ng/L，hs-CRP 浓度均值为 4.93mg/L，标准差为 2.15mg/L，根据式 1-18 计算 2 项指标的变异系数：

$$CV_1 = \frac{1.60}{12.92} \times 100\% = 12.38\%$$

$$CV_2 = \frac{2.15}{4.93} \times 100\% = 43.61\%$$

所以，hs-CRP 浓度变异程度较大。

第三节　定性资料的统计描述

一、二分类资料的统计描述

当事物只有两种可能的结局时，常用频率（frequency）来描述结局的规律性，例如，生存状态之存活与死亡、患者治疗有效与无效等，这时研究者往往关注其中一种结局的频率。

【例1-14】 某回顾性研究评价45例髋臼后壁骨折患者的手术治疗效果，临床评估结果为有效的共40人，则根据目前资料，手术有效率为：

$$\frac{40}{45} \times 100\% = 88.9\%$$

在一项具体研究中，需先确定关心的阳性事件，然后按下式计算阳性事件频率，简称阳性率：

$$阳性率 = \frac{被观察者中实际发生阳性事件的个体数}{被观察者中所有可能发生阳性事件的个体总数} \times K \qquad (1-19)$$

K 为比例基数，通常取 100%，有时也可以取 1000‰、1 万/1 万、10 万/10 万等。以上比例基数可以根据具体情况来选用，一般要求算得频率保留 1~2 位小数为宜。

二分类资料只有对立的两种属性，两种属性对应的频率之和为1。当已知其中一种属性的频率时，另一种属性的频率也就知晓了。因此，描述二分类资料时只需使用其中一个属性的频率即可。

二、多分类资料的统计描述

当事物有多于两种可能的结局时，常用频率分布来描述结局的规律性。

【例1-15】 某医师收集了一段时间内48例稳定性桡骨远端骨折术后 Dienst 功能评分情

况（表1-6）。

表1-6　48例稳定性桡骨远端骨折术后Dienst功能评分

评级	例数	频率（%）
优	27	56.2
良	17	35.5
可	4	8.3
差	0	0.0
合计	48	100.0

　　根据Dienst功能评分，将稳定性桡骨远端骨折术后愈合等级分为4类，将各类型患者例数除以总的被调查例数，得到4种类型患者的频率，形成稳定性桡骨远端骨折术后愈合等级的频率分布，它们的总和必然为100%。

　　三、相对数

　　相对数也叫相对指标，是两个有联系的指标数值的比值，用来反映某现象的发生频率或强度、事物内部构成情况或相对情况。

　　相对数可以按性质和用途分为率、构成比（百分比）和相对比。

　　（一）率　率是表示在一定条件下，某现象实际发生的次数k与该现象可能发生的总次数n的比值，反映单位时间内该现象发生的频率或强度，常以百分率（%）、千分率（‰）、万分率（1/万）、十万分率（1/10万）等形式表示。计算公式如下：

$$率 = \frac{某现象实际的发生次数\,k}{该现象可能发生的总次数\,n} \times K \tag{1-20}$$

　　【例1-16】　某项调查显示，年龄在60岁以上的老年人群中的骨质疏松患病率为8.1%。假定目前年龄在60岁以上的老年人口总数为1.7亿，根据上面的公式可以推算出我国老年骨质疏松患者约为1377万（17000万×8.1%）。

　　（二）构成比　构成比表示具有属性i的那一部分个体数n_i占全部个体总数n的比重，反映事物内部各组成部分所占的比重，常以百分数的形式表示，所以又称为百分比。计算公式如下：

$$构成比 = \frac{具有属性\,i\,的个体数\,n_i}{全部个体总数\,n} \times K \tag{1-21}$$

　　构成比可以看作是比例，分子是分母的一部分，所得数值在0~1之间变动。某事物整体的各组成部分构成比之和为100%，故各部分构成比之间互相制约，某一部分所占比重的增减必将影响其他组成部分的比重。

　　有时因尾数取舍的影响，其和可能略超过或不足100%，因此计算时应注意对小数部分作必要的调整。

　　【例1-17】　沿用表1-6资料，48例稳定性桡骨远端骨折术后患者中，功能评分等级为优的患者有 27 人，其构成比为：

$$P = 27/48 \times 100\% = 56.2\%$$

56.2% 即为功能评分等级为优的患者在所有 48 例患者中所占百分比。

（三）相对比　相对比是两个有关指标取值的比值，反映两项指标的对比关系，常以 1：a 或倍数、百数的形式表示。两个指标可以性质相同，也可以是性质不同但有关联，两个指标的取值可以是绝对数，也可以是相对数或平均数。计算公式如下：

$$相对比 = \frac{甲指标的取值}{乙指标的取值} \times 100\% \qquad (1\text{-}22)$$

还有一种特殊的相对比，是几个相关数据的比值，称为连比，常以 1：a：b 的形式表示。

【例 1-18】　某医院展开病床 300 张，医师人数 100 人，护士人数 180 人，药师 30 人，其他医务人员 140 人，则该医院医护比为 1：1.8（100/180），床工比为 1：1.5 [300/（100 + 180 + 30 + 140）]，医、护、药人员之比为 1：1.8：0.3。床工比、医护比和医、护、药人员之比都是相对比。

（四）平均率　求性质相同的几个率的平均率时，不宜直接相加求其算术均值，因为率一般不服从正态分布，故需要根据各率的原始数据进行计算。计算公式如下：

$$P = \frac{\sum k_i}{\sum n_i} \times K \qquad (1\text{-}23)$$

$$P_i = \frac{k_i}{n_i} \times K$$

P 为平均率，P_i、k_i、n_i 分别为各组率、发生次数和个体总数。

【例 1-19】　2006 年甲、乙、丙 3 个单位肠道传染病年发病率分别为 10.0%、5.0%、12.0%，3 个单位人数分别为 170 人、220 人、300 人。这 3 个单位年平均肠道传染病发病率不宜直接用 3 个单位发病率的算术均值，即不宜用 9.0% [（10.0% + 5.0% + 12.0%）/3] 作为平均发病率，应按式（1-23）计算。3 个单位 2006 发病人数分别为 17（170 × 10.0%）人、11（220 × 5.0%）人和 36（300 × 12.0%）人，这 3 个单位肠道传染病年平均发病率为 9.3% [（17 + 11 + 36）/（170 + 220 + 300）× 100%]。

（五）率的标准化法　当两组或多组定性资料的内部构成明显存在差别，且这种内部构成差别足以影响结果时，不宜直接比较两组或多组定性资料的总率（即平均率），否则可能产生矛盾的结论。这时可应用率的标准化法消除影响，再做比较。率的标准化法是将所比较的两组或多组定性资料按"标准构成"进行统一调整，消除资料内部构成的不同所造成的影响，使各对比组间具有可比性。

常用率的标准化计算方法有直接法和间接法，分别按式（1-24）和式（1-25）计算：

$$P' = \frac{\sum n_i' P_i}{\sum n_i'} \qquad (1\text{-}24)$$

$$P' = P \frac{k}{\sum n_i P_i'} \qquad (1\text{-}25)$$

P' 为标准化率，n_i' 为各组标准例数，P_i 为各组率；P 为总标准率，P_i' 为各组标准率，k 为实际发生次数，n_i 为各组例数。

【例 1-20】　资料见表 1-7。不难发现　乙医院各型治愈率都高于甲医院，但合计的结果却正好相反，原因在于各"疾病类型"组甲、乙两所医院的人数构成不同，影响了结论。经过标准化处理后，这种矛盾现象便会消失。把两医院某疾病类型组的病人数之和作为该疾病类型组的"标准构成"病人数，将实际各组治愈率代入式（1-24），用直接法求得标准化治愈率。

表 1-7　甲、乙两医院某传染病各型治愈率

疾病类型	病人数		治愈数		治愈率（%）	
	甲	乙	甲	乙	甲	乙
普通型	300	100	180	65	60	65
重 型	100	300	40	135	40	45
暴发型	100	100	20	25	20	25
合 计	500	500	240	225	48	45

表 1-8　对表 1-7 资料用直接标准化法进行标准化所需的数值表

疾病类型	标准病人数，n_i'	治愈率（%），P_i		预期治愈人数，$n_i'P_i$	
		甲	乙	甲	乙
（1）	（2）	（3）	（4）	（5）=（2）×（3）	（6）=（2）×（4）
普通型	400	60.0	65.0	240	260
重 型	400	40.0	45.0	160	180
暴发型	200	20.0	25.0	40	50
合 计	1000	—	—	440	490

注：表中（2）栏的标准病人数为甲、乙两医院相应类型病人数之和。

根据表 1-8 的（5）、（6）栏数据及式（1-24），可求得甲、乙两医院标准化治愈率 P_1'、P_2' 分别为：

$$P_1' = \frac{440}{1000} \times 100\% = 44.0\%$$

$$P_2' = \frac{490}{1000} \times 100\% = 49.0\%$$

结论：乙医院标准化后的治愈率与各型治愈率都高于甲医院。但这种差别在统计学上是否有统计学意义，还需对两个总体标准化治愈率进行假设检验。

【例 1-21】　2006 年甲、乙两县肿瘤死亡数（k）分别为 447 人和 448 人，两县人口资料见表 1-9 第（3）、（4）栏，试比较 2006 年甲、乙两县肿瘤死亡率。

表 1-9　用间接法计算标准化肿瘤死亡率

年龄（岁）	标准肿瘤死亡率 P_i'（1/10 万）	人口数，n_i		预期肿瘤死亡数，$n_i P_i'$	
		甲县	乙县	甲县	乙县
(1)	(2)	(3)	(4)	(5) = (2)×(3)	(6) = (2)×(4)
0 ~	6.38	206338	263309	13	17
30 ~	41.90	67187	55028	28	23
40 ~	95.01	45883	38724	44	37
50 ~	300.46	28114	31890	84	96
60 ~	646.52	23621	21204	153	137
70 ~	918.05	16929	12513	155	115
合　计	111.26	388072	422668	477	425

注：表中（2）栏标准肿瘤死亡率为某年某地各年龄段上的肿瘤死亡率。

由于两县各年龄段人数构成不同，不宜直接比较两县总肿瘤死亡率。本例资料中只有两县肿瘤死亡总数及各年龄组的人口数，没有各年龄组肿瘤死亡数，所以用间接法计算标准化率，先确立标准肿瘤死亡率〔表 1-9 第（2）栏〕，将其作为标准构成，然后计算两县标准化肿瘤死亡率，通过标准肿瘤死亡率进行比较。

根据表 1-9（2）、（5）、（6）栏数据及式（1-25），可求得甲、乙两县标准化肿瘤死亡率 P_1'、P_2' 分别为：

$$P_1' = 111.26/10 \ 万 \times \frac{447}{477} = 104.26/10 \ 万$$

$$P_2' = 111.26/10 \ 万 \times \frac{448}{425} = 117.28/10 \ 万$$

结论：甲县标准化肿瘤死亡率 P_1' 低于标准肿瘤死亡率，而乙县标准化肿瘤死亡率 P_2' 高于标准肿瘤死亡率，但仍需对两个县标准化肿瘤死亡率进行假设检验方可得出令人信服的结论。

在率的标准化中，需要注意的是：①计算标准化率是为了对两组或多组资料进行比较，标准化后的率仅为相对水平，不能反映此条件下的实际水平；②标准化率的计算结果与选定的标准构成有直接关系，也就是说根据不同标准构成计算的标准化率也不同，因此在比较时要用同一标准构成；③所比较的各个组的率趋势应一致，若各组率出现明显交叉，假如表 1-7 中甲医院"普通型"治愈率高于乙医院，而"重型"治愈率低于乙医院，则不宜用标准化法，应分组进行率的比较；④两个或多个标准化率的差别是否有统计学意义，应做相应的假设检验。

（六）应用相对数时的注意事项

1. 样本量不宜过少。计算相对数时，资料中观察单位数多即分母足够大时，其相对数较为稳定，代表性较强，算得的结果误差就较小，能比较准确地反映实际情况；如果观察例数较小，则不应计算相对数，最好只用绝对数表示或以个案形式描述即可。例如，采用某药物治疗骨质疏松，5 例中显效 4 例，比说显效率达 80% 更妥当一些。

2. 相对数的比较应注意不同资料之间是否具有可比性。影响率或构成比的因素很多，除了试验因素外，其余的影响因素应尽可能相同或相近，也就是说在相同条件下比较才有意义。

3. 样本率或构成比的比较应采用随机抽样，并在此基础上做假设检验。从样本推断总体时，要考虑样本率或构成比的抽样误差，不能仅凭数字表面上的差异来做结论。

4. 构成比不能和率相互混淆。构成比只能说明事物各组成部分的比重或分布，并不说明某现象发生的频率或强度。两者概念和意义都不同，应用场合也不同。应用时，构成比不能代替率，构成比的动态分析也不能代替率的动态分析。

第四节　正态分布及其应用

同时呈现随机变量所有可能取值及其对应概率这两方面信息的结构，称为随机变量的概率分布（probability distribution），简称分布，概率分布是进行资料描述的有力工具，它可以更深层地揭示变量的本质和特征，是进行统计分析的基础。

一、正态分布的概念

在医学卫生领域中，有许多变量的频数分布是中间频数多，两边频数少，且左右对称，其中正态分布（或高斯（Gauss）分布）最为常用。早在 1733 年，A. de Moivre 首先提出这种分布的方程，至 19 世纪初期，德国数学家 C. F. Gauss（1777 - 1855）与法国数学家 P. S. de Laplace（1749 - 1827）分别加以发展，但他们过分强调一切自然现象均服从正态分布。约在 1924 年之后，经英国数学家 Karl Pearson（1857 - 1936）论证，正态分布只是自然界中随机变量的一种分布形式。因此，把"正态"作为分布的一种名称而不作为"正常状态"来理解，更为合理。

正态分布在统计学理论中占有非常重要的地位，因为它具有许多基本的统计学特性，是许多分布（如二项分布、Poisson 分布、t 分布、χ^2 分布、F 分布等）在特定条件下的近似分布；而且，一些重要分布（如 χ^2 分布、t 分布、F 分布及其非中心分布）是由正态分布派生出来的。

正态曲线是一条高峰位于中央，两侧逐渐下降并完全对称，曲线两端永远不与横轴相交的钟型曲线。该曲线的函数表达式 $f(x)$ 称为正态分布概率密度函数，

$$f(x) = \frac{1}{\sqrt{2\pi}\,\sigma} e^{-\frac{(X-\mu)^2}{2\sigma^2}}, \quad -\infty < x < +\infty \tag{1-26}$$

称 X 服从正态分布，并记作 $X \sim N(\mu, \sigma^2)$。上式中，μ 为总体均数，σ 为总体标准差。

对任意服从正态分布的随机变量，可作如下的标准化变换，也称为 Z 变换，

$$Z = \frac{X - \mu}{\sigma} \tag{1-27}$$

经此变换，式（1-25）变成

$$f(z) = \frac{1}{\sqrt{2\pi}} e^{-\frac{z^2}{2}} \tag{1-28}$$

Z 服从总体均数为 0、总体标准差为 1 的正态分布，我们称此正态分布为标准正态分布（standard normal distribution），也称为 Z 分布，并记作 $Z \sim N(0, 1)$。

二、正态分布的性质

（一）正态概率密度曲线的特点 正态分布概率密度函数的位置与形状具有如下特点：

1. 在 $x = \mu$ 处，曲线有唯一的峰值，对于标准正态分布密度函数（$u = 0$，$\sigma = 1$）峰值为 0.398942。

2. 图形以 x 轴为其渐近线，曲线下面积为 1。

3. 图形关于直线"$x = \mu$"呈钟形对称。

4. 曲线在 $x = \mu \pm \sigma$ 处有两个对称的拐点 A 和 B，标准正态分布中拐点到直线"$x = 0$"的距离等于 1。

5. 曲线的位置由 μ 来决定，μ 称为位置参数。μ 增大，曲线沿横轴向右平移；反之，μ 减小，曲线沿横轴向左平移。

6. 曲线的"胖瘦"即形状由 σ 来决定，σ 称为形状参数。当 μ 恒定时，σ 越大，数据越分散，曲线形状越"矮胖"；反之，σ 越小，数据越集中，曲线越"瘦高"。

7. 用变量变换的方法可以使一般正态分布转变成标准正态分布。图 1-2 就是标准正态概率密度函数图（$\mu = 0$、$\sigma = 1$）。

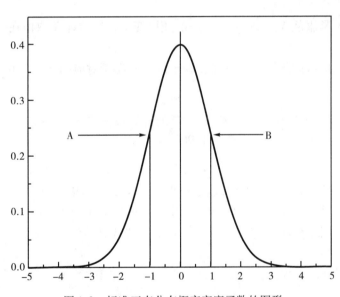

图 1-2 标准正态分布概率密度函数的图形

（二）正态曲线下面积的分布规律 正态分布曲线下面积的分布规律由 μ 及 σ 所决定。对于任意一个服从正态分布 $X \sim N(\mu, \sigma^2)$ 的随机变量，经式（1-27）的 Z 变换，都能变换成服从 $Z \sim N(0, 1)$ 的标准正态分布。由于标准正态分布曲线下面积计算较为繁琐，统计学家编制了标准正态分布曲线下面积分布表以供查询，现在大多统计软件可以方便的实现这种计算。一般来说，查询标准正态分布曲线下面积分布表或者由统计软件给出的值是 $-\infty$ 到相应 Z 值的标准正态曲线下的面积，记作 $\Phi(z)$。如图 1-3 所示。

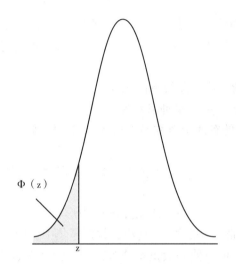

$\Phi(z)$

图 1-3　标准正态分布的曲线下面积示意图

　　例如，已知 X 是服从 $X \sim N(\mu, \sigma^2)$ 的随机变量，试估计 X 取值在区间 $\mu \pm 1.96\sigma$ 上的概率。

　　求 X 取值在相应区间的概率，首先要确定区间两端所对应的 Z 值，由式 1-27 可知：

$$z_1 = \frac{x_1 - \mu}{\sigma} = \frac{(\mu - 1.96\sigma) - \mu}{\sigma} = -1.96$$

$$z_2 = \frac{x_2 - \mu}{\sigma} = \frac{(\mu + 1.96\sigma) - \mu}{\sigma} = 1.96$$

　　查标准正态分布曲线下面积分布表或使用 SAS 标准正态分布函数 probnorm 可知，$\Phi(-1.96) = 0.025$，即标准正态曲线在区间 $(-\infty, -1.96)$ 下的面积为 0.025。因为正态曲线下面积对称，区间 $(1.96, \infty)$ 相应面积也是 0.025，故可推算出，Z 取值于 $(-1.96, 1.96)$ 的概率为 $1 - 2 \times 0.025 = 0.95$，即 X 取值在区间 $\mu \pm 1.96\sigma$ 上的概率为 0.95。

　　同理，我们得到以下规律：

　　若 $X \sim N(\mu, \sigma^2)$，则 $Z = \frac{X - \mu}{\sigma} \sim N(0, 1)$，且有：

$$P(\mu - \sigma < X < \mu + \sigma) = P(-1 < Z < 1) = 0.68$$

　　即 X 取值在区间 $\mu \pm \sigma$ 上的概率或 Z 取值在区间 $(-1, 1)$ 上的概率为 0.68。

$$P(\mu - 1.96\sigma < X < \mu + 1.96\sigma) = P(-1.96 < Z < 1.96) = 0.95$$

　　即 X 取值在区间 $\mu \pm 1.96\sigma$ 上概率或 Z 取值在区间 $(-1.96, 1.96)$ 上的概率为 0.95。

$$P(\mu - 2.58\sigma < X < \mu + 2.58\sigma) = P(-2.58 < Z < 2.58) = 0.99$$

即 X 取值在区间 $\mu \pm 2.58\sigma$ 上概率或 Z 取值在区间（-2.58，2.58）上的概率为 0.99。

这条性质说明任何正态分布都可以转换成标准正态分布，因此，只需给出一系列的 Z 值，算出 $\Phi(z)$，制成标准正态分布表，便可方便地查出"$a \leqslant Z \leqslant b$"的概率，从而得到任意一个正态分布曲线下的面积。

图 1-4 显示了一般正态分布曲线下面积分布状况。

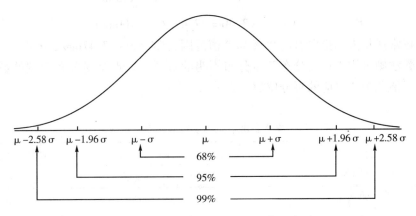

图 1-4　正态分布曲线下面积分布示意图

三、正态分布的应用

（一）确定医学参考值范围（medical reference range）　医学参考值范围过去称为正常值范围，医学上常将包括绝大多数正常人的某指标值的波动范围称为该指标的参考值范围。这里的绝大多数可以是 90%、95% 或 99%，最常用的是 95%。对于服从或近似服从正态分布或经变量变换后呈正态分布的指标可根据正态分布规律，用式（1-29）计算双侧参考值范围，正态分布法优点是计算结果较稳定，受两端尾部数据影响小。

$$\overline{X} \pm Z_{1-\alpha/2}S \tag{1-29}$$

上式中 $Z_{1-\alpha/2}$ 为标准正态曲线下面积为 $1 - \alpha/2$ 时的标准正态离差，即给定 α 时的 Z 界值，常用的 Z 界值如表 1-10 所示。

表 1-10　常用的 Z 界值表

参考值范围（$1 - \alpha$）（%）	单侧	双侧
90	1.28	1.64
95	1.64	1.96
99	2.33	2.58

在计算单侧参考值范围时，只需要根据表 1-10 中的单侧界值，计算出上限或下限即可。

【例1-22】 根据表1-3资料，试估计该地区正常成年人非蛋白氮（mg/100ml）的95%参考值范围。

从该资料频数分布可看出该资料大致呈正态分布，可用正态法估计其参考值范围，计算出样本均数为31.0mg/100ml、标准差为3.30mg/100ml，因非蛋白氮含量过低过高均为异常，取双侧 μ 界值为1.96，据式（1-29）计算其95%参考值范围的上下限：

下限为：$\overline{X} - 1.96S = 31.0 - 1.96 \times 3.30 = 24.53$ （mg/100ml）

上限为：$\overline{X} + 1.96S = 31.0 + 1.96 \times 3.30 = 37.47$ （mg/100ml）

故该地正常成年人非蛋白氮的95%参考值范围为24.53～37.47mg/100ml。

百分位数法则可用于任何分布甚至分布不明的资料，缺点是受分布两端的数据影响较大，常用参考值范围所对应的百分位数如表1-11。

表1-11　常用参考值范围所对应的百分位数 P_x

参考值范围	单侧		双侧（对称）*	
$(1-\alpha)$（%）	下限	上限	下限	上限
90	P_{10}	P_{90}	P_5	P_{95}
95	P_5	P_{95}	$P_{2.5}$	$P_{97.5}$
99	P_1	P_{99}	$P_{0.5}$	$P_{99.5}$

* 若两侧的假阳性率要求不同，两侧的尾部面积可取不同，如双侧90%可分别取 $P_{7.5}$ 和 $P_{97.5}$

【例1-23】 根据表1-4资料，试估计该地区正常成年人胰多肽（ng/L）的90%参考值范围。

由于该资料呈偏态分布，宜用百分位数法估计其参考值范围，可用 P_5 作为其下限，P_{95} 作为其上限：

下限：$P_5 = 10 + 20 \times \dfrac{(164 \times 5\% - 0)}{18} = 19.11$ （ng/L）

上限：$P_{95} = 130 + 20 \times \dfrac{(164 \times 95\% - 155)}{2} = 138.00$ （ng/L）

故该地区地区成年人胰多肽的90%参考值范围为19.11～138.00ng/L。

（二）估计置信区间

1. 估计总体均值 μ 的置信区间：设 X 为服从正态分布的定量观测指标，样本含量 n 足够大，可用式（1-30）估计该指标总体均值 μ 的 $100(1-\alpha)\%$ 置信区间。

$$\overline{X} - Z_{1-\alpha/2}S_{\overline{X}} \leq \mu \leq \overline{X} + Z_{1-\alpha/2}S_{\overline{X}} \qquad (1-30)$$

2. 估计总体均值 λ 的置信区间：当服从 Poisson 分布的随机变量 X 的总体均值 $\lambda \geq 20$ 时，Poisson 分布近似服从正态分布，故可用式（1-31）来估计总体均值 λ 的 $100(1-\alpha)\%$ 置信区间。

$$X - Z_{1-\alpha/2}\sqrt{X} \leq \lambda \leq X + Z_{1-\alpha/2}\sqrt{X} \qquad (1-31)$$

3. 估计总体率 π 的置信区间：当总体率 π 满足 $20\% \leqslant \pi \leqslant 80\%$，同时，样本含量 n 足够大（$n > 100$）时，可以用式（1-32）来估计总体率 π 的 $100(1-\alpha)\%$ 置信区间。

$$p - Z_{1-\alpha/2}S_p \leqslant \pi \leqslant p + Z_{1-\alpha/2}S_p \tag{1-32}$$

式中 $S_p = \sqrt{\dfrac{p(1-p)}{n}}$ 为率的标准误。

（三）近似计算

1. 用正态分布实现二项分布问题的近似计算

设 $X \sim b(m; n, p)$，当 n 很大，p 很小时，二项分布的概率，尤其是累计概率的计算十分烦琐，可按式（1-33）用正态分布来近似计算。

$$Z = \frac{X - np}{\sqrt{np(1-p)}} \sim N(0, 1) \tag{1-33}$$

并且，$b(m; n, p) \approx \dfrac{\phi(u)}{\sqrt{np(1-p)}}$。

由德莫佛－拉普拉斯（De Moivre-Laplace）定理可知，欲求

$P(a \leqslant X \leqslant b) = \sum\limits_{m=a}^{b} C_n^m p^m (1-p)^{n-m}$，只需求

$$\Phi\left(\frac{b - np}{\sqrt{np(1-p)}}\right) - \Phi\left(\frac{a - np}{\sqrt{np(1-p)}}\right) \tag{1-34}$$

考虑到用连续型的正态分布取代离散型的二项分布，当 n 不太大时，会引入较大的误差，最好在式（1-34）中引入连续性校正系数 0.5，见式（1-35）。

$$\Phi\left(\frac{b - np + 0.5}{\sqrt{np(1-p)}}\right) - \Phi\left(\frac{a - np - 0.5}{\sqrt{np(1-p)}}\right) \tag{1-35}$$

【例 1-24】　已知某地成年人骨肉瘤患病率为 0.003，现对该地 100000 名成年人检查，试估计能检出骨肉瘤的人数在 290 到 320 人之间的概率有多大？

假定成年人是否患骨肉瘤是彼此独立的，设检查出骨肉瘤患者人数为 X，则可认为 $X \sim b(m; 100000, 0.003)$。欲求的概率为 $P(290 \leqslant X \leqslant 320)$，本例 $np = 100000 \times 0.003 = 300$（人）、$\sqrt{npq} = \sqrt{100000 \times 0.003 \times 0.997} \approx 17.294508$，代入式（1-35），得：

$$P(290 \leqslant X \leqslant 320) = \Phi\left(\frac{320 - np + 0.5}{\sqrt{np(1-p)}}\right) - \Phi\left(\frac{(290 - np - 0.5)}{\sqrt{np(1-p)}}\right)$$

$$= \Phi\left(\frac{20.5}{17.294508}\right) - \Phi\left(\frac{-10.5}{17.294508}\right)$$

$$= \Phi(1.19) - \Phi(-0.61)$$

查正态分布表或由统计软件计算，得：

$P(290 \leqslant X \leqslant 320) \approx 0.8830 - 0.2709 = 0.6121$

能检出骨肉瘤的人数在 290 到 320 人之间的概率为 0.6121。

2. 用正态分布实现 Poisson 分布问题的近似计算

由 Poisson 分布规律可知，当 n 很大，p 很小，$\lambda = np$ 为一常数时，二项分布可用 Poisson 分布来近似计算，但有时仍嫌计算量很大，当 $\lambda \geqslant 20$ 时，Poisson 分布也可用正态分布来近

似计算。

设 $X \sim P(k;\lambda)$，当 n 很大，p 很小，$\lambda = np \geq 20$ 时，有

$$Z = \frac{X - \lambda}{\sqrt{\lambda}} \sim N(0, 1)$$

并且，可按式（1-36）计算 X 落入区间（a，b）内的概率。

$$P(a \leq X \leq b) = \Phi\left(\frac{b - \lambda + 0.5}{\sqrt{\lambda}}\right) - \Phi\left(\frac{a - \lambda - 0.5}{\sqrt{\lambda}}\right) \quad (1-36)$$

【例1-25】　沿用例1-24的问题，请用式（1-36）实现近似计算。

$$P(290 \leq X \leq 320)$$

$$= \Phi\left(\frac{320 - 300 + 0.5}{\sqrt{300}}\right) - \Phi\left(\frac{290 - 300 - 0.5}{\sqrt{300}}\right)$$

$$= \Phi(1.18) - \Phi(-0.61)$$

$$= 0.8810 - 0.2709$$

$$= 0.6101$$

能检出骨肉瘤的人数在290到320人之间的概率为0.6101。

（四）假设检验

1. 单组设计一元定量资料 Z 检验：适用于样本含量 n 较大（$n > 100$）或总体标准差 σ 已知时。

2. 单因素两水平设计一元定量资料 Z 检验：适用于两样本含量较大时（$n_1 > 100$ 且 $n_2 > 100$）。

第五节　统　计　表

统计表是用表格形式表达资料的一种方法，具有简单明了、重点突出等优点。统计表编制是否合理，可能对统计分析产生影响。

一、统计表的构成及要求

（一）从外形上看，统计表由标题、标目（包括横标目、纵标目）、线条、数字、备注5部分构成。

标题：它是统计表的总名称，不可缺少。标题文字应该简明扼要，清晰确切地反映出统计表的中心内容。标题应写在表上端中间位置，若一篇文章中引用多张表格，标题前应加上表格编号。

标目：对标目的要求是文字简明。横标目位于表的左侧，向右说明各横行数字的含义。纵标目位于表头右侧，向下说明各纵栏数字的含义。总标目是对横标目和纵标目内容的概括，横标目的总标目位于表的左上角，纵标目的总标目在需要时才设置。

线条：线条不宜过多，除上面的顶线、下面的底线以及隔开纵标目与数字的横线外，其余线条均可省去，特别是表的左上角斜线和左右两侧的边线是禁止使用的。表的顶线和底线一般比其他线条略粗。

数字：表内数字必须准确，用阿拉伯数字表示，字迹清晰，填写完整，位数对齐，同一属性指标的具体数值小数位数一致，表内不留空格，无数字或不应出现数字的位置可用"–"表示，若数字是"0"则填写"0"，未观察到的数值位置以"---"表示。

备注：表格一般不列备注或其他文字说明，特殊情况需要说明时，可在表格下面用文字说明。

（二）从内容上看，每张表都有主语和谓语。

主语：指被研究的事物，一般置于表的左侧。

谓语：指说明主语的各项指标，一般置于表的右侧。

主语和谓语符合从左至右、从上至下的阅读顺序，结合起来构成一个完整的句子。

以上是所有统计表格通用格式和要求，不同学术期刊有时有自己的特别规定，必要时按其要求绘制表格。

二、统计表的种类

按说明事物的复杂程度及包含的内容，统计表可分为简单表和复合表。

（一）简单表 只按一个特征或标志分组的统计表称为简单表。如表 1-12，表中数据只按"组别"一个指标分组。

表 1-12 大鼠各组骨密度（BMD）比较（$\bar{X} \pm s$）

组别	n（只）	BMD（g/cm^3）
空白组	18	2.19 ± 0.25
模型组	15	1.66 ± 0.14
给药组	19	2.09 ± 0.13

（二）复合表 按两个或两个以上特征或标志结合起来分组的统计表称为复合表或组合表，如表 1-13，表中数据按"组别"和"HSP_{70}表达"两个指标分组。

表 1-13 HSP_{70}在骨肉瘤和正常组织中的表达情况

组别	总例数	HSP_{70}表达（例数）				阳性率（%）
		−	+	++	+++	
骨肉瘤	34	4	6	12	12	88.2
正常骨	15	0	0	0	0	0

注：经统计学处理，两组差异有统计学意义（$P < 0.01$）。

第六节 统 计 图

统计图是用几何图形表达描述资料的一种方法，其特点是重点突出、清晰易辨、对照鲜明，比统计表更便于理解和比较，但一般不能从统计图中获得确切数字。

一、统计图的构成及要求

（一）图形种类： 根据资料性质和分析目的，选择最合适的统计图种类。

（二）标题： 在图形的下方写出标题，简明扼要说明资料的内容，一篇文章引用多副图时，应添加图的编号。

（三）图例： 同一张图中涉及不同事物的比较时，应以不同的图案或颜色区分，并在恰当的位置给出图例。

（四）坐标轴及刻度： 用到坐标轴的统计图，横轴方向为从左向右，纵轴取从下而上，各自均有标目。坐标轴对应定量资料时，需标注原点、量纲及合适的刻度；坐标轴对应定性资料时，需注明组别。坐标轴上所标的刻度应符合数学原则，如果采用的是普通算术尺度，同一个坐标轴上等长的线段所代表的数量应该相等。如果实际资料不是从"0"开始，最小的数值比"0"大很多，此时，在坐标轴上标刻度可采取两种补救的办法，其一，在坐标原点"0"与最小值之间画"//"将其断开，表明其间省略了一块区域；其二，用一个矩形将图形部分圈起来，表明它是一个"图域"，而不是一个严格的直角坐标系。

（五）外观： 除圆图外，图形的高宽比例为 5∶7 左右。

二、常用的统计图种类及其应用

以统计图表达资料，应注意合理选用统计图类型、掌握绘图的基本要求其及适用场合，如表 1-14。

表 1-14　常用统计图的适用资料及实施方法

图形	适用资料	实施方法
条图	组间数量对比	直条高度表示数量大小
百分条图	频率分布	直条分段的长度表示各部分的频率
饼图	频率分布	圆饼的扇形面积（或其张角）表示各部分的频率
箱式图	定量资料的分布	用箱体、线条标志四分位数间距、中位数及全距
直方图	定量资料的频率或频数分布	直条的面积表示各组段的频率或频数
散布图	两个定量指标的变化趋势	以直角坐标上各点的密度和趋势来表示变量的关系
线图	定量资料变动的增量	以不同的线段升降来表示连续性资料的变化
半对数线图	定量资料变动的倍数	横坐标为算术尺度、纵坐标采用对数尺度的坐标系

（一）条图（bar chart） 也称直条图，就是用若干个等宽直条的长短来表示各指标的数值，适合用来表达变量各水平组中的数量大小。这种变量通常是名义变量，即对各组在横轴上被放置的前后顺序没有严格要求。一般来说，按各组数量由大到小排列或由小到大排列。绘图时，所用的统计指标可以是绝对数，也可以是相对数。纵轴尺度必须从 0 开始，中间不要折断，如必需折断，在折断处须加以注释。条图分为单式条图和复

式条图两种：

单式条图：就是横轴上只有一个定性变量，图中有多少个长条，就表明该定性变量有多少个水平。单式条图通常简称为条图。

复式条图：就是横轴上有两个或多个定性变量，图中有多少个长条，就表明这些定性变量有多少种水平组合。

【例1-26】 用复式条图表示甲、乙两医院股骨头坏死的手术治愈率，见图1-5。

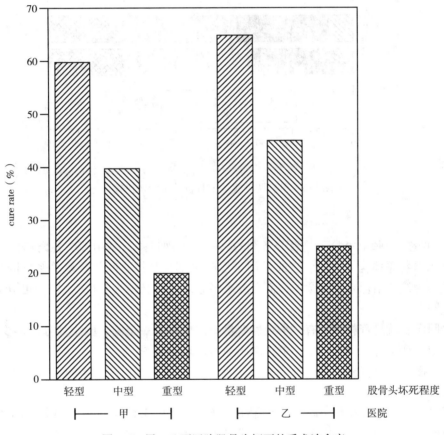

图1-5 甲、乙两医院股骨头坏死的手术治愈率

（二）百分条图（percentage bar chart） 将一个长条的总长度视为100%，根据整体中各部分所占的百分比，将它们依次在长条上表示出来，这样的图就称为百分条图。它通常用于反映局部与整体之间的关系，因此要求各项之间彼此是有联系的，且各项百分数之和为100%；也常用于比较两个或多个整体的内部构成，这时同一基线上可有多个长条，每个长条内各段的排列顺序相同。

绘图时，先绘制一个横标尺，总尺度为100%，可绘在图的下方或上方；然后绘制直条，直条宽度可以任意选择，直条内各部分自左至右顺次排列，以直条内相对面积（长度）

的大小代表各部分的百分比，直条内各部分用线分开，可简要标注文字、数值。

【例1-27】　甲、乙两种髋关节骨折手术方法的疗效比较研究，手术后进行疗效评价，优、良、可、差所占比例分别为：甲（20.00%　42.67%　30%　8.33%）和乙（25%　40%　30%　5%）。用百分条图来描述该资料，见图1-6。

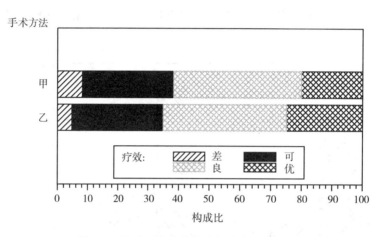

图1-6　甲乙两种髋关节骨折手术疗效比较

（三）**圆图**（pie chart）　是百分条图的另一种表现形式，是用圆中各扇形面积（百分比）来表示事物总体构成情况。它通常用于反映局部与整体之间的数量关系，因此，通常用相对数作为统计指标来绘制圆图，而且要求各组之合计必须为100%。圆图可分为单式圆图和复式圆图。

单式圆图：就是资料中只有一个定性变量，图中只有一个圆。圆中划分出多少个扇面，就表明该定性变量有多少个水平。单式圆图通常简称为圆图。

复式圆图：就是资料中有两个或多个定性变量，图形由相同大小的、圆心在一条水平线上的多个圆组成。

绘图时，以圆的面积为100%，因圆周为360°，故每3.6°角所对应的扇形面积为1%，用各部分的百分比乘以3.6即可得出该部分所对应的角度；圆内各部分按百分比的大小顺序或按自然顺序排列，一般以时钟12点或9点处开始，顺时针方向排列；圆内各部分用线条分开，以简要文字（或图例）和百分数字标示。

【例1-28】　某医院住院患者资料中1436例患者民族分布情况如图1-7。

（四）**箱式图或盒须图**（box plot or Box-Whiskers plot）　适于粗略表达一组定量资料的分布情况，特别是多组数据分布的比较。"箱子"上端为 P_{75}（Q_U），下端为 P_{25}（Q_L），"箱子"上下两端间的距离即为四分位数间距，包括了中间50%样本的数值分布范围，中间横线表示中位数（M）的位置，上下两条细线，即为"须"，是除去异常值外的最大值和最小值。

绘图时，先计算出 Q_U、Q_L、中位数、最大值、最小值5个指标，以 Q_U、Q_L 为上下端

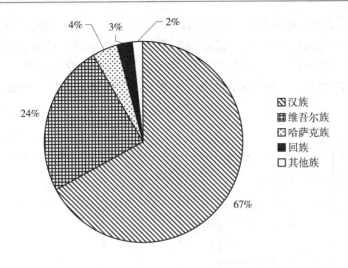

图 1-7　1436 例患者民族分布情况

绘制"箱子"，在"箱子"中以横线表示中位数，然后在最大值、最小值处绘制短横线表示"须"末端。有时数据比较分散，"须"的长度只绘制成"箱子"高度的 1.5 倍，此外的"离群值"、"异常值"等以其他图示标注。箱式图分为简单箱式图（表达一组定量资料）和复式箱式图（表示多组定量资料）。如图 1-8 即为复式箱式图。

【例 1-29】　某研究者获得了 198 例患者的各椎体钉道长度资料，用箱式图表示如图 1-8 所示。

（五）直方图（histogram）　适于表达一组定量资料的频数或频率分布情况。可按纵轴指标名称是频数还是频率，分为频数直方图和频率直方图；或按纵轴指标是否累积，分为普通直方图和累积直方图。

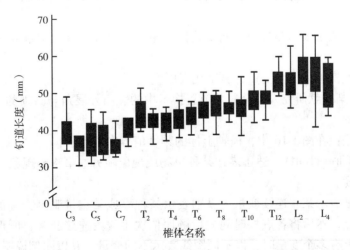

图 1-8　各椎体椎弓根钉道长度箱式图

　　绘图时，以横轴表示被观察事物的各组段，一般各组段组距相同；纵轴表示各组段频数或频率，纵轴从 0 开始，形成多个直条，各直条间不留空隙，可用直线分隔，或只在全部直条的左右两边以竖线分隔，形成密闭图形。如图 1-9 为频数直方图。

　　【例 1-30】 以表 1-3 资料绘制直方图，如图 1-9（注意：纵轴上指标名称应当为"人数／组距"）。

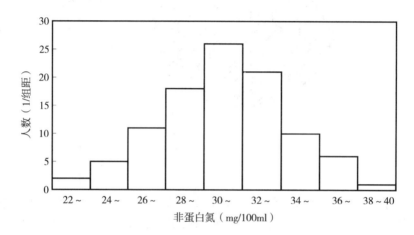

图 1-9　某地 100 名正常成人非蛋白氮（mg／100ml）频数分布

　　（六）散布图（scatter plot） 也叫散点图。适于表达测自一组同质受试对象的两个在专业上有联系的定量指标同时变化的趋势。如测定了一组正常成年男子的身高和体重数据，就可以通过绘制散布图来了解这两个定量指标之间是否存在某种关系（直线趋势、曲线趋势或无关）。

　　二维散布图：适于表达测自一组同质受试对象的两个在专业上有联系的定量指标同时变化的趋势。

　　三维散布图：适于表达测自一组同质受试对象的三个在专业上有联系的定量指标同时变化的趋势。

　　绘图时，一般横轴代表自变量，纵轴代表因变量。

　　【例 1-31】 某文献研究人工全髋关节置换术中的髋臼外展角与磨损的关系，得到的数据用图 1-10 表示。

　　值得注意的是：在图 1-10 中，横轴上标的刻度值方向弄反了！

　　（七）线图（line chart） 适于表达某种事物或现象随另一事物或现象（如时间）推移的变化幅度或速度。

　　绘图时，横轴表示某一连续变量，纵轴表示某种率或某定量观测指标的数值，先根据原始数据绘制散点，然后将各点按时间先后顺序依次用线段连接起来，所形成的折线就称为线图。当纵轴上有多个变量时，以不同图线表示不同变量，并以图例说明。

　　线图可分为普通线图和半对数线图。普通线图：纵、横轴上都使用算术尺度的线图，

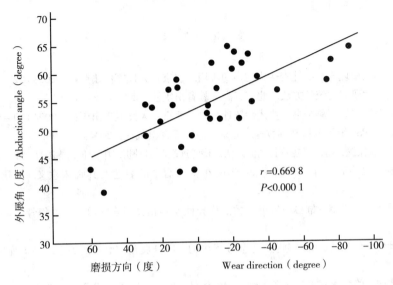

图 1-10 磨损方向与髋臼外展角相关关系的散点图

称为普通线图，简称线图。它实际上反映的是事物或现象随时间推移的变化幅度（不是速度!），即一组数据中最大值与最小值之差量。半对数线图：纵、横轴上有一个使用算术尺度，另一个使用对数尺度的线图，称为半对数线图。它实际上反映的是事物或现象随时间推移的变化速度（不是幅度!），即一组数据中最大值与最小值之商。

注意：当图中有两条或多条折线时，通常人们关心的是哪一条折线随着时间的推移，变化得快一些。因此，为了使图形反映的情况与人们期望得到的结果相吻合，一般建议当图中有两条或多条折线时，绘制半对数线图为宜。图 1-10 宜用图域表示。

【例1-32】 下面不同蟾酥水提取物浓度条件下，活细胞率随作用时间的变化资料，用线图表示如图 1-11 所示。

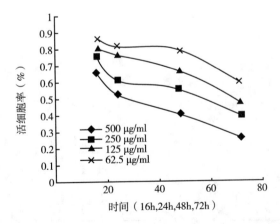

图 1-11 U$_2$OS 细胞株经蟾酥水提取物作用后的活细胞率

参 考 文 献

1. 胡良平. 统计学三型理论在统计表达描述中的应用. 北京：人民军医出版社，2008：227 - 253.

2. 方积乾. 生物医学研究的统计方法. 北京：高等教育出版社，2007：15 - 30.

3. 田考聪. 中国医学统计百科全书 - 描述性统计分册. 北京：人民卫生出版社，2004：50 - 61.

4. 张文彤，阎洁. SPSS 统计分析基础教程. 北京：高等教育出版社，2004：75 - 96.

5. 王晓波，刘波，戴振国，等. 经皮穿针内固定治疗桡骨远端陈旧骨折. 中国骨伤，2008，21（9）：686 - 687.

6. 吕智，刘小丽，卫小春，等. HSP_{70} 和 Survivin 在骨肉瘤中的表达及其临床意义. 中国骨肿瘤骨病，2004，3（1）：51 - 53.

7. 熊传芝，郝敬明，唐天驷. 椎弓根钉道参数的变异性及其相关因素的研究. 中华骨科杂志，2002，22（1）：31 - 33.

8. 戴雪松，严世贵，何荣新，等. 全髋关节置换术中的髋臼外展角和磨损的关系. 中华骨科杂志，2002，22（5）：257 - 259.

9. 尹军强，沈靖南. 蟾酥水提取物抗骨肉瘤作用的体外研究. 中国骨肿瘤骨病，2004，3（5）：303 - 305.

第二章　试验设计

统计研究设计分为调查设计、试验设计、临床试验设计，各类设计中的主要内容都包含在试验设计中，其要点概括起来就是：三要素、四原则和试验设计类型。本章主要介绍如何实现科学合理的试验设计。

第一节　试验设计概述

一、试验设计的概念

试验是指研究者根据研究目的主动给予试验对象不同的处理，控制非试验因素的影响，观察试验效应，并对研究假设做出回答的一种研究形式。试验设计就是对试验所有要素的整体合理安排。试验设计一般是在动物或样品上进行的研究。

例如，某项研究的目的是考察某种药物对骨质疏松的疗效。在试验设计中，研究者需要考虑的问题有：在哪种动物上进行该试验、哪些是主要效应指标、哪些是次要的效应指标、如何安排试验和非试验因素、试验分组如何安排、样本量如何计算、如何选取和分配动物、如何实施试验、试验的进度安排以及试验中的质量控制等问题。研究人员针对上述问题所做的各种考虑和安排，都属于试验设计的范畴。试验设计的意义就在于它能用比较经济的人力、物力、财力和时间，准确地控制和估计误差的大小，得到科学可靠的试验结果。

二、试验设计的原理

试验设计中坚持四个基本原则（即随机、对照、重复、均衡）是试验成功的关键，其原理就在于它能有效地排除非处理因素的干扰和影响，使试验误差降到最低限度，从而可以降低"噪音"，纯化"信号"，准确地获得处理因素的试验效应，使随机现象的统计规律性更好地显露出来。试验设计的原理可以借助"对照原则和均衡原则"作出形象的解释。

假设在试验中，设"T"代表试验因素取某一特定水平，"S"为各种非试验因素的综合表现，"t"和"e"分别为"T"和"S"的试验效应，试验的目的是要准确估计"T"所对应的试验效应"t"究竟有多大。

情形一：在只有一个试验组没有对照组的试验场合下，便有：

$$T + S \rightarrow t + e \tag{2-1}$$

式（2-1）表明试验因素与非试验因素的效应混杂在一起，无法分解开，也就是说，在缺乏对照组的条件下，无法达到原定的研究目的。

情形二：同时设有试验组和对照组的试验场合下，便有：

$$\text{试验组：} \quad T_1 + S_1 \rightarrow t_1 + e_1 \tag{2-2}$$

对照组： $T_2 + S_2 \rightarrow t_2 + e_2$ (2-3)

式（2-2）和式（2-3）中的字母所代表含义同上，下角标"1"和"2"分别代表试验组和对照组。

试验设计的任务是设法使 $S_1 = S_2$（即设法使非试验因素对两组的影响相等，即均衡原则；至少要有可比的两组，这就是对照原则），从而使 $e_1 = e_2$，于是 $t_1 - t_2$ 就反映了试验组比对照组多产生出来的试验效应了，即"T_1"比"T_2"多产生的试验效应（这就是设立对照组的作用）。

三、试验设计的核心内容

试验设计的核心内容，概括起来即：三要素、四原则和试验设计类型。试验设计中能够做到合理安排受试对象、影响因素、试验效应，严格遵循试验设计的随机、对照、重复和均衡原则，适当选择试验设计类型，试验研究才能获得较为科学可靠的结论。

（一）试验设计的三要素   影响因素、受试对象和试验效应是试验设计的三要素，它们是任何一项试验研究中不可缺少的。

1. 影响因素：所谓影响因素，就是在试验中，研究者希望着重考察的某些试验条件和某些重要的非试验条件。如在某项化学试验中，温度是一个重要的试验条件，在不同的温度下做试验，其反应和最终的产物可能很不相同。在统计学上，习惯把温度称为此项试验的试验因素，而把温度在各次试验中的具体取值（如 $20℃$、$40℃$、$60℃$ 等）称为温度这个试验因素的不同水平。

为了尽可能减少各组受试对象的自身条件（称为非试验因素）对试验结果的影响，在试验设计时，常对重要的非试验因素（如体重或动物窝别等）作有计划的安排，便于在进行统计分析时将其作用排除，以便更准确地评价试验因素取不同水平时对试验结果的影响大小，这样的因素称为区组因素，如选窝别作为区组因素，则不同窝就是其不同的水平。由于对试验因素和区组因素的安排和控制的方法不同，便产生了各种不同的试验设计类型。

正因如此，将原先的试验设计三要素中的"试验因素"改为"影响因素"更为妥当，因为它们不仅包含了研究者关心的"试验因素"，也包含了研究者不关心的重要非试验因素（它们的确严重影响观测结果却又很难使之在不同组中达到高度均衡的要求）。

影响因素的性质、强度和施加方法等必须标准化，在试验全过程中不应随意改变。影响因素的性质可分为物理的（如针刺、射线、理疗等）、化学的（如药物、毒物等）和生物的（如细菌、病毒等）。

2. 受试对象：试验因素的承受者被称为受试对象。试验因素必须作用于受试对象，这就需要结合专业知识确定选用什么作为本次试验的受试对象了。至于本次试验应当用多少受试对象，仍需结合专业知识并通过样本大小估计来确定。

受试对象的同质性必须予以重视。用动物作为受试对象时，要注意种属、品系、年龄、性别、窝别、体重、营养和健康状况等因素的影响；用样品作为受试对象时，要注意品种、批号、有效期、用量等因素的影响；用人作为受试对象时，若选的是某病患者，则应注意诊断、分期和病情的正确判断；若选的是正常人，他们应当没有与所研究问题有关的疾病。此外，还应特别注意不能违反伦理道德以及设法提高受试者依从性的问题。

3. 试验效应：试验效应就是试验因素作用于受试对象后产生的效果，它是通过试验中所选用的指标来体现的。所选用的指标与要反映的问题之间应具有较高的关联性，判断指标取值大小时应具有较高的客观性、特异性、灵敏性和精确性。因此，在选用指标时，应尽量选择定量指标或者较容易量化的定性指标。

（二）试验设计的四原则 随机、对照、重复和均衡是试验设计的四个基本原则。

1. 随机原则：随机原则是指采用随机的方式来选取和分配样本，即研究总体中每个个体都具有同等的机会被抽中作为样本，而样本中每个受试对象都有同等的机会被分配到各个试验组中。随机原则的作用是使样本具备较好的代表性、试验组之间具备较好的均衡性。因此它是统计分析和推断的前提，是各种统计分析方法的基础。

2. 对照原则：对照原则是指试验设计中通常要设立对照组。试验设计目的是验证研究假设是否正确，只有经过比较才能鉴别真伪，而设立对照是比较的基础。需要注意的是，在多因素试验设计中，对照组往往不止一个，而任何一个组可以作为其他组的对照。对照原则的作用是提供统计分析和比较的依据，平衡非试验因素的影响，提高试验的鉴别能力。

3. 重复原则：重复原则指的是在相同试验条件下进行多次独立重复试验，它与样本含量关系密切。样本含量也叫做样本大小，它是试验研究中受试对象的个数。样本量过小，观测值不稳定，推断总体的精确度和准确度差，检验效能也低；样本量过大，不仅增加实际工作的困难，浪费人力、物力和时间，而且引入更多的混杂因素，不利于统计分析。重复原则可以提高试验的可靠性和科学性，确保真实地反映事物的客观规律。重复在统计学上还有另外两层含义，即重复测量和重复取样。前者是指受试对象接受某种处理后，在不同时间点或不同部位上重复进行指标的观测，其目的是研究指标随时间分布或部位分布而动态变化的情况。后者是指在同一个时间点从同一个样品中取得多个标本，目的是研究检测结果的稳定性和重现性。

4. 均衡原则：均衡原则就是要求同一个试验因素各水平组之间除了所考察的因素取不同水平外，在一切非处理因素方面达到均衡一致。均衡原则的作用是确保试验因素各水平组间不受其他试验因素或重要非试验因素的不平衡的干扰和影响，以便使所考察的试验因素在不同水平条件下对观测结果的影响真实地显露出来。

（三）试验设计类型 试验性研究设计主要用于试验设计和临床试验设计之中，若按设计中涉及的因素个数多少来划分，可分为单因素设计和多因素设计两大类，每一类中又可细分为若干具体的设计类型。单因素设计类型中一般包括"单组设计""配对设计""单因素两水平设计""单因素多水平设计"4类；多因素设计类型一般包括"随机区组设计""无重复试验的双因素设计""拉丁方设计""交叉设计""析因设计""含区组因素的析因设计""重复测量设计""正交设计""均匀设计"等。

第二节 如何把握试验设计的三要素

一、如何选择受试对象

选择受试对象时，基本的原则如下：

（一）**应选用与人的功能、代谢、结构及疾病特点相似的试验动物**。选择生理功能、解剖结构、代谢与人类相似的动物。一般来说，动物进化得越高级，其功能、代谢、组织结构以及疾病特点与人类越相似。

（二）**选用遗传背景明确、具有已知菌丛和模型性状显著且稳定的试验动物**。选用标准化试验动物，才能排除因带病毒、细菌、寄生虫和潜在性疾病对试验结果带来的影响。选用遗传背景清楚的试验动物，能够排除试验动物杂交、遗传上不均衡、个体差异大、反应不一致对试验结果的影响。如 SPF 动物（无特殊病原体动物）、无菌动物是研究病原微生物的理想动物模型，用无菌动物制备免疫血清，可得到高纯度抗体，避免交叉反应，得到反应一致的试验结果。又如很多突变系动物具有与人类相似的疾病或缺损，像糖尿病伴肥胖小鼠、自身免疫病小鼠、高血压大鼠、癫痫长爪沙鼠、无 T 淋巴细胞小鼠、无 B 淋巴细胞小鼠、联合免疫缺陷小鼠等，无胸腺小鼠适于免疫生物学、免疫病理学、肿瘤免疫、病毒和细菌免疫等模型研究。

（三）**选用解剖、生理特点符合试验目的的试验动物**。要熟悉试验动物解剖、生理特点，使之符合试验目的的要求，如大鼠无胆囊，适合做胆道插管收集胆汁，研究消化功能；兔是诱导性排卵，适宜做药物对排卵的影响，进行避孕药物研究；地鼠的颊囊，是缺少组织相容性抗原的免疫学特殊区，可进行组织培养、肿瘤移植、微循环研究等；兔胸腔纵隔独立，适宜做心脏手术，而不需要做人工呼吸；兔颈部交感神经、迷走神经、主动脉减压神经是分别存在的，适合于上述神经的研究。

（四）**选用存在某些特殊反应的不同种系试验动物**。要熟悉具有特殊反应的动物，以便于正确选用。例如，家兔对体温变化十分敏感，适于发热、解热和检查致热原等研究；狗、猴、猫对呕吐反应敏感，适宜做呕吐试验，兔、豚鼠呕吐不敏感，大、小鼠无呕吐反应；金黄地鼠、豚鼠对各型钩端螺旋体很敏感，大、小鼠对钩端螺旋体不敏感；大鼠肝脏库普弗细胞 90% 有吞噬能力，肝再生能力很强，切除 60%～70% 后仍能再生；大鼠对炎症敏感，尤其是踝关节，适于多发性关节炎、化脓性淋巴结炎的研究，大鼠是致畸最敏感动物；豚鼠适宜于过敏性试验，它的耳蜗对声波变化十分敏感，适用于做听觉试验研究；豚鼠体内不能合成维生素。

（五）**选用人兽共患疾病的试验动物**。哺乳动物有 200 余种传染疾病，其中有半数以上可以天然传给人，即所谓人兽共患疾病。人兽共患疾病有共同的特点：病原体有广泛的宿主，只要感染途径相同，其疾病表现（包括发病、症状、病理变化和转归等）亦大致相似。因此，以动物自发的和诱发的人兽共患疾病来研究人类的相应疾病，成为医学研究中重要和经济有效的办法。

二、如何安排影响因素

根据研究目的和专业知识，确定试验研究的试验因素及试验过程中需要控制的重要非试验因素。同时，初步确定试验因素及重要非试验因素的水平数及其具体取值。例如，在某项试验研究中，同时涉及三种药物、每种药物拟考察四个不同剂量、药物作用于受试者后拟考察 5 个作用时间，此时，整个试验研究就涉及三个试验因素，其水平数分别为 3、4、5。

三、如何确定观测指标

依据专业知识选定试验研究的观察与测量指标。通常所选定的观测指标必需全面、准确，以便有利于圆满实现事先规定的研究目的。例如，在第Ⅰ期和第Ⅱ期新药临床试验研究中，为很好地反映新药的有效性与安全性，应结合专业知识选定主要和次要的疗效指标、主要和次要的安全性指标。主要指标一般为1到2个，不宜太多。同时，设计好试验结果记录表格。这个试验结果记录表格不等同于一般试验室所指的试验记录本。试验结果记录表格是试验记录本中的重要内容，但不是试验记录的全部。试验记录本中还必须客观真实地记录下试验日期、时间、室温、湿度、气压、试验者姓名等项目。

第三节 如何遵循试验设计的四原则

一、如何遵循随机原则

随机原则是指采用随机的方式来选取和分配样本。随机的方式主要有抽签法、查表法、计算机伪随机数法、最小不平衡指数法等。

【例2-1】 为了调查某中学学生的血红蛋白含量，在全体500名学生中，随机抽取10人，查表法过程如下：先将全校学生编号001～500，然后从随机数字表中任意位置（如第3行第1列）获取三个连续随机数字：<u>167</u> 723 <u>027</u> 709 618 725 <u>212</u> 806 <u>242</u> 593 167 <u>113</u> 597 823 <u>054</u> 747 <u>257</u> 843 767 <u>161</u> <u>204</u> <u>490</u>。去掉编号以外（即大于500）的数，以及重复出现的数（如167），划线数字即为被选中的学生编号。

当然，SAS软件提供了SURVEYSELECT和PLAN过程能较方便地实现随机取样和随机分组。

二、如何遵循对照原则

遵循对照原则首先要掌握对照的种类。安慰剂对照：是指以安慰剂作为对照，其外观与受试药物相同，但没有药理活性。空白对照：即对照组不接受任何处理因素。试验对照：试验组施加研究者关心的处理因素的真实水平，而对照组不施加处理因素的真实水平；各组均包含相同的基础处理，在其他方面条件应尽可能一致。自身对照：对照与试验在同一受试对象身上进行。标准对照：以现有的标准值或参考值等作为对照。

其次，要熟悉对照原则中常见的错误类型。未设置对照组：指不设置任何对照组。对照不全：指设置的对照组不够全面。对照过剩：指设置多余的对照组。假对照：是指设置的对照组不能解决研究假设的问题。

【例2-2】 为比较A、B两药疗效，研究者把大白鼠分为4组：①空白对照组；②单用A药组；③A、B药联合使用组；④第③组的空白对照。请问试验分组是否合理？

很显然试验分组不妥当，因为犯了对照过剩的错误。该研究多设了一个空白对照组，两个空白对照组作用是一样的，因此第④组是多余的。正确的做法是，将第④组设置为单用B药组，这样该试验所有试验因素的不同水平形成了全面组合，试验设计上属于两因素析因设计。

三、如何遵循重复原则

重复原则中常见的错误类型有：样本含量过低、重复取样代替重复试验、组内样本量过低等。在实际应用中，应当设法避免。

【例2-3】　在某基础研究中，研究者欲应用计算机三维仿真模拟技术，探讨骨盆受到冲击载荷作用的力学行为特征，为临床分析及判断骨盆骨折类型、力学分布、冲击载荷的影响提供力学基础。为此，研究者选取1名女性志愿者（39岁）进行了相关试验。请问该试验设计是否合理？

显然该试验违反了重复原则，试验设计不合理。生物医学研究的现象常带有变异性，只有在相同试验条件下进行多次独立重复试验，随机现象的变化规律性才能正确地显露出来。在该研究中，只选取了1名39岁的女性志愿者，分析出来的结果只是在该名志愿者本身机体上体现的个性，并不能体现共性，其相关结论不能随意推广。

四、如何遵循均衡原则

研究者应具有较好的专业知识和统计学知识，对试验研究的各方面有整体的把握，制定出比较可行的试验设计方案。请统计学专家参与试验设计，对设计方案进行完善。

【例2-4】　有一项含赖氨酸的面包对少年儿童生长发育影响的研究。住校的某班级学生，随机让一半学生每天上午和下午课间各吃一个含赖氨酸的面包，另一半学生课间不吃面包，一年后比较这两组学生的身体发育情况。结果是赖氨酸有利于少年儿童生长发育。结论可信吗？

显然组间均衡性非常差，结论不可信。因为课间学生肚子会有些饿，即使吃一个不含赖氨酸的面包也会有助于少年儿童生长发育，这两组学生在重要的非处理因素（即是否吃面包）方面是不均衡的，故其结论是不可信的。正确的做法是，随机选取一半学生吃不含赖氨酸的面包，另一半学生吃含赖氨酸的面包（每个面包的大小应相同），其他（如锻炼身体情况、作息时间等）各方面两组学生应尽可能一致，才有可能说明赖氨酸的效果。

以上四原则中常见的错误类型，将在第10章详细讨论。

第四节　如何合理选择试验设计类型

一、单组设计

所考察的试验因素只取一个水平，通常是在一个特定的条件下，只观测一组受试对象。如果只有一个定量的观测指标，就只有一组数据；如果有 k 个定量的观测指标，就有 k 组数据。其要点是：对这种资料进行统计分析时，必须给出标准值、理论值或总体均数。

二、配对设计

全部试验数据以成对的方式出现，同一对中的两个数据，要么来自同一个个体（称为自身配对设计）、要么来自相同的母体（称为同源配对设计）、要么来自条件相近的两个个体（称为条件相近者配对设计）。如果一个试验因素的两个水平中，有一个是空白对照，另一个是真实的处理，则可采用配对条件最严的自身配对设计；如果一个试验因素的两个水平都是真实的处理，当易于获得多对同源的受试对象时，应首选同源配对设计，反之，可考虑选用配对条件最差的条件相近者配对设计。但能否采用最后一种配对设计，要根据具体情况而定，千万不要生搬硬套。若很难找到合适的配对条件（指各种重要的非处理因素），就应改用下面的单因素两水平设计。由此可见，配对设计的要点是：所选择的配对条件的确是最重要的非处理因素，而且，受试对象确实可以严格按此配对条件进行配对。

【例2-5】 研究者采用10只正常成年大耳白兔下肢骨标本，共10对胫骨，测试各胫骨的最大挠度，比较两侧最大挠度的差别，数据见表2-1。

表2-1 10只家兔双侧胫骨最大挠度（mm）

序号	最大挠度（mm）	
	左侧	右侧
1	2.91	2.73
2	2.56	2.41
3	2.75	2.65
4	2.66	2.90
5	2.65	2.90
6	2.58	2.49
7	2.60	2.88
8	3.04	2.79
9	2.46	2.39
10	3.19	3.24

该定量资料属于自身配对设计一元定量资料。

三、成组设计

如果一个试验因素的两个水平都是真实的处理，又很难找到合适的配对条件，应按如下的方法对受试对象进行分组：当试验因素的水平与受试对象的分组无关时，就应将全部受试对象完全随机地分成两组；当试验因素的水平与受试对象的分组有关（如考察的试验因素是性别、血型）时，就应在定性因素的各水平组内进行完全随机化选取，从而形成两个组。上述两种分组方式所产生的结果，都称为成组设计。单因素两水平设计的要点：不应将符合配对设计的问题简化为成组设计；应根据试验因素与受试对象的关系选择合适的分配受试对象的方式；两组样本含量应力求相等，从而可使标准误变小。

【例2-6】 将24只Wistar大鼠随机分为生理盐水（NS）对照组和腺苷（ATP）组，每组12只。改良Allen方法致 T_{11} 段脊髓不完全损伤，经腹腔注射NS（1.5ml）或ATP（40mg/kg），伤后2周进行斜板试验，计算斜板维持率，斜板维持率 =（术后斜板角度/术前斜板角度）×100%，结果如表2-2所示。

表 2-2　脊髓损伤 2 周两组大鼠的斜板维持率

组别	斜板维持率										
NS 组	0.351	0.342	0.321	0.361	0.307	0.369	0.379	0.392	0.381	0.312	0.463
ATP 组	0.425	0.417	0.406	0.517	0.483	0.397	0.436	0.459	0.483	0.491	0.406

由于仅涉及一个两个水平的试验因素，该研究分为两个试验组，因此该资料的试验设计类型属于成组设计定量资料。

四、单因素 k 水平设计（$k \geq 3$）

这个设计与单因素两水平设计完全相同，只是所考察的试验因素水平数大于 2 而已。

例如，某研究评价活血止痛汤预防试验性椎板切除术后硬膜外瘢痕形成与粘连的疗效，将雄性 SD 大鼠 90 只随机分成空白对照组（A）、透明质酸钠组（B）、活血止痛汤组（C），每组 30 只，每组动物分别于术后 2 周处死，测定其硬膜外瘢痕组织中羟脯氨酸（Hyp）含量。由于仅涉及一个三个水平的试验因素，该研究分为三个试验组，因此该资料的试验设计类型属于单因素三水平设计定量资料。

五、随机区组设计

有时，试验中只考察一个具有 k 水平的试验因素，但根据专业知识得知：存在某个重要的非处理因素，若不考虑它，对全部受试对象进行完全随机化分组，有可能出现这样的现象：即各组之间，在这个重要的非处理因素上均衡性很差。为了有效地消除或减弱它的影响，将全部受试对象按这个重要的非处理因素的水平取值由小到大排队，依次将相邻的每 k 个受试对象分成一组。然后，将每组中的 k 个受试对象随机地分入 k 个试验组中去。这样安排受试对象的方法，称为随机区组设计。随机区组设计的要点与配对设计的要点相似，即所选取的区组因素的确是最重要的非处理因素，而且，受试对象确实可以严格按此区组因素进行分组。

例如，某研究者比较三种抗癌药物对小白鼠肉瘤抑瘤效果，先将 15 只染有肉瘤小白鼠按体重大小配成 5 个区组，每个区组内 3 只小白鼠随机接受三种抗癌药物，治疗结束后观测肉瘤重量。该试验设计属于随机区组设计定量资料。

六、拉丁方设计

当试验中只考察一个 k 水平的试验因素，同时又涉及两个都具有 k 水平的区组因素，且它们之间不存在显著的交互作用时，应选用拉丁方设计。此设计的要点是：试验因素的水平应采用随机化法，排成一个拉丁方阵；两个区组因素的选取和实施，都有与随机区组设计中的区组因素一样的要求。

七、交叉设计

当试验中涉及一个具有 2 水平的试验因素（一般不含空白对照组），根据专业知识的需要，希望该试验因素的两个水平要先后作用于同一个受试对象，此时，就需要采用交叉设计。此设计可考察一个具有 2 水平的试验因素，以及两个区组因素（通常为受试对象和试验顺序）。此设计的要点是：试验因素的某个水平作用于受试对象后，其试验效应将在不长的一段时间内消失，观测指标的取值会很快恢复到原先的水平，然后，才能施加第二种处理；对全部受试对象来说，前后两次接受处理的时间间隔相等，试验因素的两个水平在条件相近的同一对受试对象之间交叉出现。

【例2-7】 为了研究布洛芬糖浆剂（A）和片剂（B）药动学和生物利用度，对8名健康男性志愿者（年龄、体重相近）进行二阶段随机交叉试验，交叉试验间隔时间1周，于服药后1小时测试血药浓度。具体的设计和结果如表2-3所示。

表2-3 洛芬糖浆剂（A）和片剂（B）两种剂型血药浓度值 [μg/(ml·h)]

试验者	制剂类型（血药浓度）		
	阶段	I	II
1		B (14.1)	A (43.3)
2		B (30.1)	A (43.1)
3		B (22.7)	A (57.9)
4		A (44.4)	B (26.1)
5		B (6.5)	A (28.1)
6		A (43.9)	B (43.5)
7		A (45.3)	B (36.1)
8		A (52.6)	B (57.5)

该试验中两种处理按指定顺序施加于所有受试对象，分为两个阶段进行，每个阶段接受一种处理。随机地将一半的受试对象施加"AB"；另外一半的受试对象施加"BA"。而血药浓度是一个定量的观测指标，因此，该资料属于两种处理二阶段交叉设计定量资料。

八、析因设计

析因设计可用于涉及多个试验因素的试验场合，尤其适用于因素之间有复杂交互作用的试验研究问题之中。其试验条件数等于全部因素各水平数的乘积，在每种试验条件下，至少要做2次独立重复试验。各因素在专业上的地位平等，做试验时同时施加。此设计的要点是：因素水平之间全面组合；各种组合下要做重复试验；因素地位平等、同时施加。

九、重复测量设计

最常用的重复测量设计是：考察一个具有 m 水平的试验因素，将受试对象随机地均分成 m 个组，在 k 个不同时间点上，对每组中的 n 个受试对象进行重复测量。以了解接受不同处理后的受试对象体内某些定量指标随时间推移的动态变化趋势。此设计常被医学研究工作者不自觉地运用，因为在许多具体的试验研究中，专业上要求研究者应当对特定条件下的受试对象在不同时间点上进行重复观测。其要点是：在 k 个不同时间点上从同一个受试对象身上重复观测到的 k 个数据必须写在同一行上，以便选用与该设计对应的统计分析方法进行统计处理。

【例2-4】　研究者把80只SD大鼠随机分为4组，通过手术建立骨质疏松模型，分别于术后2、3、4、5、6个月进行各项指标观测。部分结果见表2-4。

表2-4　试验大鼠血清 Ca^{2+} 含量测定值（mmol/L, $\bar{X} \pm s$, $n = 20$）

组别	2个月	3个月	4个月	5个月	6个月
正常体重去势组	2.5000 ±0.1058	2.5280 ±0.0445	2.5940 ±0.0266	2.6330 ±0.0250	2.7410 ±0.0315
肥胖去势组	2.4800 ±0.0445	2.5150 ±0.0437	2.7450 ±0.0295	2.9080 ±0.0494	3.1900 ±0.0744
肥胖对照组	2.6350 ±0.0288	2.6940 ±0.0438	2.7380 ±0.0250	2.7950 ±0.0331	2.8440 ±0.0327
正常体重对照组	2.5030 ±0.0421	2.5300 ±0.0257	0.5500 ±0.0289	2.5700 ±0.0115	2.5800 ±0.0470

该试验各组中每个观测对象均在不同的时间点上进行了重复测量，因此时间是一个重复测量因素，另外分组因素有体重（正常和肥胖）和去势（建模与否），它们各自有两个水平，因素的各水平之间形成了完整的组合，因此该试验设计属于具有一个重复测量的三因素设计定量资料。

十、正交设计

当试验中拟考察的因素较多，因素的水平不太多（一般在2~4之间），但因素之间的某些一级交互作用必须考虑时，若选用析因设计，需要的试验次数太多，研究者难以承受，选用正交设计是比较合适的。其要点是：选用合适的正交表，妥善安排交互作用列，注意：主效应不应与可能有显著性意义的交互作用列重叠；正交表中剩余的空列不应太少，否则，会因误差项的自由度过小，而使结果不可靠。

十一、均匀设计

当试验中拟考察的因素很多，因素的水平也较多时，即使应用正交设计，仍感到试验次数太多，此时，可考虑选用均匀设计。它以牺牲因素水平组合之间的正交性，仅强调试验点在试验空间中的均匀性为代价，来达到大幅度减少试验次数的目的。此设计最适合用于对诸因素及其交互作用的重要性一概不知的大规模（或每做一次试验，费用十分昂贵的）试验研究之中，通过此设计进行因素筛选。当因素和水平的数目缩小后，再改用正交设计或析因设计，作详细研究。其要点是：选择合适的均匀设计表以及与之相匹配的使用表，并运用多元回归分析方法处理试验结果。

需要说明的是，临床试验设计与试验设计基本相同，并没有一套特殊的设计类型。主要的区别是前者通常要考虑到伦理道德问题和提高受试对象的依从性问题。例如，若研究的是某种非慢性病，就不应设置空白对照组或仅用安慰剂的对照组；又例如，为了避免患者怀疑自己服的药不如另一组患者服的药好，而中途改用他药，破坏了整体设计方案，试验组与对照组所用的药物除了在外观上完全相同外，还必须采取所谓的"盲法"，根据设盲程序的复杂程度，通常可将其分为"单盲""双盲"和"三盲"。单盲是指仅受试对象不知自己所在组是对照组还是试验组；双盲是指受试对象和治疗者（包括医生和护士）都不知任何一个受试对象属于对照组还是属于试验组；三盲则是指受试对象、治疗者（包括医生和护士）和统计分析工作者都不知任何一个受试对象属于对照组还是属于试验组，仅临床试验设计者知道具体的分组情况。在临床试验设计中，是否采用盲法试验以及整个试验过程中的质量控制，往往是临床试验成败的关键所在。

第五节　试验设计中的一些概念

在统计研究设计（特别是试验设计）中有一些名词概念是必须了解的，知道了这些名词概念，无论是学习还是运用统计研究设计，就有了一些交流的"共同语言"。例如，什么是"因素、试验因素、区组因素、水平、组别、处理""效应、指标、项目""交互作用、协同作用、拮抗作用"等。现扼要分述如下。

一、因素与水平

所谓"因素"，就是研究者关心的可能影响试验结果的各种试验条件。例如，研究者想了解不同浓度的药物对试验结果的影响，此时"药物的浓度"就是研究者关心的试验条件之一。试验条件可以取不同的数值，如 0.00μmol/L、0.01μmol/L、0.10μmol/L、1.00μmol/L 等。在一个试验中，当浓度取两个或两个以上的数值时，统计学上才称其为一个"因素"。因为若仅取一个浓度值进行试验，其试验结果能说明什么呢？此时的"浓度"虽然是一个重要的试验条件，但对试验结果的评价却没有帮助。假定已经知道在"0.00μmol/L"条件下的试验结果，研究者现在只在另一个浓度条件下进行试验，这种情况下比较结果自然是可行的。显然，"浓度"表现为性质相同的两个被考察的试验条件，此时再称其为"因素"则是当之无愧的了。

因素的"具体取值"被称为"水平"，如在某项试验研究中，"浓度"分别取 0.00μmol/L、0.01μmol/L、0.10μmol/L、1.00μmol/L 四个具体数值的条件下各做了 n 次独立重复试验（一般 $n \geq 2$），此时就说"浓度"是一个具有 4 水平的因素。

值得一提的是在统计学上，还常说"试验因素或处理因素"和"区组因素"，这是怎么回事呢？那是因为在一个试验研究中，影响试验结果的条件往往很多，其中有些是研究者所关心的试验条件，还有些研究者并不关心但它们会在客观上影响试验结果，为区别起见，统计学工作者常把前一类因素称为"试验因素或处理因素（习惯地简称为因素）"，而把后一类因素称为"非试验因素或非处理因素"。可以说，在任何一个试验研究中，通常非试验因素总是很多的（如受试者的性别、年龄、体重、患病程度、遗传基因；仪器设备的质量、试剂的质量、天气和气候条件、受试者的心理、观测者的心理，等等），在统计研究设计中，有意识地去安排一些重要的非试验因素（使他们的水平出现有规律的变化），以便尽可能消除他们对试验结果的影响，更好地显露出试验因素的效应大小，统计学工作者把这样的非试验因素简称为"区组因素"，例如，在四种药物疗效比较的试验研究中，若动物的体重对试验结果的影响很大，必须予以考虑。假设拟用 20 只某种属的小鼠做试验，则可以这样来安排试验：将 20 只同种属同性别同年龄的小鼠称体重并按由轻到重的顺序编号为 1 至 20 号，将最轻的 1~4 号小鼠随机地均分到甲、乙、丙、丁四个药物组中去接受试验；接着将次轻的 5~8 号小鼠随机地均分到甲、乙、丙、丁四个药物组中去接受试验；依此类推，最后将最重的 17～20 号小鼠随机地均分到甲、乙、丙、丁四个药物组中去接受试验。显然，每个药物组中的 5 只小鼠的平均体重是十分接近的，这就很好地控制了"体重"对试验结果的影响，此时，就说"体重"是本试验设计中的一个"区组因素"。通过运用恰当的统计分析方法，可以消除"体重"对观测结果的影响，突出表现四种药物之间的差异。

二、组别与处理

实际工作者常常把"组别"或"处理"当作试验因素的"代名词"，这样做仅在单因素的试验研究场合是正确的，当试验中涉及的试验因素的个数大于等于 2 时，"组别"具有一种严重的误导作用。例如，在某项试验研究中，"组别"之下列出了 9 个组，这 9 个组是两种药各有 3 种剂量的全面组合的结果，实际工作者将其误认为是"单因素 9 水平设计"问题，而本质上却是两因素析因设计或 3×3 析因设计问题。因此，科研工作中，不宜使用"组别""（试验）分组""处理"等具有模糊性、抽象性、不能直观反映试验分组因素的个数及其水平的词语来表达试验分组。相反，应该用真正的试验分组因素的名称来表达试验分组。

【例2-9】　作者将 40 只大鼠随机等分成 4 组：正常对照组、模型组、低剂量亚砷酸组、高剂量亚砷酸组，观察大鼠滑膜 RANKL 蛋白及 RANKL mRNA 的表达。结果见表 2-5。

表 2-5　各组大鼠滑膜 RANKL 蛋白及 RANKL mRNA 的表达（$\bar{X} \pm s$，$n=10$）

组别	RANKL 蛋白	RANKL mRNA
正常对照组	88.9 ±4.5	70.1 ±6.8
模型组	192.6 ±8.2	198.3 ±5.0
低剂量亚砷酸组	161.7 ±6.7	138.6 ±8.6
高剂量亚砷酸组	89.0 ±6.2	74.5 ±7.9

"组别"下的 4 个试验组实际上涉及 2 个因素，"造模与否""亚砷酸给药剂量"（零剂量、低剂量、高剂量），其全面组合应有 6 个试验组，所以本试验缺少了"正常＋低剂量亚砷酸组""正常＋高剂量亚砷酸组"，其资料类型应为多因素非平衡组合试验定量资料。当然，依据专业知识或研究目的可能认为上述两组试验没有必要进行。那么，是否就可以用 t 检验处理此资料呢？答案是否定的。对于多因素非平衡组合试验定量资料，通过多次 t 检验来进行两两比较，会增大犯 I 类错误的概率，降低统计结论的说服力。正确的做法应该是依据专业知识和统计知识对 4 个试验组进行适当的拆分，再对拆分后的资料根据其设计类型采用相应的统计分析方法进行处理。本资料可拆分为组合 1：模型组、低剂量亚砷酸组、高剂量亚砷酸组，在资料满足方差齐性的前提下，可采用单因素三水平设计定量资料的方差分析处理，否则应进行相应的变量转换或直接采用秩和检验分析此数据。组合 2：正常对照组、模型组，可根据资料是否满足 t 检验的前提条件而选择成组设计定量资料 t 检验或秩和检验。

三、指标、项目与效应

在试验研究中，观测结果通常是指测定某些具体指标的数值，如考察某降压药的疗效，测定高血压患者服药前后的血压值。"血压"就是观察指标，同一高血压患者服药前、后血压值之差就是此降压药的试验"效应"，有些实际工作者习惯于把观测指标叫做"项目"。

【例2-10】 有人研究球囊扩张术后血管平滑肌细胞（VSMCs）中肝细胞生长因子（HGF）及其受体（c-Met）RNA 表达的变化，以便明确 HGF 受体与 VSMCs 增殖凋亡分子机制的相关性。用反转录聚合酶链式反应检测 36 只兔腹主动脉球囊损伤前后不同时间点 VSMCs 中 c-Met 的 mRNA 表达水平；体外试验将选择性 c-Met 蛋白抑制剂 NK-4 作用于兔 VSMCs，运用 MTT 分别于 0、24、48 及 72h 检侧细胞增殖状态；流式细胞仪观察 NK-4 对细胞凋亡的影响，进一步采用 Western blot 检测药物作用前后细胞周期蛋白（Cyclin D1）、凋亡蛋白（Bcl-2）的表达。部分试验数据如表 2-6 所示。这里的"Cyclin D1 蛋白表达水平"和"Bcl-2 蛋白表达水平"就是观察指标，而同一细胞样品两个不同时间点的"Cyclin D1 蛋白表达水平"及"Bcl-2 蛋白表达水平"之差就是试验因素"时间"的试验"效应"，研究者在表达这两个观测指标时就使用了"项目"一词。

表 2-6 N-K4（1.0 mol/L）处理 VSMCs 后不同时间点 Cyclin D1 及 Bcl-2 蛋白表达水平（$\overline{X} \pm s$,%）

项目	对照组	24 h	48 h	72 h
Cyclin D1	2.62 ± 0.05	2.23 ± 0.08	1.55 ± 0.11	1.10 ± 0.08
Bcl-2	2.18 ± 0.09	1.12 ± 0.02	1.09 ± 0.03	0.57 ± 0.01

四、变量、自变量与因变量

在统计分析时，统计学工作者习惯于把"指标或项目"叫做"变量"，有时甚至把"因素"也叫做"变量"。之所以叫做"变量"，是因为人们关心那些具有"变异性"的事物或现象，例如研究成年人的"身高"，不同的成年人身高是不同的，所以把"身高"叫做一个"变量"是十分恰当的；若有人问正常人有几只耳？大家会不约而同地回答"两只"，因为它是一个常量。科研中人们所考察的因素和结果一般都是"变量"。在某些场合下，把影响观测结果的所有原因都叫做"自变量"，而把受原因影响的观测结果叫做"结果变量或因变量"。

五、交互作用、协同作用与拮抗作用

很多实际工作者把统计学上所讲的因素之间的"交互作用"错误地理解成药理学上两种或两种以上药物同时使用后的"协同作用"或"拮抗作用"。

两因素之间的交互作用的定义为：一个因素取不同水平时对观测结果的影响将随着另一个因素水平的改变而改变。例如，甲、乙两种药都使用于某病患者，结果发现甲药用于男性患者的疗效优于用于女性患者的疗效，而乙药用于女性患者的疗效优于用于男性患者的疗效，若这种数量关系具有统计学意义，就说"药物种类"与"性别"两个因素之间的交互作用具有统计学意义。

而"协同作用"和"拮抗作用"的定义为：当单一药物作用于机体时，可以获得该药物的剂量反应曲线，药物联合使用时，可以比较观察到的效应与预测效应（从每个药物的剂量反应曲线通过简单加和的方式获得）的大小，当观察到的效应等于预测效应时，药物不存在协同作用或拮抗作用，各个药物是独立发挥作用的，彼此之间不存在相互影响，反之，认为药物存在协同作用或拮抗作用，各个药物彼此之间存在相互影响。当观察到的效应大于预测效应时，称药物具有协同作用；而当观察到的效应小于预测效应时，称药物具有拮抗作用。

显然，"药物种类"与"性别"之间的"交互作用"绝对不能理解成"协同或拮抗作用"。"交互作用"与"协同或拮抗作用"是两个不同的概念，不能彼此混淆！"交互作用"是"两个或多个因素之间的相互影响或作用"，而"协同或拮抗作用"则是"两种或多种药物之间的相互影响或作用"。仅当两种药分别都取"不用"与"用"两个水平构成 2×2 析因设计时，若交互作用具有统计学意义，此时的"交互作用"才与实际工作者所理解的"协同或拮抗作用"基本一致。

六、平衡设计与非平衡设计

在多因素析因设计中，如果试验设计符合下列两种情形之一，都叫做不平衡析因设计，反之就属于平衡析因设计。

（一）各试验因素之间的各个水平全面组合，但各种组合条件下独立重复试验的数目不完全相等。

（二）各试验因素之间的各个水平组合不完全，即少数组合条件下未做试验。

【例2-11】 为了评价颈胸段脊柱 T_1 在模拟溶骨性肿瘤不同部位（肋椎关节、椎弓根和关节突）的破坏情况下的生物力学特性，取 6 具新鲜冷藏人体尸体脊柱标本（$C_7 \sim T_2$），测量胸椎在不同部位损伤后对脊柱稳定性的影响。按照不同的破坏部位分为正常标本组（IS）、椎体破坏 + 椎体后壁破坏组（VB + PW）、椎体破坏 + 肋椎关节破坏组（VB + CVJ）、椎体破坏 + 椎弓根破坏组（VB + P）、椎体 + 肋椎关节 + 椎弓根破坏组（VB + CVJ + P）、椎体 + 肋椎关节 + 椎弓根 + 关节突破坏组（VB + CVJ + P + FJ）。部分结果如表 2-7 所示。

表 2-7　胸椎不同部位模拟肿瘤破坏后对胸椎稳定性的影响（$\bar{X} \pm s$）

标本破坏部位	比例极限 Pb（N）	屈服载荷 Ps（N）	破坏载荷 Pb（N）	屈服位移 Δs（mm）	破坏位移 Δb（mm）
IS	3 372 ±230	3 549 ±254	4 732 ±274	3.91 ±1.41	5.20 ±3.14
VB + PW	2 859 ±186	3 043 ±204	4 112 ±220	3.89 ±1.34	5.26 ±3.16
VB + CVJ	2 493 ±148	2 680 ±164	3 672 ±176	4.03 ±1.48	5.01 ±2.88
VB + P	2 265 ±130	2 440 ±146	3 384 ±138	4.12 ±1.60	5.01 ±2.88
VB + CVJ + P	1 994 ±98	2 168 ±110	2 270 ±130	3.89 ±1.70	5.21 ±3.04
VB + CJ + P + FJ	1 590 ±62	1 734 ±74	1 816 ±82	3.87 ±1.64	4.98 ±2.94

　　研究设置的 6 个试验组，是"椎体是否破坏""椎体后壁是否破坏""肋椎关节是否破坏""椎弓根是否破坏""关节突是否破坏"5 个两水平试验因素各水平的不完全组合结果。若 5 个两水平因素的各个水平完全组合，总共应有 $2^5 = 32$ 个组，对应 32 种试验条件。因此，研究者所完成的试验为多因素非平衡组合试验。

参 考 文 献

1. 胡良平. 统计学三型理论在试验设计中的应用. 北京：人民军事出版社，2006：11 - 23.
2. 胡良平. 科研课题的研究设计与统计分析—错误案例辨析与释疑（第一集）. 北京：军事医学科学出版社，2008：11 - 15.
3. 钟红刚，刘卫华，卜海滨，等. 家兔胫骨的三点弯测试. 中国骨伤，2008，21（2）：103 - 105.
4. 王颖，陈晓亮. 外源性腺苷对大鼠急性脊髓损伤后运动诱发电位和后肢运动功能的影响. 中国骨肿瘤骨病，2005，4（5）：297 - 299.
5. 王润玲，董伟林，封春梅，等. 布洛芬糖浆剂药动学及相对生物利用度. 中国药学杂志，1997，32（10）：602.
6. 陈蓟，肖德明，林博文，等. 大鼠骨质疏松模型中血清瘦素与钙磷含量相关性研究. 中国骨肿瘤骨病，2006，5（4）：233 - 234.
7. 李龙，周忠启，曾家顺. RANKL 在佐剂性关节炎大鼠滑膜中的表达及亚砷酸对其影响. 中国骨伤，2007，20（5）：292 - 294.
8. 滕红林，杨胜武，吴春雷，等. 模拟肿瘤对颈胸段脊柱不同部位破坏后的生物力学研究. 中国骨伤，2006，19（2）：91 - 93.

第三章　单因素设计定量资料统计分析

　　根据试验设计中因素个数，定量资料分为单因素设计定量资料和多因素设计定量资料两大类。本章主要介绍单因素设计定量资料的统计分析方法。

　　在对定量资料进行统计分析时，需把握以下三个关键点：结合研究者的研究目的；正确辨析资料的设计类型；检查资料是否满足参数检验的前提条件。定量资料参数检验的前提条件一般包括：独立性、正态性和方差齐性。其中，独立性是指一批试验数据彼此之间是相互独立的；正态性是指某因素一个水平组中的观测指标的取值服从或近似服从正态分布；方差齐性是指特定因素 k 个水平组条件下观测指标的取值所对应的 k 个总体方差相等或近似相等。对于一般的定量资料，如果不满足参数检验的前提条件，可对原始数据进行变量变换，使变换后的数据满足参数检验的前提条件后再进行相应的参数检验；也可采用相应设计类型的非参数检验方法直接进行分析。非参数检验是一种不依赖于总体分布类型，也不对总体参数进行统计推断的假设检验。遗憾的是多因素设计定量资料的非参数检验方法很少。

第一节　单组设计定量资料统计分析

一、设计类型简介

　　对来自同一总体的一个随机样本在一个特定条件下观测其定量指标的数值，若定量指标有 m 个（$m \geq 1$），就有 m 组观测值。欲对这些定量指标的均值作假设检验，必需提供 m 个标准值或总体平均值，这样的设计叫做单组设计。在单组设计中，若定量指标只有 1 个，其资料就叫做单组设计一元定量资料；若定量指标有 m 个（$m > 1$），其资料就叫做单组设计 m 元定量资料。

　　单组设计的特点是：试验中仅涉及一个试验因素的一个特定水平，受试对象未按任何其他试验因素或区组因素进一步被分组。这种设计条件下获得的定量资料可以进行假设检验的必要条件是必须给出定量指标的标准值或总体均值。

　　实际操作时，是从希望考察的总体中随机抽取一定数目（最好根据一些已知条件按估计样本大小的公式计算出所需要的最少样本含量）的受试对象，从它们身上测定某个或某些定量观测指标的数值。同时，应提供相应定量指标的标准值或理论值。

二、统计分析方法

　　单组设计定量资料的统计分析，属于未知总体均数与已知总体均数比较的问题。在满足参数检验的前提条件时，可采用单组设计定量资料的 t 检验；若不满足参数检验的前提条件，可采用符号秩和检验（signed rank test）。对单组设计定量资料进行 t 检验分析的前提条件包括独立性和正态性。

下面先介绍一下单组设计定量资料 t 检验的分析步骤。

第一步：建立检验假设，确定检验水准。

H_0：未知总体与已知总体均数相同（ $\mu = \mu_0$ ）；

H_1：未知总体与已知总体均数不同（ $\mu \neq \mu_0$ ）；

检验水准 $\alpha = 0.05$ 。

其中，H_0 代表原假设，H_1 代表备择假设，它们是互为对立的假设。在原假设中，μ 代表与样本观测值所对应的总体中相应指标的均值（即总体均值），而 μ_0 则是与观测指标对应的理论均值或标准值。" $\alpha = 0.05$ "代表将以概率值 0.05 作为拒绝 H_0 的最高界限值，也即当所关心的事件发生的概率 $\leqslant 0.05$ 时，都将拒绝 H_0，从而接受 H_1。α 被称为检验水准。

第二步，给出检验统计量的计算公式。

$$t = \frac{|\overline{X} - \mu_0|}{s_{\bar{x}}} \tag{3-1}$$

$s_{\bar{x}} = \dfrac{s}{\sqrt{n}}$, $df = n - 1$

式（3-1）中 t 为检验统计量的代号，它是一个服从 t 分布的随机变量，$\bar{x}$ 为定量观测指标 n 个观测值的算术平均值，μ_0 为与该定量观测指标对应的理论值或标准值，$s_{\bar{x}}$ 为标准误，其中 s 为该定量观测指标 n 个观测值的标准差，df 为 Degree of Freedom 的缩写，即自由度。

自由度是指检验统计量中随机变量 X 能自由取值的个数，在式（3-1）中要用到 X 的 n 个观测值，原本其自由度为 n，但 X 所取的这 n 个值在此公式中要受到其平均值的制约，即在 X 的 n 个取值中最多只能有（ $n-1$ ）次机会可以自由取值，还有一次机会不能按自由方式取值，故式（3-1）所表示的检验统计量的自由度为（ n -1）。

第三步，计算检验统计量的数值，并按自由度和检验水准去查 t 分布表，以便获得检验统计量 t 的临界值和（或）分布尾端的概率。

根据样本资料求出算术平均值 $\overline{X}$、标准差 s 和标准误 $s_{\bar{x}}$，将这些中间计算结果代入式（3-1），便可求出检验统计量 t 的具体值 t_s（通常简记为 t）。根据自由度 df 的值和求得的 t_s（通常简记为 t）值去查 t 分布表，可获得" $t \geqslant t_s$（通常简记为 t）和 $t \leqslant -t_s$（通常简记为 t）"的双侧概率 P，若有专业知识为依据，也可获得" $t \geqslant t_s$（通常简记为 t）"或" $t \leqslant -t_s$（通常简记为 t）"的单侧概率 P。若 $P \leqslant \alpha$（ α 通常取为 0.05 或 0.01），就拒绝" $H_0 : \mu = \mu_0$"，接受" $H_1 : \mu \neq \mu_0$"，此时，有可能会犯假阳性错误。若按标称的检验水准算，其犯假阳性错误的概率应等于 α；若按实际的检验水准算，其概率应等于 P。若 $P > \alpha$，就接受" $H_0 : \mu = \mu_0$"，此时，有可能会犯假阴性错误，其概率假设为 β，β 的具体数值通常未知，但对于一些简单的检验方法，可根据估计样本大小的计算公式反推出来，此处从略。

第四步，根据拒绝还是接受" $H_0 : \mu = \mu_0$"的结果，先给出统计学结论，再结合专业知识给出专业结论。

对于单组设计定量资料，若不满足正态性，则对该资料进行统计分析时可采用符号秩和检验。下面介绍单组设计定量资料的符号秩和检验分析步骤。

第一步，建立检验假设，确定检验水准。

$H_0 : M = M_0$，$H_1 : M \neq M_0$，$\alpha = 0.05$。

其中，M 代表与样本观测值所对应的总体中相应指标的中位数，而 M_0 则是与观测指标对应的理论中位数或标准值。其他符号的含义同前，此处不再赘述。

第二步，计算观测值与标准值或理论值之间的差值 $d = (x_i - \mu_0)$。

其中，x_i 为第 i 个样本观测值。

第三步，去掉 $d = 0$ 的对子后，用绝对值 $|d|$ 编秩次。如果出现 $|d|$ 相等（这种现象称为结）时，则将它们的平均秩次值作为它们的秩次。然后把差值的符号标在秩上，如果 $d > 0$，则秩次为" $+$ "；$d < 0$，则秩次为" $-$ "。

第四步，求秩和并确定检验统计量。分别求出正负秩次之和，正秩和以 T_+ 表示，负秩和的绝对值以 T_- 表示。T_+ 与 T_- 之和等于 $n(n+1)/2$，即 $1 + 2 + 3 + \cdots + n$ 之和（注：此 n 为差值 $d \neq 0$ 的样本个数）。此式可验算 T_+ 与 T_- 的计算是否正确。取 T_+ 或 T_- 中小者作为检验统计量 T。

第五步，确定 P 值，并作出统计推断结论。在 H_0 成立时，理论上 $T = n (n+1)/4$。当 $n \leq 25$ 时，可查 T 界值表。查表时，自左侧找到 n，用 T 值与相邻左侧一栏的界值相比，若检验统计量 T 值大于或等于此界值，则其 P 值大于或等于表上方相应的概率水平；若 T 值小于此界值，则 P 值小于相应的概率水平，可向右移一栏，再与另一界值相比。

当 n 大于 25 时，检验统计量 T 经转换近似服从正态分布，可构造统计量 u：

$$u = \frac{T - n(n+1)/4}{\sqrt{n(n+1)(2n+1)/24 - \sum_{i=1}^{r} (t_i^3 - t_i)/48}} \qquad (3-2)$$

其中，n 为 $d \neq 0$ 的样本个数，r 为结的个数，t_i 为第 i 个结上 $|d|$ 相等的数据的个数。当 $\sum_{i=1}^{r} (t_i^3 - t_i)/48$ 很小时可以省略。

分析单组设计定量资料时，还有一种非参数检验方法：符号检验（sign test）。下面介绍一下其分析步骤。

第一步，建立检验假设，确定检验水准。

H_0：正负秩次的总体比例相等均为 0.5（$\pi = 0.5$）。

H_1：正负秩次的总体比例不相等（$\pi \neq 0.5$）。

$\alpha = 0.05$。

第二步，计算观测值与标准值或理论值之间的差值 $d = (x_i - \mu_0)$。

其中，x_i 为第 i 个样本观测值。

第三步，比较 d 与 0 的大小。如果 $d > 0$，则用" $+$ "表示；如果 $d < 0$，则用" $-$ "表示。如果 $d = 0$，则用"0"表示。然后分别计算" $+$ "和" $-$ "的个数 n_+ 和 n_-，$n = n_+ + n_-$。需要注意的是：此处的 n 不是所有的样本例数，而是 $d \neq 0$ 的样本个数。

第四步，确定检验统计量及其对应概率值。如果 H_0 成立，则样本中" $+$ "的个数 n_+ 服从二项分布 $B (n, 0.5)$。当 n 较小时，可以用二项分布直接计算概率 P，然后用 P 和检验水准 α 比较作出统计推断。如果 n 较大时 n_+ 近似服从正态分布 $N (n/2, n/4)$。这时可

构造统计量 u：

$$u = \frac{n_+ - n/2}{\sqrt{4/n}} \qquad (3\text{-}3)$$

在 SAS 中符号检验的统计量用 M 表示，其定义如下：

$$M = (n_+ - n_-)/2 \qquad (3\text{-}4)$$

符号检验尽管简单、方便，但却没有充分利用样本数据的信息，检验效率相对较低。在单组设计定量资料的非参数检验中，一般以符号秩和检验为准。

三、实例分析

【例 3-1】 大量研究显示正常人的血清钙标准值是 2.50mmol/l，现有 20 名骨质疏松患者的血清钙测量值如下（单位 mmol/l）：2.39 2.41 2.47 2.28 2.19 2.50 2.37 2.49 2.18 2.09 2.29 2.34 2.55 2.27 2.31 2.39 2.29 2.20 2.41 2.42。试比较骨质疏松患者血清钙与正常人是否不同？

【分析】 该资料所有观测对象均在一个组中，给定了可供比较的标准值，只涉及一项定量观测指标，很显然它属于单组设计一元定量资料。进行数据分析时，若资料满足参数检验的前提条件，可选用单组设计一元定量资料的 t 检验，否则，需要选用符号秩和检验。

SAS 程序名为【tjfx3_1】。

```
data tjfx3_1;                                              ods html;
    input x @@;                                            proc univariate normal;
    y = (x - 2.50);                                            var y;
cards;                                                     run;
2.39 2.41 2.47 2.28 2.19 2.50 2.37 2.49 2.18 2.09 2.29 2.34 2.55    ods html close;
2.27 2.31 2.39 2.29 2.20 2.41 2.42
;
run;
```

【SAS 程序说明】 数据步，DATA 语句建立数据集 a，用 INPUT 语句输入数据，@@ 是 SAS 软件中规定的指针控制符。过程步 UNIVARIATE 调用单变量分析过程，NORMAL 语句要求作正态性检验。该程序若用于其他类似场合时，注意修改标准值 2.50。

SAS 输出结果及解释：

UNIVARIATE 过程

变量：y

矩

N	20	权重总和	20
均值	−0.158	观测总和	−3.16
标准差	0.12046402	方差	0.01451158

偏度	– 0. 2651626	峰度	– 0. 4335313
未校平方和	0. 775	校正平方和	0. 27572
变异系数	– 76. 243048	标准误差均值	0. 02693657

基本统计测度

位置		变异性	
均值	– 0. 15800	标准差	0. 12046
中位数	– 0. 14500	方差	0. 01451
众数	– 0. 21000	极差	0. 46000
		四分位极差	0. 14000

以上是变量 y 的一些基本统计量，具体含义如下所述。

位置检验：Mu0 = 0

检验		统计量	P 值	
学生 t	t	– 5. 86563	Pr ≥ ∣ t ∣	< 0. 0001
符号	M	– 8. 5	Pr ≥ ∣ M ∣	< 0. 0001
符号秩	S	– 92	Pr ≥ ∣ S ∣	< 0. 0001

以上部分给出 Y 的平均值与 0（等价于 X 的平均值与标准值 2. 50）之间差别是否具有统计学意义的三种假设检验结果。其中，学生 t 检验所得结果为：$t = -5.86563$、$P < 0.0001$，此结果只有当这组定量资料服从正态分布时才可利用；若这组定量资料不服从正态分布，可以参考符号秩和检验的结果。

正态性检验

检验		统计量	P 值	
Shapiro-Wilk	W	0. 978524	Pr < W	0. 9136
Kolmogorov-Smirnov	D	0. 104854	Pr > D	> 0. 1500
Cramer-von Mises	W-Sq	0. 030739	Pr > W-Sq	> 0. 2500
Anderson-Darling	A-Sq	0. 196644	Pr > A-Sq	> 0. 2500

这部分给出了正态性检验结果，其原假设是"该定量资料服从正态分布"，SAS 中用了四种实现正态性检验的方法，它们给出的结果有时一致，有时不一致。当样本含量 $n < 2000$ 时，通常以第一行 W 检验给出的结果为准。本例因 $W = 0.978524$、$P = 0.9136 > 0.05$，说明可以接受原假设，即可以认为这组定量资料服从正态分布。

根据正态性检验结果，可以认为该定量资料服从正态分布（$W = 0.978524$，$P > 0.05$），符合参数检验前提条件，故可看 t 检验结果，本例 $t = -5.86563$、$P < 0.0001$，在检验水准

0.05 条件下，拒绝原假设，可认为骨质疏松患者与正常人的血清钙水平差异具有统计学意义，骨质疏松患者的血清钙水平低于正常人。

结果中部分项目的含义如下：

权重总和（sum weights）：未专门指定权重变量时，它就是被分析的变量值的个数。

偏度（skewness）：当数据呈单峰分布时，此值反映高峰偏向哪一边，其中大于零偏向左边、等于零不偏、小于零偏向右边。

峰度（kurtosis）：当数据呈单峰分布时，此值反映高峰的陡峭程度，其中大于零为尖峭峰，等于零为正态峰，小于零为平阔峰。

未校正的平方和（USS）：即全部数据分别平方后求和。

校正的平方和（CSS）：即各观测值与其算术均值之差的平方和，即离均差平方和。

t 值：t 检验计算得到的统计量 t 的值。

M 值：用符号检验得到的统计量 M 的值。

S 值（signed rank）：用符号秩和检验得到的统计量 S 的值。

W 值：用 W 检验得到的统计量 W 的值，可检验数据是否服从正态分布。

$Pr > |t|$：与（$Pr > |t|$）左侧的 t 统计量对应的概率（简称为 P 值），即将现在算得的 t 值取绝对值，若再做此类试验，能获得的 t 统计量的绝对值大于当前的 $|t|$ 的概率。"$Pr > = |M|$"、"$Pr > = |S|$"的含义与"$Pr > |t|$"相同。

$Pr < W$：与（$Pr < W$）左侧的 W 统计量对应的概率，即 W 检验算出来的 W 统计量值对应的概率值，若再做此类试验，能获得的 W 统计量的值小于当前的 W 值的概率。

第二节　配对设计定量资料统计分析

一、设计类型简介

配对设计的特点是相同指标的观测结果是成对出现的。每一对中的两个数据要么来自同一个体（如一组患者自身接受某种处理前后或同一受试对象的对称部位对同一个定量指标的观测结果，称为自身配对设计），要么来自亲代相同的两个个体（如每窝选两只条件相近的动物或每户选择性别相同的两个双胞胎，每对中两个个体分别服用不同的药物或接受不同的处理，称为同源配对设计），要么来自条件接近但并非同源的两个个体（如选择性别相同，年龄、体重、病情等各方面都十分接近的每两个个体配成一对，称为条件相近者配对设计）。

二、统计分析方法

每对中的两个定量数据相减求得差量，若差量服从（或近似服从）正态分布，就可采用配对设计定量资料的 t 检验处理资料。否则，要考虑寻找合适的变量变换方法使之满足正态性要求，然后采用配对设计定量资料的 t 检验处理；也可直接对差量进行符号秩和检验。

对配对设计定量资料进行 t 检验的步骤与对单组设计定量资料进行 t 检验的步骤完全相同，只要检验统计量稍作一点变动就行了。将式（3-1）中的 $\bar{x}$ 换成 $\bar{d}$，将 μ_0 换成"0"，将标准误 $s_{\bar{x}}$ 换成 $s_{\bar{d}}$ 即可。也就是说，以配对设计定量资料的差量作为观测结果时，配对设计定量资料的统计分析问题就简化为"标准值为 0 的单组设计定量资料的统计分析"问题了。其计算公式见（3-5）。

$$t = \frac{|\bar{d} - 0|}{s_{\bar{d}}} \qquad (3-5)$$

$$s_{\bar{d}} = \frac{s}{\sqrt{n}}, df = n - 1$$

其中，n 为对子个数，d 为成对数据的差量。

若差量不服从正态分布，需采用非参数分析方法时，应按差量的绝对值自小到大排秩，但排好秩号后要保持原差量的正负号。其他与单组设计定量资料的符号检验与符号秩和检验一致，读者可参考第一节相关内容。

三、实例分析

【例 3-2】 研究者采用 10 只正常成年大耳白兔下肢骨标本，共 10 对胫骨，行三点弯力学测试。从试验兔胫骨三点弯载荷挠度曲线得最大挠度，数据见表 3-1，试进行统计分析。

表 3-1 10 只家兔双侧胫骨最大挠度（mm）

序号	最大挠度（mm）	
	左侧	右侧
1	2.91	2.73
2	2.56	2.41
3	2.75	2.65
4	2.66	2.90
5	2.65	2.90
6	2.58	2.49
7	2.60	2.88
8	3.04	2.79
9	2.46	2.39
10	3.19	3.24

【分析】 该资料来自于自身配对的受试对象，观测指标为定量的，因此属于自身配对设计一元定量资料，若每对中的两个定量数据的差值符合正态分布，可采用配对设计一元定量资料的 t 检验；反之，则选择符号秩和检验。

SAS 程序名为【tjfx3_2】。

```
data tjfx3_2;                          ods html;
   input x1 x2;                        proc univariate normal;
   d = x2-x1;                            var d;
cards;                                 run;
2.91 2.73                              ods html close;
2.56 2.41
2.75 2.65
2.66 2.90
2.65 2.90
2.58 2.49
2.60 2.88
3.04 2.79
2.46 2.39
3.19 3.24
;
run;
```

【SAS 程序说明】 数据步中，引入一个新变量变量 d，它是变量 x_2 与 x_1 的差值。读者遇到类似配对设计的定量资料时，需要替换本程序中的实测数据，每一对数据书写的先后顺序要一致。

SAS 输出结果及解释：

UNIVARIATE 过程

变量：d

矩

N	10	权重总和	10
均值	-0.002	观测总和	-0.02
标准偏差	0.19475341	方差	0.03792889
偏度	0.50146341	峰度	-1.4212637
未校平方和	0.3414	校正平方和	0.34136
变异系数	-9737.6703	标准误差均值	0.06158643

以上部分给出了各种统计量的值，相关含义参见第一节。

位置检验：Mu0 = 0

检验		统计量		P 值
学生 t	t	-0.03247	Pr > |t|	0.9748
符号	M	-1	Pr ≥ |M|	0.7539
符号秩	S	-1	Pr ≥ |S|	0.9453

以上部分给出了包含了 t 检验、符号检验、符号秩和检验的结果。

正态性检验

检验	统计量		P 值	
Shapiro-Wilk	W	0.880828	Pr < W	0.1334
Kolmogorov-Smirnov	D	0.236515	Pr > D	0.1112
Cramer-von Mises	W-Sq	0.090386	Pr > W-Sq	0.1350
Anderson-Darling	A-Sq	0.547938	Pr > A-Sq	0.1212

以上部分包含了正态性检验的输出结果。

首先查验正态性检验的结果。d 变量正态性检验的结果：$W = 0.880828$、$P = 0.1334$（$P > 0.05$），可看出差值符从正态分布，故选用 t 检验的结果，$t = -0.03247$，$P = 0.9748$（$P > 0.05$），故按 $\alpha = 0.05$ 水准，可以认为平均来说试验兔胫骨左侧和右侧最大挠度之间的差别没有统计学意义，即试验兔胫骨左侧和右侧最大挠度近似相等。

第三节　成组设计定量资料统计分析

一、设计类型简介

试验中仅涉及一个具有两水平的试验因素，若试验因素独立于受试对象，则可将全部受试对象完全随机地分入该试验因素的两个水平组中去；反之，则需从特定的两个子总体中随机地抽取受试对象。观测两组不同性质受试对象或两组性质相同受试对象接受不同处理后某个或某些定量观测指标的数值，这样安排试验的方法叫成组设计。

有两种常见的设计形式，其一，单因素 2 水平完全随机设计，即当试验因素的水平与受试对象的分组无关时，可将全部同质的受试对象完全随机地分成两组，分别接受不同的处理，此时，可称为完全随机成组设计，如考察两种药物治疗同一种疾病患者的疗效之间的差别是否具有统计学意义，就属于这种情形；其二，单因素 2 水平组内随机设计，即当试验因素的水平与受试对象的分组有关时，只能在特定的受试对象所在的子总体中随机抽取样本，此时，可称为组内随机成组设计，如考察正常成年男性与女性身高之间的差别是否具有统计学意义，就属于这种情形。在成组设计中，若定量指标只有 1 个，则此时的定量资料就叫做成组设计一元定量资料；若定量指标有 m 个（$m > 1$），则此时的定量资料就叫做成组设计 m 元定量资料。

成组设计仅涉及一个具有两水平的试验因素，未对其他任何重要非试验因素进行有计划的安排，仅仅希望通过随机化分组来平衡所有非试验因素在两组间对观测结果的干扰和影响。

二、统计分析方法

成组设计定量资料中相同指标的观测结果是两组独立的数据。只有当各组定量资料分别服从（或近似服从）正态分布且两组定量资料所对应的总体方差相等或接近相等时，才可以应用成组设计定量资料的 t 检验处理资料。否则，要考虑寻找合适的变量变换方法使之满足 t 检验应用的前提条件，当变换后的资料满足 t 检验应用的前提条件时，仍可对变换后的数据应用成组设计定量资料的 t 检验处理，也可直接对资料进行秩和检验。

下面介绍一下成组设计定量资料的 t 检验计算过程。

$H_0 : \mu_1 = \mu_2$（两总体均数相等）；

$H_1 : \mu_1 \neq \mu_2$（两总体均数不相等）；

$\alpha = 0.05$。

其检验统计量 t 的计算公式为：

$$t = \frac{|\overline{X}_1 - \overline{X}_2|}{s_{\overline{x}_1 - \overline{x}_2}} = \frac{|\overline{X}_1 - \overline{X}_2|}{\sqrt{\frac{n_1 + n_2}{n_1 n_2 (n_1 + n_2 - 2)}(SS_1 + SS_2)}}$$

$$= \frac{|\bar{x}_1 - \bar{x}_2|}{\sqrt{\left(\frac{1}{n_1} + \frac{1}{n_2}\right)\frac{(n_1 - 1)S_1^2 + (n_2 - 1)S_2^2}{n_1 + n_2 - 2}}} \tag{3-6}$$

或（3-6）定义的检验统计量 t 服从自由度 $df = n_1 + n_2 - 2$ 的 t 分布，当 $t \geq t_{(1-\alpha/2)(n_1 + n_2 - 2)}$ 时，就有 $P \leq \alpha$；反之，当 $t < t_{(1-\alpha/2)(n_1 + n_2 - 2)}$ 时，就有 $P > \alpha$。其中，$\bar{x}_1$ 和 $\bar{x}_2$ 分别表示第一组和第二组数据的均值，n_1 和 n_2 分别表示第一组和第二组数据的样本例数，SS_1 和 SS_2 分别表示第一组和第二组数据的离均差平方和，S_1^2 和 S_2^2 分别表示第一组和第二组数据的方差。

在成组设计定量资料不满足方差齐性的要求时，可采用秩和检验，也可采用 t' 检验。现介绍一下 t' 检验统计量的计算过程。

$$t' = \frac{|\overline{X}_1 - \overline{X}_2|}{s'_{\overline{x}_1 - \overline{x}_2}} = \frac{|\overline{X}_1 - \overline{X}_2|}{\sqrt{\frac{SS_1}{n_1(n_1 - 1)} + \frac{SS_2}{n_2(n_2 - 1)}}} = \frac{|\overline{X}_1 - \overline{X}_2|}{\sqrt{\frac{S_1^2}{n_1} + \frac{S_2^2}{n_2}}} \tag{3-7}$$

$$df' = \frac{(s'_{\bar{x}_1 - \bar{x}_2})^4}{\frac{S_1^4}{n_1^2(n_1 - 1)} + \frac{S_2^4}{n_2^2(n_2 - 1)}} = \frac{\left(\frac{S_1^2}{n_1} + \frac{S_2^2}{n_2}\right)^2}{\frac{S_1^4}{n_1^2(n_1 - 1)} + \frac{S_2^4}{n_2^2(n_2 - 1)}} \tag{3-8}$$

以上给出的是 Satterthwaite 近似法中计算 t' 和自由度 df' 的公式。若采用 Cochran 近似法，其检验统计量 t' 计算公式相同，但在统计推断时所用的临界值需重新计算，公式如下：

$$t_u = \frac{\left(\frac{S_1^2}{n_1}\right)t_{(1-\alpha/2)(v_1)} + \left(\frac{S_2^2}{n_2}\right)t_{(1-\alpha/2)(v_2)}}{\frac{S_1^2}{n_1} + \frac{S_2^2}{n_2}} \tag{3-9}$$

其中，α 为假设检验时指定的临界水平，v_1 和 v_2 为两组数据的自由度，等于各组样本例数减 1。在两组样本例数相等的情况（即 $n_1 = n_2$）下，Cochran 近似法的自由度 $df = n_1 - 1 = n_2 - 1$；而在两组样本例数不等的情况下，Cochran 近似法的自由度是未定义的。

当然，根据上述公式也可推出，在两组样本量相同的情况下，成组设计定量资料的 t 检验与 Satterthwaite 近似法和 Cochran 近似法得到的检验统计量的值是相同的（即 $t = t'$），区别在于它们的自由度和检验临界值不同。总体上，Cochran 近似法偏向保守。

下面介绍一下成组设计定量资料的秩和检验过程（Wilcoxon 秩和检验）。

第一步，给出检验假设及检验水准。

H_0：两组资料的总体分布相同；

H_1：两组资料的总体分布不同；

$\alpha = 0.05$。

第二步，编秩。将两组原始数据混合由小到大编秩。编秩时如遇相同数据则取平均秩次。

第三步，求秩和并确定检验统计量。当两样本例数不等时，以样本例数小者为 n_1，其秩和为 T。当 $n_1 = n_2$ 时，可任取一组的秩和为 T。在 H_0 成立的条件下，T 值应接近 n_1 $(N + 1)$ $/2$，其中 $N = n_1 + n_2$。如果 T 严重偏离 n_1 $(N + 1)$ $/2$，则提示 H_0 可能是不正确的。

第四步，确定 P 值并作出统计推断。查 T 界值表，先找到 n_1 与 $n_2 - n_1$ 相交处所对应的 4 行界值，再逐行考虑：将检验统计量 T 值与 T 界值相比，若 T 值在界值范围内，其 P 值大于相应的概率；若 P 值恰好等于界值，其 P 值等于相应的概率；若 T 值在界值范围外，其 P 值小于相应的概率。最后，结合专业知识，给出专业结论。

在样本量较大时，T 值经变换后服从标准正态分布：

$$u = \frac{|T - n_1(N + 1)/2|}{\sqrt{\frac{1}{12}n_1 \cdot n_2(N + 1)(1 - \frac{\sum(t_k^3 - t_k)}{N^3 - N})}} \tag{3-10}$$

其中，t_k 为第 k 个同秩数据的个数。对统计量 u 进行连续性校正，其计算公式为：

$$u = \frac{|T - n_1(N + 1)/2| - 0.5}{\sqrt{\frac{1}{12}n_1 \cdot n_2(N + 1)(1 - \frac{\sum(t_k^3 - t_k)}{N^3 - N})}} \tag{3-11}$$

三、实例分析

【例3-3】 将 24 只 Wistar 大鼠随机分为生理盐水（NS）对照组和腺苷（ATP）组，每组 12 只。改良 Allen 方法致 T_{11} 段脊髓不完全损伤，经腹腔注射 NS（1.5ml）或 ATP（40mg/kg），伤后 2 周进行斜板试验，计算斜板维持率，斜板维持率 =（术后斜板角度/术前斜板角度）×100%，结果如表 3-2 所示。

表 3-2　脊髓损伤 2 周两组大鼠的斜板维持率

组别	斜板维持率										
NS 组	0.351	0.342	0.321	0.361	0.307	0.369	0.379	0.392	0.381	0.312	0.463
ATP 组	0.425	0.417	0.406	0.517	0.483	0.397	0.436	0.459	0.483	0.491	0.406

【分析】 该资料属于成组设计一元定量资料，受试对象为"24 只 Wistar 大鼠"，定量的观测指标为"斜板维持率"。首先要对资料进行正态性和方差齐性检验，若符合正态分布并满足方差齐性要求，可采用成组设计定量资料的 t 检验分析此资料；若符合正态分布但不满足方差齐性要求，可采用成组设计定量资料的 t' 检验或 Wilcoxon 秩和检验分析此资料；若不满足正态性，可采用 Wilcoxon 秩和检验。

SAS 程序见【tjfx3_3】。

```
data tjfx3_3;                                    ods html;
/* 1 */                                          proc univariate normal;
  input g $ ;                                     /* 2 */
  do i = 1 to 11;                                   var x;
    input x @ @ ;                                    class g;
    output; end;                                  run;
  cards;                                          proc ttest cochran;
  NS                                              /* 3 */
0. 351 0. 342 0. 321 0. 361 0. 307 0. 369 0. 379   var x;
0. 392 0. 381 0. 312 0. 463                          class g;
  ATP                                             run;
0. 425 0. 417 0. 406 0. 517 0. 483 0. 397 0. 436  proc npar1way wilcoxon;
0. 459 0. 483 0. 491 0. 406                       /* 4 */
  ;                                                 var x;
run;                                                class g;
                                                 run;
                                                 ods html close;
```

第 1 步为建立数据集，用 input 语句指定分组变量 g $（ $ 表示字符型变量），利用一个 do 循环加 input 语句，指定观测变量 x 并分别输入两组原始数据。第 2 步为调用 univariate 过程对两组资料进行正态性检验。第 3 步为调用 ttest 过程进行成组设计定量资料的 t 检验和 t' 检验，其中"proc ttest"语句中的 cochran 选项用来说明给出 Cochran 近似法检验的结果。第 4 步为调用 npar1way 过程进行成组设计定量资料的秩和检验，即 Wilcoxon 秩和检验，其中"proc npar1way"语句中的 wilcoxon 选项用来说明仅给出 Wilcoxon 秩和检验的结果，其余非参数检验方法的结果不予给出。

SAS 输出结果及解释：

UNIVARIATE 过程

变量：x

g = ATP

矩

N	11	权重总和	11
均值	0.44727273	观测总和	4.92
标准差	0.04115602	方差	0.00169382
偏度	0.36388213	峰度	−1.3636792
未校平方和	2.21752	校正平方和	0.01693818
变异系数	9.20154973	标准误差均值	0.01240901

以上部分给出 ATP 组的一般统计量结果。

正态性检验

检验	统计量		P 值	
Shapiro-Wilk	W	0.916761	Pr < W	0.2926
Kolmogorov-Smirnov	D	0.170965	Pr > D	> 0.1500
Cramer-von Mises	W-Sq	0.067044	Pr > W-Sq	> 0.2500
Anderson-Darling	A-Sq	0.407608	Pr > A-Sq	> 0.2500

以上部分给出 ATP 组数据进行正态性检验的结果。其中，$W = 0.916761$，$P = 0.2926$（$P > 0.05$）。所以，可认为该组定量资料服从正态分布。

UNIVARIATE 过程
变量：x
g = NS

矩

N	11	权重总和	11
均值	0.36163636	观测总和	3.978
标准差	0.04418885	方差	0.00195265
偏度	1.02141364	峰度	1.82066524
未校平方和	1.458116	校正平方和	0.01952655
变异系数	12.2191393	标准误差均值	0.01332344

以上部分给出 NS 组的一般统计量结果。

正态性检验

检验	统计量		P 值	
Shapiro-Wilk	W	0.919596	Pr < W	0.3153
Kolmogorov-Smirnov	D	0.15509	Pr > D	> 0.1500
Cramer-von Mises	W-Sq	0.039382	Pr > W-Sq	> 0.2500
Anderson-Darling	A-Sq	0.33117	Pr > A-Sq	> 0.2500

以上部分给出 NS 组数据进行正态性检验的结果。其中，$W = 0.919596$，$P = 0.3153$（$P > 0.05$）。所以，可认为该组定量资料服从正态分布。

The TTEST Procedure

Statistics

Variable	g	N	Lower CL Mean	Mean	Upper CL Mean	Lower CL Std Dev	Std Dev	Upper CL Std Dev	Std Err
x	ATP	11	0.4196	0.4473	0.4749	0.0288	11	0.4196	0.4473
x	NS	11	0.3319	0.3616	0.3913	0.0309	0.0442	0.0775	0.0133
x	Diff		0.0477	0.0856	0.1236	0.0327	0.0427	0.0617	0.0182

以上是各组的基本统计量，此外还包括两组均数差及标准差的置信区间。从表中结果

我们可以看出两组均数差的置信区间为（0.0477，0.1236）。SAS 软件计算均数差的置信区间采用的是方差合并的方法，因此两总体方差相等时结果才比较可靠。

T-Tests

Variable	Method	Variances	DF	t Value	Pr > | t |
x	Pooled	Equal	20	4.70	0.0001
x	Satterthwaite	Unequal	19.9	4.70	0.0001
x	Cochran	Unequal	10	4.70	0.0008

以上给出了三种 t 检验的结果，两组总体方差齐性时采用第一种，方差不齐时可以采用后两种结果（后两种是近似 t 检验，其中 Cochran 法和 Satterthwaite 法分别对临界值和自由度的校正）。本例资料满足正态性，因此参看第一种 t 检验的结果：$t = 4.70$、$P = 0.0001$（$P < 0.05$），说明两组总体均值差别具有统计学意义。

Equality of Variances

Variable	Method	Num DF	Den DF	F Value	Pr > F
x	Folded F	10	10	1.15	0.8265

以上是两组方差齐性检验的结果，可知两组总体方差相等（$F = 1.15$、$P = 0.8265 > 0.05$）

The NPAR1WAY Procedure

Wilcoxon Scores（Rank Sums）for Variable x Classified by Variable g

g	N	Sum of Scores	ExpectedUnder H0	Std Dev Under H0	Mean Score
NS	11	73.0	126.50	15.220209	6.636364
ATP	11	180.0	126.50	15.220209	16.363636

Average scores were used for ties.

Wilcoxon Two-Sample Test

Statistic	73.0000

Normal Approximation

Z	−3.4822
One-Sided Pr < Z	0.0002
Two-Sided Pr > | Z |	0.0005

t Approximation

One-Sided Pr < Z	0.0011
Two-Sided Pr > | Z |	0.0022

Z includes a continuity correction of 0. 5.

Kruskal-Wallis Test

Chi-Square	12. 3557
DF	1
Pr > Chi-Square	0. 0004

这里给出了两组资料秩和检验的结果，包括 Wilcoxon 秩和检验的结果和 Kruskal-Wallis 秩和检验的结果。其中，Wilcoxon 秩和检验可用于成组设计定量资料的非参数检验，Kruskal-Wallis 秩和检验可用于单因素多水平设计定量资料的非参数检验。在 SAS 软件给出的结果中，两种方法对应的统计量分别为 Z 和 χ^2。根据标准正态分布（Z 分布）的性质可知，Z^2 的分布即为自由度为 1 的 χ^2 分布。所以，采用 Kruskal-Wallis 秩和检验分析成组设计定量资料所得到的 χ^2 值，等于采用 Wilcoxon 秩和检验分析此资料所得的 Z 值的平方。如本例，$(-3.4822)^2 = 12.1257$，与 12.3557 略有差异，这是因为 SAS 系统进行 Wilcoxon 秩和检验时对 Z 进行了连续性校正。

总的来说，因定量资料满足正态性和方差齐性，故采用成组设计定量资料的 t 检验：$t = 4.70$、$P = 0.0001$（$P < 0.05$），两个平均值之间的差别有统计学意义。两组均数差的置信区间为（0.0477，0.1236），未包含 0，也说明两组大鼠的斜板维持率具有统计学差异。由 ATP 组均值 0.4473 和 NS 组均值 0.3616 可知，ATP 组大鼠斜板维持率高于 NS 组。

第四节　单因素 k（$k \geq 3$）水平设计定量资料统计分析

一、设计类型简介

试验中仅涉及一个具有 k 水平的试验因素，未对其他任何重要非试验因素进行有计划的安排，仅仅希望通过随机化分组来平衡所有非试验因素在各组之间对观测结果的干扰和影响。然后观测各组受试对象接受不同处理后某个或某些定量观测指标的数值，这样安排试验的方法叫单因素 k 水平（$k \geq 3$）设计或单因素多水平设计。

此设计有两种常见的设计形式：其一，单因素 k 水平完全随机设计，即当试验因素的水平与受试对象的分组无关时，可将全部同质的受试对象完全随机地分成 k 组，分别接受不同的处理，如考察 k 种药物治疗同一种疾病患者的疗效之间的差别是否具有统计学意义，就属于这种情形；其二，单因素 k 水平组内随机设计，即当试验因素的水平与受试对象的分组有关时，只能在特定的受试对象所在的子总体中随机抽取样本，如考察 "A、B、AB、O" 四种血型的正常成年人的身高之间的差别是否具有统计学意义，就属于这种情形。

在单因素 k 水平设计中，若定量指标只有 1 个，则此时的定量资料就叫做单因素 k 水平设计一元定量资料；若定量指标有 m 个（$m > 1$），则此时的定量资料就叫做单因素 k 水平设计 m 元定量资料。

二、统计分析方法

对于单因素 k（$k \geqslant 3$）水平设计定量资料，若满足方差分析的前提条件（即独立性、正态性和方差齐性），可采用单因素 k 水平设计定量资料的方差分析处理。

方差分析的理论依据是 F 分布，故又称 F 检验。其基本思想是将总离均差平方和进行适当分解，即将全部数据关于总均值的离均差平方和分解成拟考察项数加一个误差项的离差平方和，自由度也有类似的分解方法，各部分离均差平方和除以各自的自由度，就是各项的方差（或称均方），以误差的均方为分母，以拟考察的各项均方为分子，就可以构造出相应的检验统计量 F。

以单因素 k（$k \geqslant 3$）水平设计定量资料一元方差分析为例，设试验因素水平数为 k，$i = 1，2，\cdots，k$；第 i 组样本例数为 n_i，$j = 1，2，\cdots，n_i$；总样本例数为 N，以 X_{ij} 表示第 i 组第 j 个受试对象观测指标的取值。其方差分析表见表3-3。

表3-3　完全随机设计定量资料一元方差分析表

变异来源	SS（离均差平方和）	DF（自由度）	MS（均方）	F（F值）
处理	$SS_{处理}$	$k-1$	$SS_{处理}/(k-1)$	$MS_{处理}/MS_{误差}$
误差	$SS_{误差}$	$N-k$	$SS_{误差}/(N-k)$	
总变异	$SS_{总}$	$N-1$		

其中，

$$SS_{总} = \sum_{i=1}^{k} \sum_{j=1}^{n_i} (X_{ij} - \overline{X})^2 = \sum_{i=1}^{k} \sum_{j=1}^{n_i} X_{ij}^2 - \frac{(\sum_{i=1}^{k} \sum_{j=1}^{n_i} X_{ij})^2}{N}$$

$$SS_{处理} = \sum_{i=1}^{k} \frac{(\sum_{j=1}^{n_i} X_{ij})^2}{n_i} - \frac{(\sum_{i=1}^{k} \sum_{j=1}^{n_i} X_{ij})^2}{N}$$

$$SS_{误差} = SS_{总} - SS_{处理}$$

若单因素 k（$k \geqslant 3$）水平设计一元定量资料满足正态性要求但不满足方差齐性要求时，可采用 Welch 方差分析或 Kruskal-Wallis 秩和检验。

在 SAS 中，读者可在 ANOVA 过程或 GLM 过程中 means 语句后添加"/Welch"选项来调用 Welch 方差分析，其输出结果仅较一般单因素 k（$k \geqslant 3$）水平设计定量资料一元方差分析的结果多出了 Welch 方差分析的结果。关于 Welch 方差分析的计算过程，此处不再给出，有兴趣的读者可参阅有关专著。

若单因素 k（$k \geqslant 3$）水平设计一元定量资料不满足正态性要求，则可采用 Kruskal-Wallis 秩和检验。它是由 Kruskal 和 Wallis（1952）在 Wilcoxon 秩和检验的基础上扩展出来的分析方法，可用于比较单因素 k（$k \geqslant 3$）水平设计定量资料中 k 个中位数之间的差异是否有统计学意义。其分析步骤为：

第一步，给出检验假设及检验水准。

H_0：k（$k \geq 3$）组资料的总体分布相同；

H_1：k（$k \geq 3$）组资料的总体分布不同或不完全相同；

$\alpha = 0.05$。

第二步，编秩。将 k（$k \geq 3$）组原始数据分别由小到大排序，编秩时如遇相同数据则取平均秩次。

第三步，求秩和。将各组秩次相加求出 R_i，下标 i 表示组序。

第四步，计算检验统计量 H 值。

$$H = \frac{12}{N(N+1)} \left(\sum \frac{R_i^2}{n_i} \right) - 3(N+1) \tag{3-12}$$

式中，n_i 及 N 分别表示第 i 组样本例数和总样本例数。

当出现同秩数据时，需对式（3-12）进行校正，公式如下：

$$H_c = \frac{H}{1 - \sum_{p=1}^{m}(t_p^3 - t_p)/(N^3 - N)} \tag{3-13}$$

其中，t_p 为第 p 个同秩数据的个数。

第五步，确定 P 值并作出统计推断。当 H_0 成立时，H 或 H_c 近似服从自由度为 k-1 的 χ^2 分布，可计算相应 P 值。最后，作出统计推断，并结合专业知识，给出专业结论。

三、实例分析

【例3-4】 研究者将30只大鼠随机等分成3组：模型组、低剂量亚砷酸组、高剂量亚砷酸组，观察大鼠滑膜 RANKL 蛋白的表达。结果如下：

模型组：188.6 190.6 188.5 203.9 205.9 201.0 185.3 184.9 192.4 186.9

低剂量亚砷酸组：165.9 156.3 162.3 154.7 155.4 159.3 170.3 158.8 159.8 172.9

高剂量亚砷酸组：85.8 93.1 85.0 82.3 100.9 87.7 83.7 102.6 77.5 96.1

【分析】 该资料有一个定量的观测指标"RANKL 蛋白"，试验分组有三组，并且只涉及一个分组因素。所以，资料属于单因素三水平设计一元定量资料。可对资料进行正态性和方差齐性检验，若符合正态分布并满足方差齐性要求，可采用单因素三水平设计一元定量资料方差分析处理此资料；若符合正态分布但不满足方差齐性要求，可采用单因素三水平设计一元定量资料的 Welch 方差分析或 Kruskal-Wallis 秩和检验处理此资料；若不满足正态分布，可采用 Kruskal-Wallis 秩和检验。

SAS 程序见【tjfx3_4】。

```
data tjfx3_4;                    /*1*/    ods html;
  input g $ ;                             proc univariate normal;            /*2*/
  do i = 1 to 10;                           var x;
  input x @ @ ;                             class g;
  output;                                 run;
  end;                                    proc glm;                          /*3*/
  cards;                                    class g;
  A                                         model x = g/ss3;
  188.6 190.6 188.5 203.9 205.9 201.0      means g/hovtest welch snk dunnett;
185.3 184.9                               run;
192.4 186.9                               proc npar1way wilcoxon;            /*4*/
  B                                         var x;
  165.9 156.3 162.3 154.7 155.4 159.3      class g;
170.3 158.8                               run;
159.8 172.9                               ods html close;
  C
  85.8 93.1 85.0 82.3 100.9 87.7 83.7
102.6 77.5 96.1
  ;
run;
```

第 1 步建立数据集，用 input 语句指定字符型分组变量 g，利用一个 do 循环加 input 语句，指定观测变量 x 并分别输入三组原始数据。第 2 步是对各组资料分别进行正态性检验。第 3 步是对组间进行方差齐性检验、单因素 3 水平设计定量资料方差分析、Welch 方差分析，并采用 SNK 法进行各组间均数的两两比较，采用 Dunnett's t 检验进行各试验组与对照组均数的两两比较。第 4 步是对资料进行 Kruskal-Wallis 秩和检验。

SAS 输出结果及解释：

UNIVARIATE 过程

变量：x

g = A

矩

N	10	权重总和	10
均值	192.8	观测总和	1928
标准差	7.86454774	方差	61.8511111
偏度	0.82302695	峰度	−1.0246375
未校平方和	372275.06	校正平方和	556.66
变异系数	4.07912227	标准误差均值	2.48698836

以上给出的是 A 组（模型组）的基本统计量结果。

正态性检验

检验	统计量	P 值

Shapiro-Wilk	W	0.849685	Pr < W	0.0576
Kolmogorov-Smirnov	D	0.220282	Pr > D	>0.1500
Cramer-von Mises	W-Sq	0.11768	Pr > W-Sq	0.0555
Anderson-Darling	A-Sq	0.664073	Pr > A-Sq	0.0596

以上给出的是 A 组数据进行正态性检验的结果。其中，$W = 0.849685$，$P = 0.0576$（$P > 0.05$），可认为 2 型糖尿病组数据满足正态性要求。

UNIVARIATE 过程

变量：x

g = B

矩

N	10	权重总和	10
均值	161.57	观测总和	1615.7
标准差	6.26153158	方差	39.2067778
偏度	0.82449397	峰度	−0.4798515
未校平方和	261401.51	校正平方和	352.861
变异系数	3.87542959	标准误差均值	1.98007014

以上给出的是 B 组（低剂量亚砷酸组）的基本统计量结果。

正态性检验

检验	统计量		P 值	
Shapiro-Wilk	W	0.903052	Pr < W	0.2366
Kolmogorov-Smirnov	D	0.211288	Pr > D	>0.1500
Cramer-von Mises	W-Sq	0.06891	Pr > W-Sq	>0.2500
Anderson-Darling	A-Sq	0.41761	Pr > A-Sq	>0.2500

以上给出的是 B 组数据进行正态性检验的结果。其中，$W = 0.903052$，$P = 0.2366$（$P > 0.05$），可认为 B 组数据满足正态性要求。

UNIVARIATE 过程

变量：x

g = C

矩

N	10	权重总和	10
均值	89.47	观测总和	894.7
标准差	8.33160649	方差	69.4156667
偏度	0.40250072	峰度	−0.9980881
未校平方和	80673.55	校正平方和	624.741

变异系数	9.31217893	标准误差均值	2.63468531

以上给出的是 C 组（高剂量亚砷酸组）的基本统计量结果。

正态性检验

检验		统计量		P 值	
Shapiro-Wilk	W	0.941118	Pr < W	0.5655
Kolmogorov-Smirnov	D	0.18412	Pr > D	>0.1500
Cramer-von Mises	W-Sq	0.052367	Pr > W-Sq	>0.2500
Anderson-Darling	A-Sq	0.304879	Pr > A-Sq	>0.2500

以上给出的是 C 组数据进行正态性检验的结果。其中，$W = 0.941118$，$P = 0.5655$（$P > 0.05$），可认为 C 组数据满足正态性要求。

The GLM Procedure
Dependent Variable：x

Source	DF	Sum of Squares	Mean Square	F Value	Pr > F
Model	2	56169.37267	28084.68633	494.24	<0.0001
Error	27	1534.26200	56.82452		
Corrected Total	29	57703.63467			

R-Square	Coeff Var	Root MSE	x Mean
0.973411	5.095217	7.538204	147.9467

Source	DF	Type III SS	Mean Square	F Value	Pr > F
g	2	56169.37267	28084.68633	494.24	<0.0001

这里给出的是单因素三水平设计定量资料方差分析的结果。其中，$F = 494.24$，$P < 0.0001$，说明三组均数之间的差异具有统计学意义。

The GLM Procedure

Levene's Test for Homogeneity of x Variance ANOVA of Squared Deviations from Group Means

Source	DF	Sum of Squares	Mean Square	F Value	Pr > F
g	2	4002.9	2001.5	0.71	0.5027
Error	27	76578.9	2836.3		

这里给出的是对三组数据进行方差齐性检验的结果。其中，$F = 0.71$，$P = 0.5027$（$P > 0.05$），说明三组数据满足方差齐性要求。

Welch's ANOVA for x

Source	DF	F Value	Pr > F
g	2.0000	412.35	<0.0001

Error   17. 6996

这里给出的是单因素三水平设计定量资料 Welch 方差分析的结果，它适用于资料满足正态性要求但不满足方差齐性要求的情况。

The GLM Procedure

Dunnett's t Tests for x

Note：This test controls the Type I experimentwise error
for comparisons of all treatments against a control.

Alpha	0. 05
Error Degrees of Freedom	27
Error Mean Square	56. 82452
Critical Value of Dunnett's t	2. 33347
Minimum Significant Difference	7. 8666

Comparisons significant at the 0. 05 level are indicated by ***.

g Comparison	Difference Between Means	Simultaneous 95% Confidence Limits		
B - A	− 31. 230	− 39. 097	− 23. 363	***
C - A	− 103. 330	− 111. 197	− 95. 463	***

这里给出的是单因素三水平设计定量资料中各组均数与对照组均数进行两两比较的结果，采用的方法为 dunnett t 检验。SAS 结果中以 "***" 表示两组均数间存在统计学差异（默认检验水准为 0.05）。可以看出，B 组与 A 组以及 C 组与 A 组数据均数之间的差异有统计学意义。

The GLM Procedure

Student-Newman-Keuls Test for x

Note： This test controls the Type I experimentwise error rate under the complete null hypothesis but not under partial null hypotheses.

Alpha	0. 05
Error Degrees of Freedom	27
Error Mean Square	56. 82452

Number of Means	2	3

Critical Range   6. 9171265   8. 3585815

Means with the same letter are not significantly different.

SNK Grouping	Mean	N	g
A	192. 800	10	A
B	161. 570	10	B
C	89. 470	10	C

这里给出的是单因素三水平设计定量资料中各组均数间两两比较的结果，采用的方法为 SNK 检验（又称 q 检验）。SAS 结果中，"SNK Grouping"列字母相同的行其所代表的组间均数之间的差异无统计学意义，字母不同的行其所代表的组间均数之间的差异则有统计学意义。可以看出，A、B、C 三组对应的 SNK 分组分别为 A、B、C，也就是说，三组数据均数两两比较差异均具有统计学意义。

The NPAR1WAY Procedure

Wilcoxon Scores（Rank Sums）for Variable x Classified by Variable g

g	N	Sum of Scores	Expected Under H0	Std Dev Under H0	Mean Score
A	10	255. 0	155. 0	22. 730303	25. 50
B	10	155. 0	155. 0	22. 730303	15. 50
C	10	55. 0	155. 0	22. 730303	5. 50

Kruskal-Wallis Test

Chi-Square	25. 8065
DF	2
Pr < Chi-Square	< 0. 0001

这里给出的是单因素三水平设计定量资料 Kruskal-Wallis 秩和检验的结果。其中，$\chi^2 = 25.8065$，$P < 0.0001$，说明三组定量资料的总体分布是不同的或不完全相同的。

结合正态性检验和方差齐性检验的结果，可知资料满足方差分析的前提条件，故查看单因素三水平设计定量资料的方差分析结果即可。其中，$F = 494.24$，$P < 0.0001$，说明三组均数之间的差异有统计学意义，即三组大鼠 RANKL 蛋白的表达是不完全相同的。然后，查看 SNK 法两两比较的结果，可知：三组大鼠 RANKL 蛋白的表达均数两两比较差异均具有统计学意义。

第五节 单因素设计定量资料统计分析的其他内容

一、正态性检验

所谓正态性检验，就是检验一组定量资料是否取自正态分布的总体，而通常人们习惯上说检验一组定量资料是否服从正态分布。实现正态性检验的常用方法有以下四种：矩法、W 检验、D 检验和 Kolmogorov 检验。国际标准化组织统计标准分委员会组织统计学家对这些正态性检验方法进行比较，认为 Shapiro-Wilk 的 W 检验统计量和 Dagustino 的 D 检验是最好的，它犯第二类错误的概率最小。下面逐一介绍这四种检验方法。

（一）矩法 用矩法（即 Z 检验）实现正态性检验，实际上就是以正态分布为检验统计量的理论分布作出统计推断的方法。此法需要计算两个检验统计量。

其一，是检验分布的偏斜程度。先计算偏度系数 g_1 及其标准误 σ_{g1}，然后，用式（3-14）作为检验偏度系数 g_1 与 0 之间的差别是否具有统计学意义的检验统计量。

$$Z = \frac{|g_1 - 0|}{\sigma_{g1}} \tag{3-14}$$

当 $Z < Z_{1-0.05/2} = 1.96$，即 $P > 0.05$ 时，可以认为分布是非偏态的。其中偏度系数 g_1 及其标准误 σ_{g1} 的计算公式较复杂，见式（3-15）和式（3-16）。

$$g_1 = \frac{n\sum fx^3 - 3(\sum fx)(\sum fx^2) + 2(\sum fx)^3/n}{(n-1)(n-2)\left\{\sqrt{\frac{[(\sum fx^2) - (\sum fx)^2/n]}{(n-1)}}\right\}^3} \tag{3-15}$$

$$\sigma_{g1} = \left[\frac{6n(n-1)}{(n-2)(n+1)(n+3)}\right]^{\frac{1}{2}} \tag{3-16}$$

其二，是检验分布的峰度程度。先计算峰度系数 g_2 及其标准误 σ_{g2}，然后，用式（3-17）作为检验峰度系数 g_2 与 0 之间的差别是否具有统计学意义的检验统计量。

$$Z = \frac{|g_2 - 0|}{\sigma_{g2}} \tag{3-17}$$

当 $Z < Z_{1-0.05/2} = 1.96$，即 $P > 0.05$ 时，可以认为此分布具有正态峰。其中峰度系数 g_2 及其标准误 σ_{g2} 的计算公式较复杂，见式（3-18）和式（3-19）。

$$g_2 = A - B \tag{3-18}$$

$$A = \frac{(n+1)\left[n\sum fx^4 - 4(\sum fx)(\sum fx^3) + 6(\sum fx)^2(\sum fx^2)/n - 3\frac{(\sum fx)^4}{n^2}\right]}{(n-1)(n-2)(n-3)\left\{[\sum fx^2 - \frac{(\sum fx)^2}{n}]/(n-1)\right\}^2}$$

$$B = \frac{3(n-1)^2}{(n-2)(n-3)}$$

$$\sigma_{g2} = \sqrt{\frac{24n(n-1)^2}{(n-3)(n-2)(n+3)(n+5)}} \tag{3-19}$$

值得注意的是：对于同一组定量资料，仅当上述两种检验同时得出 $P>0.05$ 的结论时，才可以认为该组定量资料服从正态分布。当 g_1 远远偏离 0（即检验结果为 $P<0.05$）时，说明分布是偏斜的，$g_1>0$、$g_1=0$ 和 $g_1<0$ 分别被称为正偏态、对称和负偏态；同理，当 g_2 远远偏离 0（即检验结果为 $P<0.05$）时，说明分布的峰度是不满足正态要求的，$g_2>0$、$g_2=0$ 和 $g_2<0$ 分别被称为尖峭峰、正态峰和平阔峰。

（二）W 检验　W 检验由 S. S. Shapiro，M. B. Wilk 于 1965 年提出，适用于样本含量 $n\leqslant 50$ 时的正态性检验；W' 检验由 S. S. Shapiro，R. S. Francia 于 1972 年提出，适用于 $50<n<100$ 时的正态性检验。而在 SAS 软件中，当 $n\leqslant 2000$ 时，一律采用 Shapiro-Wilk 的 W 检验统计量，并且，当 $n\geqslant 6$ 时，采用 J. P. Royston（1982）的近似正态变换获得 W 检验统计量的检验水准。

W 检验统计量是样本的顺序统计量，即由样本数据按一定的顺序构造出来的统计量，其计算公式见式（3-20）。

$$W=\frac{\left[\sum a_i(X_{(n-i+1)}-X_i)\right]^2}{\sum X_i^2-\frac{\left(\sum X_i\right)^2}{n}} \tag{3-20}$$

其中，a_i 是与特定样本大小和数据排列位次 i 对应的系数，由专门的系数表查得。具体计算之前，需要将全部 X_i 由小到大排列编秩，即：

$X_1\leqslant X_2\leqslant X_3\leqslant\cdots\leqslant X_{n-2}\leqslant X_{n-1}\leqslant X_n$

秩次 $i=1,2,3,\cdots,n$。若 n 为偶数，则式（3-20）的分子中的"$X_{n-i+1}-X_i$"就是最大值与最小值之差、次大值与次小值之差、$\cdots$，依此类推；若 n 为奇数，则中位数可不必代入上式的分子中去。

（三）D 检验　D 检验由 Dagostino 于 1971 年提出，按式（3-21）计算 D 检验统计量，然后，根据样本大小和检验水准 α 去查正态性检验用的 D 临界值表获得临界值，若算得的 D 值落在相应检验水准 α 对应的下限与上限之间，则表明 $P>\alpha$。

$$D=\frac{\sum\left[i-\frac{(n+1)}{2}\right]X_i}{\sqrt{n^3\sum_{i=1}^n(X_i-\overline{X})^2}},i=1,2,\cdots,n \tag{3-21}$$

式（3-21）中的 X_i 按由小到大的顺序排列编秩。

（四）Kolmogorov 检验　Kolmogorov 检验，也称 Kolmogorov-Smirnov 单一样本检验。此法是研究由样本资料算得的第 i 个点和第 i-1 个点上的经验累积分布函数与正态分布的累积分布函数之间的最大偏差，进而根据最大偏差的分布规律作出统计推断。其检验统计量 D 的计算公式见式（3-22）。

$$D=\max_{1\leqslant i\leqslant n}\{|f_n(X_i)-F(X_i)|,|f_n(X_{i-1})-F(X_i)|\} \tag{3-22}$$

其中，D 为所有 X_i 中，$f_n(X_i)$ 与 $F(X_i)$ 之差或 $f(X_{i-1})$ 与 $F(X_i)$ 之差的绝对值之最大者。全部 X_i 按由小到大的顺序排列编秩，秩次为 $i=1,2,3,\cdots,n$。$f_n(X_i)$ 为与秩次 i 对应的样本资料的累积观察分布频率，而 $F(X_i)$ 为与秩次 i 对应的按正态分布理论计算的累积理论分布频率。算得 D 统计量的值后，根据样本大小和给定的检验水准查 Kolmogorov 检验用的 D 临界值表作出统计推断。

二、方差齐性检验

检验某因素各水平组的定量资料所对应的总体的方差是否相等，需要进行方差齐性检验。方差齐性检验通常分为成组设计定量资料的方差齐性检验（即两总体方差的齐性检验）和单因素 k（$k \geqslant 3$）水平设计定量资料的方差齐性检验（即多总体方差的齐性检验）。

（一）两总体方差齐性检验 两总体方差齐性检验的检验统计量 F 见式（3-23）。

$$F = \frac{S_1^2}{S_2^2}, v_1 = n_1 - 1, v_2 = n_2 - 1 \qquad (3\text{-}23)$$

其中，分子为两个样本方差中较大者，分母为两个样本方差中较小者，v_1 和 v_2 分别为分子和分母的自由度。查方差齐性检验用的 F 临界值表（双侧）。若算得的 $F \geqslant F_{1-\alpha/2(v1, v2)}$，则有 $P \leqslant \alpha$。

（二）多总体方差齐性检验 为了考察 k 个样本方差所对应的 k 个总体方差是否相等，需进行"多总体方差齐性检验"。实现此检验的方法有四种，即"Bartlett 的 χ^2 检验（当总体的分布稍微偏离正态时，此法的检验结果不够准确）"、"Levene 的 F 检验"、"O'Brien 的 F 检验（它是对 Levene 的 F 检验法的修正方法）"和"Brown-Forsythe 的 F 检验（模拟的结果说明此法较好）"。用 SAS 软件实现这四种方差齐性检验的方法是：调用 GLM 过程时，在其内的 MEANS 语句的选项中加上："HOVTEST ="，等号之后填上"BARTLETT""LEVENE""OBRIEN""BF"之一即可。SAS 软件中的缺省方法是"Levene 的 F 检验"，此时仅需在 MEANS 语句的选项中加上"HOVTEST"即可。

三、单因素 k 水平设计定量资料组间均数差别的多重比较

在对单因素 k 水平设计定量资料进行方差分析，得到各组间均数不等或不全相等时，研究者往往希望进一步了解是哪两个组均数之间存在差异，这就需要进行多个均数间的两两比较（又称均数间的多重比较）。如果对任意两个组的数据使用成组设计定量资料的 t 检验来分析，就会增加犯 I 类错误的概率。其原因在于，虽然每进行一次比较犯 I 类错误的概率依旧是事先所确定的显著性水平（通常为 $\alpha = 0.05$），但是比较的次数却大大增加了。假设某因素有 4 个水平，也就是有 4 个样本均数，则进行任意两组间相互比较的总次数为 $C_4^2 = 6$ 次，这时完成全部 6 次比较后，所犯的 I 类错误的概率为 $1 - (1 - 0.05)^6 = 0.265$。显然，在这种情况下，选用成组设计定量资料的 t 检验进行多个水平均数间的两两比较是不恰当的，必须考虑使用一些专门的两两比较方法。下面简要介绍一下 SNK 检验和 Dunnett's t 检验。

（一）SNK 法 该法即 *Student-Newman-Keuls* 法，又称 q 检验，适用于任意组均数间的两两比较。当样本均数按照由小到大的顺序排列以后，计算统计量 q 值（公式见3-24），并与临界值比较。

$$q = \frac{\overline{X}_i - \overline{X}_j}{\sqrt{\dfrac{MS_{误差}}{2}\left(\dfrac{1}{n_i} + \dfrac{1}{n_j}\right)}}, v = v_{误差} \qquad (3\text{-}24)$$

其中，$\overline{X}_i$，n_i 为第 i 组的样本均数及样本例数，$\overline{X}_j$，n_j 为第 j 组的样本均数及样本例数。$MS_{误差}$、$v_{误差}$ 分别为单因素 k 水平设计定量资料方差分析表中的误差均方、误差自由度。

（二）Dunnett t 检验法　该法是成组设计定量资料的 t 检验法的一种修正，其检验统计量为 Dunnett-t 值，适用于各试验组分别与某对照组均数差别的多重比较。当样本均数按照由小到大的顺序排列以后，计算统计量 Dunnett-t 值（公式见 3-25），并与临界值比较。

$$\text{Dunnett-}t = \frac{\overline{X}_i - \overline{X}_0}{\sqrt{MS_{误差}\left(\dfrac{1}{n_i} + \dfrac{1}{n_0}\right)}}, \nu = \nu_{误差} \tag{3-25}$$

其中，$\overline{X}_i$，n_i 为第 i 个试验组的样本均数及样本例数，$\overline{X}_0$，n_0 为对照组的样本均数及样本例数。$MS_{误差}$、$v_{误差}$ 为单因素 k 水平设计定量资料方差分析表中的误差均方、误差自由度。

参 考 文 献

1. 胡良平. WINDOWS SAS 6.12 & 8.0 实用统计分析教程. 北京：军事医学科学出版社，2001：155 – 243.

2. 胡良平. 统计学三型理论在试验设计中的应用. 北京：人民军医出版社，2006：64 – 132.

3. 金丕焕. 医用统计方法（第 2 版）. 上海：复旦大学出版社，2003：40 – 78.

4. 胡良平. 医学统计学—运用三型理论分析定量与定性资料. 北京：人民军医出版社，2009：101 – 142.

5. 钟红刚，刘卫华，卜海滨，等. 家兔胫骨的三点弯测试. 中国骨伤，2008，21（2）：103 – 105.

6. 王颖，陈晓亮. 外源性腺苷对大鼠急性脊髓损伤后运动诱发电位和后肢运动功能的影响. 中国骨肿瘤骨病，2005，4（5）：297 – 299.

7. 李龙，周忠启，曾家顺. RANKL 在佐剂性关节炎大鼠滑膜中的表达及亚砷酸对其影响. 中国骨伤，2007，20（5）：292 – 294.

第四章 多因素设计定量资料统计分析

根据试验设计中因素个数，定量资料分为单因素设计定量资料和多因素设计定量资料两大类。本章主要介绍几种常见多因素设计定量资料的统计分析方法，包括随机区组设计、析因设计、交叉设计、重复测量设计等。

第一节 随机区组设计定量资料统计分析

一、设计类型简介

随机区组设计是事先将全部受试对象按某种可能与试验因素有关的特征分为若干个区组，使每一个区组内的受试对象例数与处理因素的水平数相等，使每一个试验组从每一区组中得到一例受试对象。

此设计适合于安排一个试验因素和一个重要的非试验因素（即"区组因素"），实质是在单因素多水平设计的基础上多考察了一个区组因素，可以消除重要非试验因素的干扰，从而更科学地评价试验因素各水平对观测结果的影响。这里的区组因素可以是受试对象的某一个重要特征，也可以是多个重要特征的综合（称为复合型因素）。

随机区组设计是否优于单因素多水平设计，关键在于所选择的"区组因素"，当所选定的区组因素确实对观测结果有重要影响且完全随机的效果不一定十分理想时，随机区组设计一定优于单因素多水平设计。

二、统计分析方法

随机区组设计又称完全随机区组设计（randomized complete block design）、配伍组设计，其一元定量资料表达的标准型见表4-1。

表4-1 随机区组设计一元定量资料的标准型

区组	观察指标（计量单位）				
	处理:	1	2	⋯	a
1		y_{11}	y_{12}	⋯	y_{1a}
2		y_{21}	y_{22}	⋯	y_{2a}
⋮		⋮	⋮		⋮
b		y_{b1}	y_{b2}	⋯	y_{ba}

随机区组设计定量资料的方差分析表见表4-2，它将处理变异和区组变异从总变异中分离出来。其中，a 为处理因素水平数，b 为区组因素水平数，N 为样本总数，$N = ab$。对处理因素来说，若 H_0（a 个处理组观察指标均数之间差异无统计学意义）成立，则 $MS_{处理}$ 与 $MS_{误差}$ 应十分接近，即 $MS_{处理}/MS_{误差} \approx 1$，否则 $MS_{处理}$ 将明显大于 $MS_{误差}$。同样，对区组因素来说，若 H_0（b 个区组观察指标均数之间差异无统计学意义）成立，则 $MS_{区组}$ 与 $MS_{误差}$ 应十分接近，即 $MS_{区组}/MS_{误差} \approx 1$，否则 $MS_{区组}$ 将明显大于 $MS_{误差}$。

表4-2　随机区组设计定量资料的方差分析表

变异来源	SS	DF	MS	F
处理	$SS_{处理}$	$a\text{-}1$	$SS_{处理}/(a\text{-}1)$	$MS_{处理}/MS_{误差}$
区组	$SS_{区组}$	$b\text{-}1$	$SS_{区组}/(b\text{-}1)$	$MS_{区组}/MS_{误差}$
误差	$SS_{误差}$	$(a\text{-}1)(b\text{-}1)$	$SS_{误差}/(a\text{-}1)(b\text{-}1)$	
总变异	$SS_{总}$	$N\text{-}1$		

各统计量的计算公式如下：

$$SS_{误差} = SS_{总} - SS_{处理} - SS_{区组}$$

$$SS_{总} = \sum_{i=1}^{a} \sum_{j=1}^{b} y_{ij}^2 - \frac{y_{..}^2}{N}$$

$$SS_{处理} = \frac{1}{b} \sum_{i=1}^{a} y_{i.}^2 - \frac{y_{..}^2}{N}$$

$$SS_{区组} = \frac{1}{a} \sum_{j=1}^{b} y_{.j}^2 - \frac{y_{..}^2}{N}$$

$$y_{i.} = \sum_{j=1}^{b} y_{ij} \qquad i = 1, 2, \cdots, a$$

$$y_{.j} = \sum_{i=1}^{a} y_{ij} \qquad j = 1, 2, \cdots, b$$

$$y_{..} = \sum_{i=1}^{a} \sum_{j=1}^{b} y_{ij} = \sum_{i=1}^{a} y_{i.} = \sum_{j=1}^{b} y_{.j}$$

在资料不满足方差分析的前提条件时，可采用 Friedman 秩和检验。其计算过程如下：

第一步，给出检验假设及检验水准。

H_0：k 个处理组资料的总体分布相同；

H_1：k 个处理组资料的总体分布不同或不完全相同；

$\alpha = 0.05$。

第二步，编秩。在每个区组内将观测值按由小到大的顺序排秩，遇相等数据时取平均秩次。

第三步，求秩和。将各处理组秩次相加求出 R_i，下标 i 表示处理因素的水平。

第四步，计算检验统计量 χ^2 值。

$$\chi^2 = \frac{12}{ab(a+1)} \sum_{i=1}^{a} R_i^2 - 3b(a+1) \tag{4-1}$$

第五步，确定 P 值并作出统计推断。当 H_0 成立时，此统计量服从自由度为 $(a-1)$ 的 χ^2 分布，可计算相应 P 值。最后，作出统计推断，并结合专业知识，给出专业结论。

三、实例分析

【例 4-1】　某研究者欲比较 3 种抗癌药物对小白鼠肉瘤的抑瘤疗效，先将 15 只染有肉瘤的小白鼠按体重大小配成 5 个区组，使每个区组内的 3 只小白鼠体重最接近，然后随机决定每个区组中的 3 只小白鼠接受 3 种药物的治疗，以肉瘤的重量为指标，试验结果见表 4-3。试比较不同抗癌药物对小白鼠肉瘤的抑瘤效果之间的差别是否有统计学意义？

表 4-3　不同药物作用后小白鼠肉瘤重量

区组	肉瘤重量（g）		
药物种类：	A	B	C
1	0.82	0.65	0.51
2	0.73	0.54	0.23
3	0.43	0.34	0.28
4	0.41	0.21	0.31
5	0.68	0.43	0.24

【分析】　此试验中，试验因素为"药物种类"，它有 3 个水平，分别为 A、B、C 药。受试对象为小白鼠，观测指标为肉瘤重量。此外，还有一个区组因素，即按体重形成的区组。研究者先按照体重大小将 15 只小白鼠配成 5 个区组，然后将每个区组内的 3 只小白鼠随机分到 3 个药物组内进行试验，因此此设计应为随机区组设计。在资料满足参数检验的前提条件时，可采用随机区组设计定量资料的方差分析，若资料不满足参数检验的前提条件，可采用 Friedman 秩和检验。

SAS 程序见【tjfx4_1】。

```
data tjfx4_1 ;                              / * 1 * /
   do block = 1 to 5 ;
   do drug = 1 to 3 ;
   input x@ @ ;
   output ;
   end ;     end ;
   cards ;
   0. 82   0. 65   0. 51
   0. 73   0. 54   0. 23
   0. 43   0. 34   0. 28
   0. 41   0. 21   0. 31
   0. 68   0. 43   0. 24
   ;
run ;
proc univariate normal noprint data = tjfx4_1 ;
                                            / * 2 * /
   var x ;
   class block ;
   output out = a normal = W probn = P ;
run ;
proc univariate normal noprint data = tjfx4_1 ;
                                            / * 3 * /
   var x ;
   class drug ;
   output out = b normal = W probn = P ;
run ;
ods html ;
data c ;                                    / * 4 * /
   set a b ;
```

```
   file print ods = ( variables = ( block drug W P ) ) ;
   title ' This is the results of Normality test ' ;
   put _ods_ ;
run ;
title ;
proc glm data = tjfx4_1 ;                   / * 5 * /
   class block ;
   model x = block/ss3 ;
   means block/hovtest ;
run ;
proc glm data = tjfx4_1 ;                   / * 6 * /
   class drug ;
   model x = drug/ss3 ;
   means drug/hovtest ;
run ;
proc glm data = tjfx4_1 ;                   / * 7 * /
   class block drug ;
   model x = block drug/ss3 ;
   means drug/snk ;
run ;
ods html close ;
```

程序第 1 步通过两个循环语句建立数据集 tjfx4_1，其中 block 代表区组因素，drug 代表试验因素 "药物种类"。第 2 步、第 3 步是分别对 block 因素各水平组、drug 因素各水平组进行正态性检验，并将正态性检验结果分别输出到数据集 a、b 中，正态性检验统计量记为 W，相应概率记为 P，以便后面调用。第 4 步合并两因素各水平正态性检验结果，以便将其一起输出，便于查看。第 5 步、第 6 步分别对 block 因素各水平组、drug 因素各水平组进行方差齐性检验，采用的方法是 SAS 默认的 levene 法。第 7 步是调用 glm 过程进行随机区组设计定量资料的方差分析，并对试验因素 drug 各水平进行两两比较。

SAS 结果及解释：

This is the results of Normality test

block	drug	the normality test statistic , x	p-value of normality test stat , x

1	.	0. 9968879668	0. 8934020134
2	.	0. 9811616954	0. 737036565
3	.	0. 9868421053	0. 7804408149
4	.	1	1
5	.	0. 9938398357	0. 8499470899
.	1	0. 8765323942	0. 2938917997
.	2	0. 992862954	0. 9886970152
.	3	0. 7906109476	0. 0677941326

这是分别对区组因素 block 和试验因素 drug 所做的正态性检验结果，第一列为区组因素 block 及其 5 个水平，第二列为试验因素 drug 及其 3 个水平，第三列为正态性检验的统计量 W 值，第四列为统计量 W 对应的 P 值。由第四列可以看出，block、drug 两因素各水平对应的正态性检验结果 P 值均大于 0. 05，可认为资料满足正态性要求。

Levene's Test for Homogeneity of x Variance
ANOVA of Squared Deviations from Group Means

Source	DF	Sum of Squares	Mean Square	F Value	Pr > F
block	4	0. 00335	0. 000837	1. 76	0. 2140
Error	10	0. 00476	0. 000476		

Levene's Test for Homogeneity of x Variance ANOVA of Squared Deviations from Group Means

Source	DF	Sum of Squares	Mean Square	F Value	Pr > F
drug	2	0. 000769	0. 000385	1. 06	0. 3782
Error	12	0. 00437	0. 000364		

这是对 block、drug 两因素各水平进行方差齐性检验的结果，对应的 P 值分别为 0. 2140、0. 3782，均大于 0. 05，可认为满足方差齐性条件。为节省篇幅，此处只列出了方差齐性检验的结果。其实，在对 block、drug 两因素各水平进行方差齐性检验时，程序运行的结果中还列出以 block 因素为分组因素进行单因素 5 水平设计定量资料方差分析的结果，列出了以 drug 因素为分组因素进行单因素 3 水平设计定量资料方差分析的结果，这些结果是方差齐性检验的副产品，与随机区组设计定量资料的方差分析主题无关，读者可不予关注。

Dependent Variable：x

Source	DF	Sum of Squares	Mean Square	F Value	Pr > F

Model	6	0.45636000	0.07606000	7.96	0.0050
Error	8	0.07640000	0.00955000		
Corrected Total	14	0.53276000			

R-Square	Coeff Var	Root MSE	x Mean
0.856596	21.52513	0.097724	0.454000

Source	DF	Type III SS	Mean Square	F Value	Pr > F
block	4	0.22836000	0.05709000	5.98	0.0158
drug	2	0.22800000	0.11400000	11.94	0.0040

这是随机区组设计一元定量资料方差分析的结果，block、drug 两因素对应的 P 值分别为 0.0158、0.0040，说明两因素各水平对观测指标的影响之间的差异都有统计学意义。即不同体重、不同药物对肉瘤重量的影响是不完全相同的。

Student-Newman-Keuls Test for x

Means with the same letter are not significantly different.

SNK Grouping	Mean	N	drug
A	0.61400	5	1
B	0.43400	5	2
B	0.31400	5	3

这是对试验因素 drug 各水平组之间进行两两比较的结果，由于"SNK Grouping"列字母 B 组与 C 组相同，A 组与另外两组不同，说明 B 药与 C 药间的差异无统计学意义，A 药与其他两种药物间的差异有统计学意义。drug 因素 3 个水平所对应的观测指标的均值分别为 0.614、0.434、0.314，说明 3 个药物组肉瘤重量从重到轻排序为 A＞B＞C，反映出 3 种药物中 A 药的抑瘤效果要差于 B 药和 C 药，尚不能认为 B 药和 C 药的抑瘤效果存在差别。

值得注意的是，在随机区组设计定量资料不满足参数检验的前提条件时，应采用 Friedman 非参数检验方法。假设例 4-1 资料不满足参数检验的前提条件，现进行 Friedman 非参数检验，SAS 程序见 tjfx4_2。

```
data tjfx4_2；do block = 1 to 5；          ods html；
  do drug = 1 to 3；                       proc freq data = tjfx4_2；
  input x@@；                                  tables block * drug * x/cmh2 scores = rank noprint；
  output；                                  run；
  end；    end；                            ods html close；
  cards；
  0.82  0.65  0.51
  0.73  0.54  0.23
  0.43  0.34  0.28
  0.41  0.21  0.31
  0.68  0.43  0.24
  ；
run；
```

SAS 结果及解释：

The FREQ Procedure

Summary Statistics for drug by x

Controlling for block

Cochran-Mantel-Haenszel Statistics（Based on Rank Scores）

Statistic	Alternative Hypothesis	DF	Value	Prob
1	Nonzero Correlation	1	8.1000	0.0044
2	Row Mean Scores Differ	2	8.4000	0.0150

对随机区组设计定量资料进行 Friedman 秩和检验时，可采用 CMH 检验进行统计分析，选择 scores = rank 选项，那么 CMH 检验计算出来的行平均得分差异统计量就等于 Friedman 秩和检验的结果。注意：CMH 检验计算时以区组因素 block 为分层变量，以试验因素 drug 为行变量，以结果变量 x 为列变量，构筑一个三维列联表，所以在 tables 语句后一定要注意三个变量的写作顺序——区组因素 * 试验因素 * 结果变量。查看上表中的行平均得分差异统计量，其值为 8.40，对应的 P 值为 0.015，说明 drug 因素各水平对观测指标平均值的影响之间的差异有统计学意义。

第二节　析因设计定量资料统计分析

一、设计类型简介

析因设计，是在全部因素各水平全面组合而成的所有试验条件下均进行多次独立重复试验的一种设计类型。适用于多个试验因素对观测指标影响的重要程度事先无法准确判定且所有试验因素同时施加于受试对象的试验研究。

此设计具有以下 7 个突出特点：

其一，试验中涉及到 m 个试验因素（$m \geqslant 2$）；

其二，试验因素的水平数可以不等但最好相等；

其三，所有 m 个试验因素的水平都互相搭配到，构成 s 个试验条件（s 为 m 个因素的水平数之积）；

其四，全部符合纳入标准但不符合排除标准的受试对象被完全随机地分配到 s 个试验条件组中去，各组样本含量相等为好；

其五，在每个试验条件下至少要做 2 次独立重复试验，即总试验次数 $N \geqslant 2s$；

其六，做试验时，每次都涉及全部因素，即因素是同时施加的；

其七，进行统计分析时，将全部因素视为对观测指标的影响是同等重要的，即因素之间在专业上是地位平等的（严格地说，应以专业知识为依据），具体体现在分析每一项（包括主效应和交互效应）时所用的误差项是相同的，它被称为模型的误差项。

由于上述的 7 个特点，决定了析因设计有以下突出的优点和缺点。

优点是：它可以用来分析全部主效应（即各个单因素的作用）和因素之间的各级交互作用（即任何两个因素之间的交互作用、任何三个因素之间的交互作用，等等）的大小。

缺点是：它所需要的试验次数很多（该设计的原名也叫做"有重复试验的全因子设计"），当因素较多或因素的水平数较多时，所需要的试验次数太多，研究者常无法承受。一般来说，当 $m \geqslant 6$ 时不宜选用此设计。

二、统计分析方法

析因设计定量资料一元方差分析可同时分析各试验因素的主效应及试验因素间的交互效应。现以两因素析因设计一元定量资料为例，介绍其总变异的分解方法。设试验因素 A 有 a 个水平，试验因素 B 有 b 个水平，因素 A、B 各水平组合而成的每种试验条件下进行 r 次独立重复试验，则受试对象总数 $N = abr$，其方差分析表见表 4-4。

表 4-4 两因素析因设计定量资料一元方差分析表

变异来源	SS	DF	MS	F
主效应				
A	SS_A	$a-1$	$SS_A/(a-1)$	$MS_A/MS_{误差}$
B	SS_B	$b-1$	$SS_B/(b-1)$	$MS_B/MS_{误差}$
交互效应				
AB	SS_{AB}	$(a-1)(b-1)$	$SS_{AB}/(a-1)(b-1)$	$MS_{AB}/MS_{误差}$
误差	$SS_{误差}$	$N-ab$	$SS_{误差}/(N-ab)$	
总变异	$SS_{总}$	$N-1$		

各统计量计算公式如下：

$$SS_{误差} = SS_{总} - SS_A - SS_B - SS_{AB}$$

$$SS_{总} = \sum_{i=1}^{m} \sum_{j=1}^{n} \sum_{k=1}^{r} y_{ijk}^2 - \frac{y_{\cdots}^2}{N}$$

$$SS_A = \frac{1}{br}\sum_{i=1}^{a} y_{i..}^2 - \frac{y_{...}^2}{N}$$

$$SS_B = \frac{1}{ar}\sum_{j=1}^{b} y_{.j.}^2 - \frac{y_{...}^2}{N}$$

$$SS_{AB} = \frac{1}{r}\sum_{i=1}^{a}\sum_{j=1}^{b} y_{ij.}^2 - \frac{1}{br}\sum_{i=1}^{a} y_{i..}^2 - \frac{1}{ar}\sum_{j=1}^{b} y_{.j.}^2 + \frac{y_{...}^2}{N}$$

$$y_{i..} = \sum_{j=1}^{b}\sum_{k=1}^{r} y_{ijk} \qquad y_{.j.} = \sum_{i=1}^{a}\sum_{k=1}^{r} y_{ijk}$$

$$y_{ij.} = \sum_{k=1}^{r} y_{ijk} \qquad y_{...} = \sum_{i=1}^{a}\sum_{j=1}^{b}\sum_{k=1}^{r} y_{ijk}$$

其中，$i=1,2,\cdots,a$；$j=1,2,\cdots,b$；$k=1,2,\cdots,r$。

三、实例分析

【例4-2】 研究者将60只SD大鼠随机分为对照组（即模型组）和丹参组各30只，此两组造模后分别取10、20、40、60、90min 5个时点进行观测，每个时间点上6只，处死后测量相应的指标，丹参对骨骼肌缺血再灌注损伤肌肉肿胀系数的影响见表4-5。

表4-5 丹参注射液对骨骼肌缺血再灌注损伤肌肉肿胀系数的影响（$n=6$）

处死时间(min)	肌肉肿胀系数											
	对照组						丹参组					
10	1.213	1.082	1.601	1.154	1.168	1.665	1.118	1.246	1.209	1.283	1.214	1.031
20	1.269	1.411	1.411	1.436	1.223	1.257	1.164	1.136	1.304	1.285	1.330	1.158
40	1.162	1.311	1.350	1.235	1.349	1.344	1.174	1.224	1.333	1.249	1.254	1.084
60	1.355	1.363	1.350	1.340	1.333	1.340	1.211	1.128	1.147	1.239	1.278	1.388
90	1.273	1.319	1.448	1.232	1.458	1.389	1.303	1.291	1.199	1.133	0.971	1.136

【分析】 对照组和丹参组在每个时间上分别处死6只大鼠，所以在五个时间点上测量的数据没有内在关联，此资料不是重复测量设计定量资料。该试验是两个试验因素（"是否用丹参"和"处死时间"）各水平的全面组合，若无专业依据认为两个试验因素对观测指标"肌肉肿胀系数"的影响存在主次之分，则此资料应为两因素析因设计定量资料，在资料满足方差分析的前提下，可采用两因素析因设计定量资料方差分析处理此数据，当资料不满足方差分析的前提时，可进行适当的变量变换或采用相应的秩和检验。

【SAS程序】 见 tjfx4_3。

```
data tjfx4_3;                                    / * 1 * /
  do time = 1 to 5;
  do drug = 1 to 2;
  do i = 1 to 6;
    input x @ @ ;
    output;
  end; end; end;
  cards;
1. 213 1. 082 1. 601 1. 154 1. 168 1. 665 1. 118 1. 246 1. 209 1. 283 1. 214 1. 031
1. 269 1. 411 1. 411 1. 436 1. 223 1. 257 1. 164 1. 136 1. 304 1. 285 1. 330 1. 158
1. 162 1. 311 1. 350 1. 235 1. 349 1. 344 1. 174 1. 224 1. 333 1. 249 1. 254 1. 084
1. 355 1. 363 1. 350 1. 340 1. 333 1. 340 1. 211 1. 128 1. 147 1. 239 1. 278 1. 388
1. 273 1. 319 1. 448 1. 232 1. 458 1. 389 1. 303 1. 291 1. 199 1. 133 0. 971 1. 136
;
run;
```

```
ods html;
proc glm;                           / * 2 * /
  class time drug;
  model x = time | drug/ss3;
  lsmeans
time * drug/slice = drug;
  lsmeans
time * drug/slice = time;
  lsmeans time * drug/tdiff pdiff;
run;
ods html close;
```

程序第 1 步建立数据集，time 代表"观测时间"，drug 代表"用药种类"，i 代表"动物个体编号"，x 代表结果变量"肌肉肿胀系数"。第 2 步进行两因素析因设计定量资料的方差分析，其中"time | drug"等价于"time drug time * drug"，"lsmeans x * y/slice = x"表示固定因素 x 在某个水平上时，比较另一个因素 y 各水平组均值之间是否存在差异，tdiff 和 pdiff 则分别用来输出两两比较的 t 值和相应的 P 值。

SAS 结果及解释：

The GLM Procedure

Dependent Variable：x

Source	DF	Sum of Squares	Mean Square	F Value	Pr > F
Model	9	0. 25205215	0. 02800579	2. 09	0. 0484
Error	50	0. 67069283	0. 01341386		
Corrected Total	59	0. 92274498			

R-Square	Coeff Var	Root MSE	x Mean
0. 273155	9. 136210	0. 115818	1. 267683

Source	DF	Type III SS	Mean Square	F Value	Pr > F
time	4	0. 01443473	0. 00360868	0. 27	0. 8965
drug	1	0. 21852735	0. 21852735	16. 29	0. 0002
time * drug	4	0. 01909007	0. 00477252	0. 36	0. 8388

这是输出结果的第一部分。由方差分析结果可以看出，用药种类对应的 $F = 16.29$，$P = 0.0002$（$P < 0.05$），差别具有统计学意义。观测时间和两因素交互项均没有统计学意义，它们对应的 F 值和 P 值分别为：0.27、0.36 和 0.8965（$P > 0.05$）、0.8388（$P > 0.05$）。

The GLM Procedure
Least Squares Means

time * drug Effect Sliced by drug for x

drug	DF	Sum of Squares	Mean Square	F Value	Pr > F
1	4	0.015234	0.003809	0.28	0.8870
2	4	0.018291	0.004573	0.34	0.8491

time * drug Effect Sliced by time for x

time	DF	Sum of Squares	Mean Square	F Value	Pr > F
1	1	0.050960	0.050960	3.80	0.0569
2	1	0.033075	0.033075	2.47	0.1227
3	1	0.015624	0.015624	1.16	0.2857
4	1	0.039675	0.039675	2.96	0.0917
5	1	0.098283	0.098283	7.33	0.0093

这是输出结果的第二部分。可以看出，无论将因素 drug 控制在哪个水平时，因素 time 的 5 个水平的均值之间的差别无统计学意义（$F = 0.28$，$P = 0.8870$；$F = 0.34$，$P = 0.8491$）。而将因素 time 控制在第 5 水平时，即观测时间在 90min 时，drug 的 2 个水平的均值间的差异具有统计学意义（$F = 7.33$，$P = 0.0093 < 0.05$）。将因素 time 控制在其他 4 个水平时，即观测时间在其他 drug 的 2 个水平的均值间的差异没有统计学意义。

The GLM Procedure
Least Squares Means

time	drug	x LSMEAN	LSMEAN Number
1	1	1.31383333	1
1	2	1.18350000	2
2	1	1.33450000	3
2	2	1.22950000	4
3	1	1.29183333	5
3	2	1.21966667	6

4	1	1.34683333	7
4	2	1.23183333	8
5	1	1.35316667	9
5	2	1.17216667	10

Least Squares Means for Effect time * drug

t for H0：LSMean（i）＝LSMean（j）/Pr＞｜t｜

Dependent Variable：x

i/j	1	2	3	4	5	6	7	8	9	10
1		1.9491	-0.3091	1.2612	0.3290	1.4083	-0.4935	1.2263	-0.5882	2.1186
		0.0569	0.7586	0.2131	0.7435	0.1652	0.6238	0.2258	0.5590	0.0391
2	-1.9491		-2.2582	-0.6879	-1.6201	-0.5409	-2.4426	-0.7228	-2.5374	0.1695
	0.0569		0.0283	0.4947	0.1115	0.5910	0.0182	0.4732	0.0143	0.8661
3	0.3091	2.2582		1.5703	0.6381	1.7173	-0.1844	1.5354	-0.2792	2.4277
	0.7586	0.0283		0.1227	0.5263	0.0921	0.8544	0.1310	0.7813	0.0188
4	-1.2612	0.6879	-1.5703		-0.9322	0.1471	-1.7547	-0.0349	-1.8494	0.8574
	0.2131	0.4947	0.1227		0.3557	0.8837	0.0854	0.9723	0.0703	0.3953
5	-0.3290	1.6201	-0.6381	0.9322		1.0792	-0.8225	0.8973	-0.9172	1.7896
	0.7435	0.1115	0.5263	0.3557		0.2857	0.4147	0.3739	0.3634	0.0796
6	-1.4083	0.5409	-1.7173	-0.1471	-1.0793		-1.9018	-0.1820	-1.9965	0.7104
	0.1652	0.5910	0.0921	0.8837	0.2857		0.0630	0.8564	0.0513	0.4808
7	0.4935	2.4426	0.1844	1.7547	0.8225	1.9018		1.7198	-0.0947	2.6121
	0.6238	0.0182	0.8544	0.0854	0.4147	0.0630		0.0917	0.9249	0.0119
8	-1.2263	0.7228	-1.5354	0.0349	-0.8973	0.1820	-1.7198		-1.8145	0.8923
	0.2258	0.4732	0.1310	0.9723	0.3739	0.8564	0.0917		0.0756	0.3765
9	0.5882	2.5374	0.2792	1.8494	0.9172	1.9965	0.0947	1.8145		2.7068
	0.5590	0.0143	0.7813	0.0703	0.3634	0.0513	0.9249	0.0756		0.0093
10	-2.1186	-0.1695	-2.4277	-0.8574	-1.7896	-0.7104	-2.6121	-0.8923	-2.7068	
	0.0391	0.8661	0.0188	0.3953	0.0796	0.4808	0.0119	0.3765	0.0093	

这是输出结果的第三部分。本部分首先给出了各试验组在两两比较中的编号，见"LSMEANS Number"列。随后给出了各试验组两两比较的结果，行与列的交叉处即是这两组比较的结果，上行为 t 值，下行为对应的 P 值，形式上看两两比较用的是 t 检验，实际上是方差分析计算出来的。另由于篇幅排版限制，对输出结果进行了四舍五入，所以本部分

结果比 SAS 实际输出结果保留的小数点后位数要少一些。两两比较的具体结果此处不再阐述。

专业结论：该资料属于两因素析因设计定量资料，故采用两因素析因设计定量资料方差分析处理。根据统计分析的结果，用药种类对肌肉肿胀系数的影响差别具有统计学意义；观测时间和两因素交互项均对肌肉肿胀系数的影响差别没有统计学意义。根据分层比较的结果，观测时间在 90min 时，用药种类不同时肌肉肿胀系数的均值间的差异具有统计学意义。尚不能认为用药种类不同时对肌肉肿胀系数影响相同。

第二节　嵌套设计定量资料统计分析

一、设计类型简介

嵌套设计可用于考察多个试验因素对观测指标的作用或影响，专业上认为这些因素对观测指标的影响有主次之分且相互之间无交互作用。

根据最终的试验条件与各因素之间的关系，可将嵌套设计分为两类：一类是最终的试验条件是各因素各水平的全面组合，且因素之间在专业上有主次之分；另一类是最终的试验条件不是各因素各水平的全面组合，而是各因素按其隶属关系分组，各因素水平之间没有交叉，且因素之间在专业上有主次之分。

此设计的特点是：试验因素对观测指标的影响有主次之分（以专业知识为依据，统计分析之前就应明确）；主要因素各水平下嵌套的次要因素的水平可以取不同的值或取不同个数；统计分析时，不能分析因素之间的交互作用。

二、统计分析方法

嵌套设计定量资料属于误差变动的方差分析设计类型，即随机效应模型。为清晰地展现嵌套设计因素之间的隶属关系，现给出两因素嵌套设计定量资料表达的标准型见表4-6。

表4-6　两因素嵌套设计定量资料表达的标准型

编号	A:	A_1 ↓ B			... ↓ B			A_m ↓ B		
		B_1	...	B_i	B_1	...	B_j	B_1	...	B_k
1		X	X	X	X	X	X	X	X	X
2		X	X	X	X	X	X	X	X	X
3		X	X	X	X	X	X	X	X	X
...		X	X	X	X	X	X	X	X	X

其中，B 因素嵌套于 A 因素之下。当然，在遇到多因素嵌套设计定量资料时，可能不

方便以这种标准型来表达资料，此时可参考析因设计定量资料的表达方式。

假设现有一个三因素嵌套设计一元定量资料，试验因素分别为 A、B、C，各自水平数分别为 m、n、p。其中，B 因素嵌套于 A 因素之下，C 因素嵌套于 B 因素之下。研究者在每种试验条件下做了 r 次独立重复试验，那么总的受试对象数即为 $N = mnpr$。现给出三因素嵌套设计一元定量资料的方差分析表，见表 4-7。

表 4-7　三因素嵌套设计一元定量资料的方差分析表

变异来源	SS	DF	MS	F
A	SS_A	$m-1$	$SS_A/(m-1)$	$MS_A/MS_{B(A)}$
B（A）	$SS_{B(A)}$	$m(n-1)$	$SS_{B(A)}/m(n-1)$	$MS_B/MS_{C(BA)}$
C（BA）	$SS_{C(BA)}$	$mn(p-1)$	$SS_{C(BA)}/mn(p-1)$	$MS_{C(BA)}/MS_{误差}$
误差	$SS_{误差}$	$mnp(r-1)$	$SS_{误差}/mnp(r-1)$	
总变异	$SS_{总}$	$mnpr-1$		

各统计量的计算公式如下：

$$SS_{误差} = SS_{总} - SS_A - SS_{B(A)} - SS_{C(BA)}$$

$$SS_{总} = \sum_{i=1}^{m}\sum_{j=1}^{n}\sum_{k=1}^{p}\sum_{l=1}^{r} y_{ijkr}^2 - \frac{y_{....}^2}{N}$$

$$SS_A = \frac{1}{npr}\sum_{i=1}^{m} y_{i...}^2 - \frac{y_{....}^2}{N}$$

$$SS_{B(A)} = \frac{1}{pr}\sum_{i=1}^{m}\sum_{j=1}^{n} y_{ij..}^2 - \frac{1}{npr}\sum_{i=1}^{m} y_{i...}^2$$

$$SS_{C(BA)} = \frac{1}{r}\sum_{i=1}^{m}\sum_{j=1}^{n}\sum_{k=1}^{p} y_{ijk.}^2 - \frac{1}{pr}\sum_{i=1}^{m}\sum_{j=1}^{n} y_{ij..}^2$$

$$y_{....} = \sum_{i=1}^{m}\sum_{j=1}^{n}\sum_{k=1}^{p}\sum_{l=1}^{r} y_{ijkl} \qquad y_{i...} = \sum_{j=1}^{n}\sum_{k=1}^{p}\sum_{l=1}^{r} y_{ijkl}$$

$$y_{ij..} = \sum_{k=1}^{p}\sum_{l=1}^{r} y_{ijkl} \qquad y_{ijk.} = \sum_{l=1}^{r} y_{ijkl}$$

其中，$i = 1, 2, \cdots, m$；$j = 1, 2, \cdots, n$；$k = 1, 2, \cdots, p$；$l = 1, 2, \cdots, r$。

三、实例分析

【例 4-3】　在活血化瘀中药与基因药物联合作用对股骨头坏死处新生血管形成影响的研究中，把 32 只动物制作动物模型，然后随机分配到对照组、中药组、基因组和联合用药组。对照组用生理盐水 25g/kg 灌胃，每日 2 次；中药组用中药液 25g/kg 灌胃，每日 2 次。基因组将重组 pcDNA/VEGF121 质粒髋关节腔内注射，每只 200μg，每 2 周 1 次；股动脉注射，每只 200μg，每 4 周 1 次。每组各治疗 8 周，然后进行血管计数。假定"基因药用否"对结果的影响远大于"中药用否"，而且两试验因素交互作用可以忽略。试比较各组血管计数是否相同。

对照组：3.95 7.01 6.38 5.34 7.95 7.64 5.59 6.06

中药组：8.08 8.86 5.50 8.35 8.27 7.06 5.93 6.62

基因组：8.76 8.29 16.06 11.59 10.72 8.44 15.58 7.74

联合用药组：18.03 12.03 14.17 5.90 15.09 8.57 12.23 12.27

【分析】 试验中涉及两个试验因素："中药"和"基因药"，每个因素各有两个水平，即"中药用否"和"基因药用否"，因素的各水平进行了全面组合。由于两个试验因素的地位不同，后者的重要性远大于前者。因此，该试验属于两因素嵌套设计一元定量资料，应采用两因素嵌套设计一元定量资料的方差分析处理。

【SAS 程序】 见 tjfx4_4。

```
data tjfx4_4;                          / * 1 * /      ods html;
  do gene = 1 to 2;                                   proc nested;                  / * 2 * /
  do herb = 1 to 2;                                     class gene herb;
  do i = 1 to 8;                                         var x;
  input x@ @ ;                                        run;
  output;                                             proc glm;                     / * 3 * /
  end;   end;   end;                                    class gene herb;
  cards;                                                model x = gene
18.03  12.03  14.17  5.90  15.09  8.57  12.23  12.27  herb（gene）/ss1;
8.76   8.29   16.06  11.59 10.72  8.44  15.58  7.74      test h = gene  e = herb（gene）;
8.08   8.86   5.50   8.35  8.27   7.06  5.93   6.62      means herb（gene）;
3.95   7.01   6.38   5.34  7.95   7.64  5.59   6.06    run;
;                                                     ods html close;
run;
```

程序第 1 步通过三个循环语句建立数据集 tjfx4_4，其中 gene 代表"基因药用否"（"1"代表"是"，"2"代表"否"），herb 代表"中药用否"（"1"代表"是"，"2"代表"否"）。第 2 步是调用 nested 过程来进行嵌套设计定量资料统计分析，该过程适用于各种试验条件下样本例数相等（平衡）的试验设计。需要注意的是 class 语句中因素的书写顺序，要按重要程度从大到小依次列出，var 语句中给出观测指标变量。第 3 步是调用 glm 过程进行嵌套设计定量资料的方差分析。与 nested 过程相比，glm 过程适用范围更广，它可以分析不平衡的嵌套设计定量资料。但需在 model 语句中表明各因素的嵌套关系，如本例 gene 为主因素，herb 为次因素，那么在 model 语句中就需要写成 x = gene herb（gene）；herb（gene）表示 herb 因素嵌套于 gene 因素之下。此外，GLM 过程还需要用 test 语句指明分析各因素主效应（除重要性最低的因素）时所需的误差项。在实际应用中，遇到平衡设计的嵌套设计时，采用 nested 过程或 glm 过程中的任意一个即可。

SAS 结果及解释：

The NESTED Procedure

Coefficients of Expected Mean Squares

Source	gene	herb	Error
gene	16	8	1
herb	0	8	1
Error	0	0	1

Nested Random Effects Analysis of Variance for Variable x

Variance Source	DF	Sum of Squares	F Value	Pr > F	Error Term	Mean Square	Variance Component	Percent of Total
Total	31	395.451988				12.756516	18.233688	100.0000
gene	1	184.704200	29.55	0.0322	herb	184.704200	11.153398	61.1692
herb	2	12.499663	0.88	0.4249	Error	6.249831	-0.103807	0.0000
Error	28	198.248125				7.080290	7.080290	38.8308

$\bar{x}$	9.18937500
Standard Error of $\bar{x}$	2.40250000

这是 nested 过程输出的结果。可以看出：基因因素对血管计数的影响之间的差异有统计学意义，对应的统计量值分别为 $F = 29.55$、$F = 0.0322$（$P < 0.05$）；中药因素对血管计数的影响差异没有统计学意义，对应的统计量值分别为 $F = 0.88$、$F = 0.4249$（$P > 0.05$）。在"Error Term"列可以查看分析各因素主效应时所用的误差项，如分析基因因素时所用的误差项为中药因素，分析中药因素时所用的误差项为模型的误差。

The GLM Procedure

Dependent Variable：x

Source	DF	Sum of Squares	Mean Square	F Value	Pr > F
Model	3	197.2038625	65.7346208	9.28	0.0002
Error	28	198.2481250	7.0802902		
Corrected Total	31	395.4519875			

R-Square	Coeff Var	Root MSE	x Mean
0.498680	28.95607	2.660881	9.189375

Source	DF	Type I SS	Mean Square	F Value	Pr > F
gene	1	184.7042000	184.7042000	26.09	<.0001
herb（gene）	2	12.4996625	6.2498313	0.88	0.4249

这是 glm 过程输出的结果，给出了模型拟合的有关信息和方差分析表。需要注意的是，此方差分析表仅有最后一行的信息是正确的，即对中药因素检验的结果，其中 $F = 0.88$，$P = 0.4249$（$P > 0.05$），说明用中药因素对血管计数的影响没有统计学差异。

Tests of Hypotheses Using the Type I MS for herb（gene）as an Error Term

Source	DF	Type I SS	Mean Square	F Value	Pr > F
gene	1	184.7042000	184.7042000	29.55	0.0322

Level of herb	Level of gene	N	Mean	Std Dev
1	1	8	12.2862500	3.76191417
2	1	8	10.8975000	3.30509023
1	2	8	7.3337500	1.23711574
2	2	8	6.2400000	1.30961281

这是输出结果的第三部分，首先给出了对基因因素的检验结果，其统计量取值为 $F = 29.55$、$P = 0.0322$（$P < 0.05$），说明"基因药用否"的两个水平之间结果的均值具有统计学差异。其次是给出了因素各水平组合下结果变量的均值和标准差，便于进行分组比较。

专业结论：由于资料属于两因素嵌套设计一元定量资料，故采用两因素嵌套设计一元定量资料的方差分析处理。根据统计分析的结果，基因药用否对于血管计数的影响差异具有统计学意义，中药用否对于血管计数的影响差异没有统计学意义。也就是说，可以认为基因药用否对血管计数有影响，尚不能认为中药用否对血管计数有影响。

现再举一例，为平衡的嵌套设计一元定量资料，以利于读者更好地了解 glm 过程与 nested 过程的用法。

【例4-4】 某研究者进行绵马贯众及单芽狗脊贯众饮片的凝血时间对比试验，取昆明种小鼠48 只，随机分成 8 组，分别为绵马贯众生品高低剂量组、炭品高低剂量组，单芽狗脊贯众生品高低剂量组、炭品高低剂量组。其中，高剂量给药标准为 2.25g/kg 体重，低剂量给药标准为 0.75g/kg 体重。各组小鼠连续灌胃给药 3d，第 3d 给药1h 后以毛细管法测定小鼠凝血时间（s）。假设专业上认为对观测指标的影响，生品或炭品选择影响最大，然后是剂量的选择（高剂量或低剂量），最后是药物的选择（绵马贯众或单芽狗脊贯众）。试验结果如下，请进行合适的统计分析。

绵马贯众生品高剂量组：155.59 182.04 129.76 174.66 167.10 139.73
绵马贯众生品低剂量组：154.71 185.22 167.94 135.83 172.75 173.65

绵马贯众炭品高剂量组：144.07 128.19 150.35　91.98　91.56 135.76
绵马贯众炭品低剂量组：145.45 143.09 152.37 122.15 118.37 114.77
单芽狗脊贯众生品高剂量组：185.11 132.82 158.70 167.54 159.24 151.84
单芽狗脊贯众生品低剂量组：137.97 175.61 173.18 191.44 164.19 189.69
单芽狗脊贯众炭品高剂量组：98.94 142.69 108.09 102.25 133.52 136.31
单芽狗脊贯众炭品低剂量组：140.96 113.51 122.08 145.97 143.65 150.12

表 4-8　药物对凝血时间的影响

炮制类型	剂量（g 生药/kg 体重）	凝血时间（s）			
		药材种类：	绵马贯众		单芽狗脊贯众
生品		155.59	182.04	185.11	132.82
	2.25	129.76	174.66	158.70	167.54
		167.10	139.73	159.24	151.84
	0.75	154.71	185.22	137.97	175.61
		167.94	137.83	173.18	191.44
		172.75	173.65	164.19	189.69
炭品	2.25	144.07	128.19	98.94	142.69
		150.35	91.98	108.09	102.25
		91.56	135.76	133.52	136.31
	0.75	145.45	143.09	140.96	113.51
		152.37	122.15	122.08	145.97
		118.37	114.77	143.65	150.12

【分析】　研究者做了 8 组试验，乍一看，很像单因素 8 水平设计定量资料，实则不然。这 8 个试验组实际上涉及了三个试验因素："药材种类""剂量"和"炮制类型"，且 8 个试验条件正是这三个试验因素各水平的全面组合。由于有专业依据认为三个试验因素对观测指标的影响重要性不同，炮制类型 > 剂量 > 药材种类，那么此资料应为三因素嵌套设计一元定量资料，应选用与其设计类型相对应的方差分析处理此资料。表 4-8 是采用析因设计定量资料的表达方式将此资料展示出来，便于读者理解因素水平组合与最终试验条件的关系。

SAS 程序见【tjfx4_5】。

```
data tjfx4_5;                        /*1*/        proc sort;                         /*2*/
  do drug = 1 to 2;                                  by type dose drug;
  do type = 1 to 2;                                run;
  do dose = 1 to 2;                                ods html;
  do rep = 1 to 6;                                 proc nested;                       /*3*/
  input y@@; output;                                 class type dose drug;
  end; end; end; end;                                var y;
  cards;                                           run;
  155.59    182.04    129.76    174.66            proc glm;                          /*4*/
  167.10    139.73    154.71    185.22              class drug type dose;
  167.94    137.83    172.75    173.65              model y = type dose (type) drug (dose type) /ss1;
  144.07    128.19    150.35    91.98               test h = type  e = dose (type);
  91.56    135.76    145.45    143.09               test h = dose (type)  e = drug (dose type);
  152.37    122.15    118.37    114.77              means drug (dose type);
  185.11    132.82    158.70    167.54            run;
  159.24    151.84    137.97    175.61            ods html close;
  173.18    191.44    164.19    189.69
  98.94    142.69    108.09    102.25
  133.52    136.31    140.96    113.51
  122.08    145.97    143.65    150.12
  ;
run;
```

程序中第 1 步建立数据集，drug 代表"药材种类"，type 代表"炮制类型"，dose 代表"剂量"，rep 代表"受试对象个体"，y 代表观测指标"凝血时间"。第 2 步对数据集进行排序，这是 nested 过程的要求。在调用 nested 过程之前，需按照 nested 过程中 class 语句后因素的顺序对数据集进行排序，即 sort 过程 BY 语句后的因素顺序必须与 nested 过程中 class 语句后因素的顺序保持一致。当然，若数据集本身就是按照 nested 过程中 class 语句后因素的顺序建立的，本步可以省略。如果本数据集以循环语句"do type = 1 to 2；do dose = 1 to 2；do drug = 1 to 2；"来录入数据集，那么建立的数据集本身就是按照 type、dose、drug 的顺序排过序的，可以不必再调用 sort 过程。第 3 步调用 nested 过程进行方差分析，此过程适用于分析平衡的嵌套设计定量资料（即各试验条件下进行相同次数独立重复试验的第一类嵌套设计，各水平下重复试验次数相等且主因素各水平下嵌套的次因素水平相同）。在 class 语句中，各因素出现的顺序很重要，要求按照因素重要程度由高到低排列，即主因素在前，次因素在后。第 4 步为调用 glm 过程进行嵌套设计定量资料的方差分析，与 nested 过程不同的是，glm 适用范围更广，它可以分析不平衡的嵌套设计定量资料，也不需要事先调用 sort 过程，当然 class 语句中各因素的排列顺序也可随意安排。但在 model 语句中需表明各因素的嵌套关系，如本例中 type 为主因素，dose 为次因素，drug 为次次因素，那么在 model 语句中就需要写成 y = type dose (type) drug (dose type)；dose (type) 表示 dose 嵌套于 type 因素之下，drug (dose type) 表示 drug 嵌套于 dose 和 type 因素之下。此外，glm 过程还需要用 test 语句指明分析各因素主效应时所用的误差项。

SAS 结果及解释：

The NESTED Procedure

Coefficients of Expected Mean Squares

Source	type	dose	drug	Error
type	24	12	6	1
dose	0	12	6	1
drug	0	0	6	1
Error	0	0	0	1

Nested Random Effects Analysis of Variance for Variable y

Variance Source	DF	Sum of Squares	F Value	Pr > F	Error Term	Mean Square	Variance Component	Percent of Total
Total	47	31311				666.18	1019.19	100.00
type	1	15127	19.87	0.0468	dose	15127	598.56	58.73
dose	2	1522.81	14.94	0.0139	drug	761.41	59.20	5.81
drug	4	203.92	0.14	0.9659	Error	50.98	-51.74	0.00
Error	40	14457				361.42	361.42	35.46

$\bar{y}$	145.92729167
Standard Error of $\bar{y}$	17.75229167

这是输出结果的第一部分，是"nested"过程产生的结果。可以看出：炮制类型和剂量各水平对凝血时间的影响之间的差异有统计学意义，对应的统计量值分别为 $F=19.87$、$F=14.94$，相应的 P 值分别为 $P=0.0468$、$P=0.0139$。在"Error Term"列可以查看分析各因素主效应时所用的误差项，如分析炮制类型时所用的误差项为剂量，分析剂量时所用的误差项为药物种类，分析药物种类时所用的误差项为模型的误差。

The GLM Procedure

Dependent Variable：y

Source	DF	Sum of Squares	Mean Square	F Value	Pr > F
Model	7	16853.63383	2407.66198	6.66	<.0001
Error	40	14456.94632	361.42366		
Corrected Total	47	31310.58015			

R-Square	Coeff Var	Root MSE	y Mean
0. 538273	13. 02782	19. 01115	145. 9273

Source	DF	Type I SS	Mean Square	F Value	Pr > F
type	1	15126. 90525	15126. 90525	41. 85	< . 0001
dose（type）	2	1522. 81212	761. 40606	2. 11	0. 1349
drug（type * dose）	4	203. 91646	50. 97911	0. 14	0. 9659

这是输出结果的第二部分，是 glm 过程产生的结果，给出了模型拟合的有关信息和方差分析表。需要注意的是，此方差分析表仅有最后一行的信息是正确的，即对药物种类检验的结果，其中 $F = 0.14$，$P = 0.9659$，说明不同药物造成的凝血时间的差异没有统计学意义。

Tests of Hypotheses Using the Type I MS for dose（type）as an Error Term

Source	DF	Type I SS	Mean Square	F Value	Pr > F
type	1	15126. 90525	15126. 90525	19. 87	0. 0468

Tests of Hypotheses Using the Type I MS for drug（type * dose）as an Error Term

Source	DF	Type I SS	Mean Square	F Value	Pr > F
dose（type）	2	1522. 812121	761. 406060	14. 94	0. 0139

Level of drug	Level of type	Level of dose	N	y Mean	Std Dev
1	1	1	6	158. 146667	20. 3728090
2	1	1	6	159. 208333	17. 2696780
1	1	2	6	165. 350000	16. 7076928
2	1	2	6	172. 013333	19. 6179007
1	2	1	6	123. 651667	25. 8065383
2	2	1	6	120. 300000	19. 3056303
1	2	2	6	132. 700000	16. 0969550
2	2	2	6	136. 048333	14. 7068140

这是输出结果的第三部分，即由 glm 过程中两个"test"语句得出的结果。前两个表分别给出了对炮制类型和剂量进行检验的结果，其统计量取值分别为 $F = 19.87$、$F = 14.94$，对应的 P 值分别为 $P = 0.0468$、$P = 0.0139$。说明不同炮制类型和不同剂量造成的凝血时间

的差异有统计学意义，根据最后给出的均数表可以看出，生品的凝血时间一般大于炭品，低剂量药品的凝血时间一般大于高剂量药品，说明炭品比生品的凝血时间短，高剂量药品比低剂量药品凝血时间短。

请注意：若读者想计算炮制类型、剂量、药物种类各自水平对应的具体均数，在此 glm 过程中是无法实现的，因为 glm 过程要求 means 语句后的效应成分必须在之前的 model 语句中出现过。所以，需重新构建 model 语句，具体做法如下：

```
proc glm；
    class drug type dose；
    model y = type dose drug/SS1；
    means type dose drug；
run；
```

这样就可以输出三个试验因素各自水平的均数及标准差，当然此过程给出的统计分析是错误的，读者可不予关注。此过程计算的各因素各水平均数及标准差如下：

Level of type	N	y Mean	y Std Dev
1	24	163.679583	18.2060576
2	24	128.175000	19.2919026

Level of dose	N	y Mean	y Std Dev
1	24	140.326667	27.0900639
2	24	151.527917	23.7064642

Level of drug	N	y Mean	y Std Dev
1	24	144.962083	25.7584061
2	24	146.892500	26.3797236

第四节　交叉设计定量资料统计分析

一、设计类型简介

交叉设计是生物医学科研中常见的一类试验设计，它是一种特殊的自身对照设计，按预先设计好的试验顺序，在各个阶段对研究对象依次实施各种处理。

交叉设计根据具体情况可分为：两处理二阶段交叉设计、两处理三阶段交叉设计、多处理多阶段交叉设计等。其中最简单的形式是两处理二阶段交叉设计，例如设有 2 种处理 A 和 B，首先将受试对象随机分为 2 组：一组受试对象在第一阶段接受 A 处理，第二阶段接受 B 处理，试验顺序是"AB"；而另一组受试对象第一阶段接受 B 处理，第二阶段接受 A 处理，试验顺序是"BA"。这样每个受试对象都接受了 A、B 两种处理，而且 A、B 两种处理先后顺序的机会均等，因此平衡了试验顺序的影响。由于 2 种处理在 2 个组中施加的顺序是交叉开的，故称其为两处理二阶段成组交叉设计。若 2 种处理是在每对条件相同或相近（条件是指对观测指标有重要影响的全部非试验因素复合而成的复合因素）的 2 个个体之间交叉实施，则称为两处理二阶段配对交叉设计。

二、统计分析方法

设现有一二阶段交叉设计一元定量资料，观测指标的取值记为 y_{ijk}，i 代表试验因素水平，j 代表行区组因素（一般为个体号）水平，k 代表列区组因素水平（一般为测量阶段），试验因素水平 i 和列区组因素水平 k 取值只能是 1 或 2，行区组因素水平 j 取值范围为 1，2，…，n，其资料表达的标准型见表4-9。当然，由于二阶段交叉设计的特点，确定行区组因素和列区组因素的水平即可找到观测值，因此观测指标 y 的下标一般指定 j 和 k 即可。

表4-9　二阶段交叉设计一元定量资料的标准型

个体号	试验因素 C 及观测指标（计量单位）		
	测量阶段：	1	2
1		C_2（　）	C_1（　）
2		C_1（　）	C_2（　）
⋮		⋮	⋮
n		C_1（　）	C_2（　）

注：表内试验因素 C 及其下标仅为示意试验设计而列出，不代表实际资料可按此顺序分配处理。

下面给出二阶段交叉设计一元定量资料方差分析表，见表9-10。

表4-10　二阶段交叉设计定量资料一元方差分析表

变异来源	SS	DF	MS	F
处理	$SS_{处理}$	1	$SS_{处理}/1$	$MS_{处理}/MS_{误差}$
阶段	$SS_{阶段}$	1	$SS_{阶段}/1$	$MS_{阶段}/MS_{误差}$
个体	$SS_{个体}$	$n-1$	$SS_{个体}/(n-1)$	$MS_{个体}/MS_{误差}$
误差	$SS_{误差}$	$n-2$	$SS_{误差}/(n-2)$	
总变异	$SS_{总}$	$2n-1$		

其中，各统计量的计算公式如下：

$$SS_{总} = \sum_{i=1}^{2} \sum_{j=1}^{n} \sum_{k=1}^{2} y_{ijk}^2 - \frac{y_{...}^2}{2n}$$

$$SS_{处理} = \frac{1}{n} \sum_{i=1}^{2} y_{i..}^2 - \frac{y_{...}^2}{2n}$$

$$SS_{个体} = \frac{1}{2} \sum_{j=1}^{n} y_{.j.}^2 - \frac{y_{...}^2}{2n}$$

$$SS_{阶段} = \frac{1}{n} \sum_{k=1}^{2} y_{..k}^2 - \frac{y_{...}^2}{2n}$$

$$SS_{误差} = SS_{总} - SS_{处理} - SS_{个体} - SS_{阶段}$$

其中，

$$y_{...} = \sum_{i=1}^{2} \sum_{j=1}^{n} \sum_{k=1}^{2} y_{ijk} \qquad y_{i..} = \sum_{j=1}^{n} y_{ij.}$$

$$y_{.j.} = \sum_{k=1}^{2} y_{.jk} \qquad y_{..k} = \sum_{j=1}^{n} y_{.jk}$$

三、实例分析

【例 4-5】 为了研究布洛芬糖浆剂（A）和片剂（B）的药代动力学和生物利用度，对 8 例健康男性志愿者（年龄、体重相近）进行二阶段随机交叉试验，交叉试验间隔时间为 1 周，于服药后 1 h 测试血药浓度。具体的设计和结果如表 4-11 所示。

表 4-11　8 例健康志愿者体内布洛芬糖浆剂（A）和片剂（B）2 种剂型的血药浓度 [μg/(ml·h)]

受试者	制剂类型（血药浓度）	
	第一阶段	第二阶段
1	B (14.1)	A (43.3)
2	B (30.1)	A (43.1)
3	B (22.7)	A (57.9)
4	A (44.4)	B (26.1)
5	B (6.5)	A (28.1)
6	A (43.9)	B (43.5)
7	A (45.3)	B (36.1)
8	A (52.6)	B (57.5)

【分析】 该试验中 2 种处理按指定顺序施加于所有受试对象，共分为 2 个阶段进行，每个阶段接受一种处理。受试对象被随机分为 2 组：一组受试对象施加 2 种剂型的顺序为 "AB"；另外一组施加 2 种剂型的顺序为 "BA"。而血药浓度是一个定量的观测指标，因此，该资料属于两处理二阶段成组交叉设计定量资料，可以采用相应的方差分析来处理。

【SAS 程序】　见 tjfx4_6。

```
data tjfx4_6;
  do sub = 1 to 8;
    do stage = 1 to 2;
      input drug $ value @@;
      output;
    end;
  end;
cards;
B 14.1    A 43.3
B 30.1    A 43.1
B 22.7    A 57.9
A 44.4    B 26.1
B 6.5     A 28.1
```

```
A 43.9    B 43.5
A 45.3    B 36.1
A 52.6    B 57.5
;
run;
ods html;
proc anova;
  class sub stage drug;
  model value = sub stage drug;
quit;
ods html close;
```

　　程序说明：程序分为数据步和过程步。数据步，建立 SAS 数据集 a，利用 2 个 do→end 循环语句分别指定受试对象（Sub）和试验阶段（Stage）及其取值范围，用 input 语句输入变量药物剂型（Drug）和血药浓度（Value），并输入原始数据（$ 表示变量格式为字符型）；过程步，anova 过程要求对资料进行方差分析，class 语句用于指定分组变量（自变量），model 语句用于指定方差分析的模型：等号左边指定因变量，等号右边指定自变量。ods html 和 ods html close 语句用于把程序运行结果保存成网页格式。

　　SAS 结果及解释：

Source	DF	Sum of squares	Mean square	F value	Pr > F
Model	9	3001.560000	333.506667	6.80	0.0150
Error	6	294.220000	49.036667		
Corrected total	15	3295.780000			

R-square	Coeff var	Root MSE	Value mean
0.910728	18.82424	7.002619	37.20000

　　以上是模型的基本信息，$F = 6.80$、$P = 0.0150$（$P < 0.05$），说明整体上用此方差分析模型拟合此资料有统计学意义。

Source	DF	Anova SS	Mean square	F value	$Pr > F$
Sub	7	1710. 310000	244. 330000	4. 98	0. 0342
Stage	1	361. 000000	361. 000000	7. 36	0. 0350
Drug	1	930. 250000	930. 250000	18. 97	0. 0048

以上是分别对各分组因素进行假设检验的结果，可以看出：药剂（drug）因素对应的统计量 $F = 18.97$、$P = 0.0048$（$P < 0.05$），差异具有统计学意义；个体差异（Sub）和试验阶段（Stage）两个因素对应的统计量分别为 $F = 4.98$、$P = 0.0342$（$P < 0.05$）和 $F = 7.36$、$P = 0.0350$（$P < 0.05$），差异也均具有统计学意义。

专业结论：根据以上统计学分析结果，A、B 两种药物剂型血药浓度均值在总体上差别具有统计学意义，尚不能认为 2 种剂型的生物利用度相同。

第五节　重复测量设计定量资料统计分析

一、设计类型简介

重复测量设计是在不同条件下，从同一受试对象身上重复获得某指标观测值的一种试验设计类型。这里所说的"在不同条件下"，通常是指"时间因素"取不同水平；有时也指受试者身上的几个"对称部位"或具有可比性的不同部位；有时也指"时间因素"和"对称部位"的各种水平组合。如果"不同条件"仅与一个因素有关，就叫做"具有一个重复测量的 M 因素设计"；如果"不同条件"与两个因素的水平组合有关，就叫做"具有两个重复测量的 M 因素设计"。这里的 M 因素指试验中涉及的全部试验因素的个数，包括与重复测量有关的试验因素。

重复测量设计的一个突出特点是测自同一受试对象的多个数据之间通常具有不等的相关性，即间隔越近的数据相关性越强，反之亦然。

二、统计分析方法

重复测量设计定量资料统计分析方法很多，在资料满足正态性、方差齐性和球对称性的前提下，可采用相应具体设计类型的一元方差分析，若资料不满足球对称性要求，可选用校正的一元方差分析、多元方差分析或混合效应模型等进行分析。具有一个重复测量的单因素设计定量资料在满足正态性、方差齐性和球对称性的前提下（或不满足球对称性条件但 F 值 $> > F_{临界值}$），可视为随机区组设计的理想化情况，采用随机区组设计定量资料的方差分析。

其实，多元方差分析是一元方差分析的扩展。它是同时对多个结果变量进行方差分析，累计多个结果变量的信息从而得出统一的结论。它着重分析受试对象在多个结果变量基础上的整体信息，而不是个别结果变量的单独信息。当我们把重复测量资料在 p 个观测时间点或观测部位上获得的结果变量的观测值看成 p 个结果变量时，它就是一种多元定量资料。

因此，采用多元定量资料方差分析模型来分析重复测量设计定量资料不存在理论问题。从对 I 型错误的控制来看，多元方差分析和校正的一元方差分析不存在孰优孰劣的问题。从对 II 型错误的控制来看，如果协方差矩阵满足球对称性条件，校正自由度的定量资料一元方差分析方法检验效能较高。当协方差矩阵不满足球对称性条件时，情况较为复杂。有研究表明，在其他条件相等的情况下，多元方差分析较一元方差分析在检验效能上具有优势，但这种优势随观察例数的减少而下降，随观察例数的增加而上升。有学者建议：如果观察例数小于 $p+10$（p 为重复测量的重测点数）时，采用自由度校正的一元方差分析为宜；反之，采用多元方差分析较好。

由于重复测量设计定量资料一元方差分析要求资料满足球对称性条件，限制了其使用场合，而多元方差分析把握度相对来说较低，统计结果不好解释，所以目前处理重复测量设计定量资料多采用混合效应模型的方法。

重复测量设计定量资料因其独特的特点决定了其资料的表达必须将测自同一受试对象的多个数据记录在一行上，从而避免因未能准确呈现资料本质而导致的统计分析方法的误用。设现有具有一个重复测量的两因素设计定量资料，重复测量因素为 B（含 k 个水平），非重复测量因素为 A（含 n 个水平），其资料表达的标准型见表4-12。

表4-12　具有一个重复测量的两因素设计定量资料表达的标准型

受试者 编号	处理A	观测指标（单位）			
		重测因素 B：	B_1	B_2	…	B_k
1	A_1		X	X	…	X
2	A_1		X	X	…	X
…	…		X	X	…	X
m	A_1		X	X	…	X
$m+1$	A_2		X	X	…	X
$m+2$	A_2		X	X	…	X
…	…		X	X	…	X
$2m$	A_2		X	X	…	X
…	…		X	X	…	X
mn	A_n		X	X	…	X

三、实例分析

【例4-9】　研究者为了探索热疗对纤维肉瘤的抑瘤作用，选取雄性昆明鼠20只，体重 18～20g，每只鼠于后肢股部皮下接种 0.2ml S180 鼠纤维肉瘤细胞悬液，然后用加热对小鼠进行试验干预，于 6h、30h、54h 取材，检测细胞的凋亡指数。结果见表4-13。请进行合适的统计分析。

表 4-13　不同观测时间点下小鼠纤维肉瘤细胞凋亡指数（$n=20$）

小鼠	6h	30h	54h
1	0.0722	0.0548	0.0167
2	0.0812	0.0631	0.0202
3	0.0725	0.0590	0.0175
4	0.0732	0.0595	0.0177
5	0.0666	0.0503	0.0163
6	0.0645	0.0450	0.0162
7	0.0578	0.0432	0.0161
8	0.0543	0.0337	0.0151
9	0.0525	0.0326	0.0148
10	0.0742	0.0612	0.0178
11	0.0840	0.0666	0.0204
12	0.0576	0.0384	0.0155
13	0.0749	0.0614	0.0181
14	0.0710	0.0507	0.0166
15	0.0513	0.0301	0.0129
16	0.0889	0.0785	0.0215
17	0.0552	0.0378	0.0154
18	0.0777	0.0631	0.0199
19	0.0773	0.0624	0.0190
20	0.0864	0.0773	0.0211

　　【分析】　对每一个小鼠来说，在 3 个时间点上分别被测量其细胞凋亡指数的值，说明因素"观测时间"是一个重复测量因素，由于未涉及其他因素，因而该资料是具有一个重复测量的单因素设计定量资料，应选用与其设计类型相对应的方差分析来处理数据。

　　【SAS 程序】　见 tjfx4_7。

```
data tjfx4_7;                        /*1*/
  do mouse = 1 to 20;
  input t6 t30 t54 @@;
  output;
  end;
  cards;
0.0722  0.0548  0.0167
0.0812  0.0631  0.0202
0.0725  0.0590  0.0175
0.0732  0.0595  0.0177
0.0666  0.0503  0.0163
0.0645  0.0450  0.0162
0.0578  0.0432  0.0161
0.0543  0.0337  0.0151
0.0525  0.0326  0.0148
0.0742  0.0612  0.0178
0.0840  0.0666  0.0204
0.0576  0.0384  0.0155
0.0749  0.0614  0.0181
0.0710  0.0507  0.0166
0.0513  0.0301  0.0129
0.0889  0.0785  0.0215
0.0552  0.0378  0.0154
0.0777  0.0631  0.0199
0.0773  0.0624  0.0190
0.0864  0.0773  0.0211
;
run;
ods html;
proc glm;                            /*2*/
  model t6 t30 t54 = /nouni;
  repeated time 3 (6 30 54) /summary printe;
run;
data a;                              /*3*/
  set tjfx4_6;
  y = t6;  time = 6;  output;
  y = t30;  time = 30;  output;
  y = t54;  time = 54;  output;
drop t6 t30 t54;
run;

proc glm;                            /*4*/
  class mouse time;
  model y = mouse time/ss3;
run;
proc mixed;                          /*5*/
  class mouse time;
  model y = time;
  repeated/type = VC sub = mouse;
RUN;
proc mixed;                          /*6*/
  class mouse time;
  model y = time;
  repeated/type = CS sub = mouse;
run;
proc mixed;                          /*7*/
  class mouse time;
  model y = time;
  repeated/type = UN sub = mouse;
run;
proc mixed;                          /*8*/
  class mouse time;
  model y = time;
  repeated/type = AR (1) sub = mouse;
run;
proc mixed;                          /*9*/
  class mouse time;
  model y = time;
  repeated/type = SP (POW) (time) sub = mouse;
run;
ods html close;
```

SAS 程序中第 1 步为建立数据集,mouse 代表"小鼠编号",t6 t30 t54 分别代表 3 个时间点获得的观测指标"细胞凋亡指数"的值。第 2 步是调用 glm 过程进行单因素重复测量设计定量资料一元方差分析和多元方差分析，其中 model 语句 "/" 后的 nouni 用来指明不要将 t6 t30 t54 看成 3 个相互独立的结果变量进行方差分析，repeated 语句用来指定与重复测量有关的因素及其水平数，并对资料进行一元方差分析和多元方差分析。在进行一元方差分析时，必须对协方差阵进行球对称性检验，这只需在 repeated 语句 "/" 后加上 printe 即可，选项 summary 可输出方差分析表。第 3 步为调整数据集，将原本单独成列的 t6 t30 t54 转换成变量 time 的 3 个水平，并将其取值全部赋给变量 y，后面几步均针对此新产生的数据集 a 进行分析。第 4 步对新数据集 a 进行随机区组设计定量资料的方差分析。第 5、6、7、8、9 步分别调用 mixed 过程，采用 VC、CS、UN、AR（1）、SP（POW）五种协方差结构模型对资料进行方差分析。其中，SP（POW）模型在使用时要求将 "repeated/type = sp（pow）（c-list）" 语句中 "c-list" 替换成重复测量因素的名称，但此重复测量因素应为数值型变量。本例中，重复测量因素为观测时间，其包含 3 个水平（6、30、54h），属数值型变量，故可选用 SP（POW）模型。若某重复测量因素为定性变量（如部位等）或虽可视作定量变量但水平数较少（如小于等于 3）时，是不适宜选用此模型的。此外，定量的重复测量因素在赋值时应以其真实水平代入，如本例的观测时间就不适合以 1、2、3 代替真实水平 6、30、54h。

SAS 结果及解释：

Sphericity Tests

Variables	DF	Mauchly's Criterion	Chi-Square	Pr > ChiSq
Transformed Variates	2	0.0417543	57.167171	<.0001
Orthogonal Components	2	0.1135703	39.156005	<.0001

The GLM Procedure
Repeated Measures Analysis of Variance
JZUnivariate Tests of Hypotheses for Within Subject Effects

Source	DF	Type III SS	Mean Square	F Value	Pr > F	Adj Pr > F G - G	Adj Pr > F H - F
time	2	0.02857669	0.01428835	346.77	<0.0001	<0.0001	<0.0001
Error（time）	38	0.00156577	0.00004120				

Greenhouse-Geisser Epsilon	0.5301
Huynh-Feldt Epsilon	0.5352

这是输出结果的第一部分，是第一个 glm 过程产生的具有一个重复测量的单因素设计定量资料一元方差分析的结果。首先给出的是对协方差阵进行球对称性检验的结果，由 $P < 0.0001$ 可知，此资料不满足球对称性条件，因而在查看方差分析结果时，应查看校正后的 P 值。本资料采用 Greenhouse-Geisser 和 Huynh-Feldt 校正后的 P 值均小于 0.0001，说明

各时间点上测得的小鼠细胞凋亡指数的差异存在统计学意义。当协方差矩阵为球性时，$\hat{\varepsilon}$（Epsilon）等于 1，$\hat{\varepsilon}$ 越大，说明协方差矩阵越接近球性。Huynh-Feldt 法校正的 $\hat{\varepsilon}$ 取值可能大于 1，当 $\hat{\varepsilon} > 1$ 时，取 $\hat{\varepsilon} = 1$。

MANOVA Test Criteria and Exact F Statistics for the Hypothesis of no time Effect

H = Type III SSCP Matrix for time

E = Error SSCP Matrix

S = 1 M = 0 N = 8

Statistic	Value	F Value	Num DF	Den DF	Pr > F
Wilks' Lambda	0.00586409	1525.77	2	18	< 0.0001
Pillai's Trace	0.99413591	1525.77	2	18	< 0.0001
Hotelling-Lawley Trace	169.52951096	1525.77	2	18	< 0.0001
Roy's Greatest Root	169.52951096	1525.77	2	18	< 0.0001

这是输出结果的第二部分，是第一个 glm 过程产生的单因素多水平设计定量资料多元方差分析的结果。分别给出了 Wilks' Lambda、Pillai's Trace、Hotelling-Lawley Trace、Roy's Greatest Root 四个检验统计量，它们都是从离均差平方和矩阵的特征根推导出来的，都是特征根的函数，彼此密切相关。当结果变量的第一个即最大特征根完全解释了所有变异时，四个统计量对应的 F 值相等，并精确服从 F 分布。否则，这四个统计量所对应的 F 值不相等且只是近似服从 F 分布。在多元方差分析中，通常用 Wilks' Lambda 进行统计学推断。由上述结果可知：$P < 0.0001$，所以各时间点上测得的细胞凋亡指数均值之间的差异具有统计学意义。

The GLM Procedure

Repeated Measures Analysis of Variance

Analysis of Variance of Contrast Variables

time_ N represents the contrast between the nth level of time and the last

Contrast Variable：time_1

Source	DF	Type III SS	Mean Square	F Value	Pr > F
Mean	1	0.05454901	0.05454901	607.38	< 0.0001
Error	19	0.00170640	0.00008981		

Contrast Variable：time_2

Source	DF	Type III SS	Mean Square	F Value	Pr > F
Mean	1	0.02591280	0.02591280	177.98	< 0.0001
Error	19	0.00276631	0.00014560		

这是输出结果的第三部分，是第一个 glm 过程产生的前两个时间点与最后一个时间点（第 3 个时间点）小鼠细胞凋亡指数两两比较的结果。可见，两两比较的差异均有统计学意义。当然，repeated 语句默认的是各时间点与最后一个时间点进行比较。其实，在此语句中，可设置以某个组作为对照组，其他各组与之进行比较。如本资料，欲比较各时间点与第 1 个时间点上左室舒张末期内径之间的差异有无统计学意义，将"repeated time 3（6 30 54）/summary printe；"改为"repeated time 3（6 30 54）contrast（1）/summary printe；"即可，即添加 contrast 选项，并在其后的括号内规定何为对照组。

The GLM Procedure

Dependent Variable：y

Source	DF	Sum of Squares	Mean Square	F Value	Pr > F
Model	21	0.03356444	0.00159831	38.79	< 0.0001
Error	38	0.00156577	0.00004120		
Corrected Total	59	0.03513021			

R-Square	Coeff Var	Root MSE	y Mean
0.955430	13.70230	0.006419	0.046847

Source	DF	Type III SS	Mean Square	F Value	Pr > F
mouse	19	0.00498775	0.00026251	6.37	< 0.0001
time	2	0.02857669	0.01428835	346.77	< 0.0001

这是输出结果的第四部分，是第二个 glm 过程产生的随机区组设计定量资料一元方差分析的结果。由方差分析结果可以看出：$F = 346.77$，$P < 0.0001$，说明不同时间点上测得的细胞凋亡指数均值之间的差异具有统计学意义。这个方差分析的结果与具有一个重复测量的单因素设计定量资料一元方差分析结果一致，这是因为资料虽然不满足球对称性条件但 F 值 $>> F_{临界值}$，即采用具有一个重复测量的单因素设计定量资料一元方差分析和随机区组设计定量资料一元方差分析处理单因素重复测量设计定量资料结果一致的两种情况之一。

Fit Statistics

– 2 Res Log Likelihood	– 346.3
AIC（smaller is better）	– 344.3
AICC（smaller is better）	– 344.2
BIC（smaller is better）	– 343.3

Type 3 Tests of Fixed Effects

Effect	Num DF	Den DF	F Value	Pr > F
time	2	38	124.27	< 0.0001

这是采用 VC（方差分量型）协方差结构模型进行混合效应模型分析的输出结果。

Fit Statistics

-2 Res Log Likelihood	-369.6
AIC (smaller is better)	-365.6
AICC (smaller is better)	-365.4
BIC (smaller is better)	-363.6

Type 3 Tests of Fixed Effects

Effect	Num DF	Den DF	F Value	Pr > F
time	2	38	346.77	< 0.0001

这是采用 CS（复合对称型）协方差结构模型进行混合效应模型分析的输出结果。

Fit Statistics

-2 Res Log Likelihood	-504.6
AIC (smaller is better)	-492.6
AICC (smaller is better)	-490.9
BIC (smaller is better)	-486.6

Type 3 Tests of Fixed Effects

Effect	Num DF	Den DF	F Value	Pr > F
time	2	19	1610.53	< 0.0001

这是采用 UN（无结构型）协方差结构模型进行混合效应模型分析的输出结果。

Fit Statistics

-2 Res Log Likelihood	-374.0
AIC (smaller is better)	-370.0
AICC (smaller is better)	-369.7
BIC (smaller is better)	-368.0

Type 3 Tests of Fixed Effects

Effect	Num DF	Den DF	F Value	Pr > F
time	2	38	253.12	<0.0001

这是采用 AR（1）（一阶自回归型）协方差结构模型进行混合效应模型分析的输出结果。

Fit Statistics

−2 Res Log Likelihood	−374.0
AIC（smaller is better）	−370.0
AICC（smaller is better）	−369.7
BIC（smaller is better）	−368.0

Type 3 Tests of Fixed Effects

Effect	Num DF	Den DF	F Value	Pr > F
time	2	38	253.12	<0.0001

这是采用 SP（POW）（空间幂相关型）协方差结构模型进行混合效应模型分析的输出结果。

以上是采用 mixed 过程进行混合效应模型分析的结果。这里给出了模型的拟合信息和固定效应假设检验的结果。通常关注的是固定效应假设检验的结果，但从上面的结果中可以看出，采用不同的协方差结构模型得出的固定效应假设检验的结果是不完全相同的，其中 glm 过程计算出来的结果与 CS 协方差结构模型（采用 REML 即约束最大似然估计法）得出的结果是相同的，它是最简单的模型。那么，采用这 5 种协方差结构模型计算所得的结果中应以哪个结果为准呢？这就是模型选择的问题了。

通常情况下，可以 Akaike 的信息准则 AIC 值或 Schwarz 的信息准则 BIC（或叫 SBC）值来选择协方差结构模型。AIC 值和 BIC 值越小，协方差结构模型拟合越好；若两个协方差结构模型拟合的 AIC 值和 BIC 值接近，还可参考-2LogL（-2 Res Log Likelihood）的数值，小者为优。若两个协方差结构模型分别包含 $q+v$ 和 q 个参数时，可用这两个 −2 倍的对数似然函数值构造出似然比统计量，采用 χ^2 检验进行推断，见公式（4-27）。若似然比统计量对应的 P 值大于设定的临界值，则两个协方差结构模型对资料的拟合效果之间的差异无统计学意义，此时可选择参数个数较少的那个协方差结构模型。若似然比统计量对应的 P 值小于设定的临界值，则两个协方差结构模型对资料的拟合效果之间的差异有统计学意义，此时可选择 −2 倍的对数似然函数值（-2LogL）较小的那个协方差结构模型。

$$\chi_v^2 = -2\log L_q - (-2\log L_{q+v}) \tag{4-2}$$

式中 χ_v^2 服从自由度为 v 的 χ^2 分布，$-2\log L_q$ 和 $-2\log L_{q+v}$ 分别为含 q 和 $q+v$ 个协方差参数的模型的 −2 倍的对数似然函数值。

现将本资料输出结果的模型拟合信息部分的主要内容汇总在表4-14中,以利于比较。

表4-14   用5种类型的协方差结构模型拟合本资料的拟合效果比较

判断准则	类型:	VC	CS	UN	AR (1)	SP (POW)
AIC		−344.3	−365.6	−492.6	−370.0	−370.0
BIC		−343.3	−363.6	−486.6	−368.0	−368.0
-2logL		−346.3	−369.6	−504.6	−374.0	−374.0

注:各模型中待估计的协方差结构中参数的个数依次为:1、2、6、2、2。

由上面的结果可知:采用 UN 协方差结构模型拟合本资料效果较好,因为评价拟合效果的三个准则中这两个模型对应的值较小。

根据以上输出结果,采用 UN 协方差结构模型进行拟合,其中 $F = 1610.53$,$P < 0.0001$。说明不同时间点上测得的细胞凋亡指数均值之间的差异存在统计学意义,即观测时间不同对细胞凋亡指数的值有影响,具体来说,热疗处理后观测时间点越久对应的细胞凋亡指数越小。

【例4-11】   研究者观察骨疏康冲剂与钙剂联合应用治疗绝经后骨质疏松症的效果,将62名绝经妇女随机分为骨疏康冲剂加钙剂联合用药组、单用骨疏康冲剂组和单用钙剂组。分别于治疗前、治疗后3个月和6个月观察患者临床症状并打分。结果如下所示,试作适当的统计分析。

联合用药组的骨质疏松常见临床症状积分为:

患者编号	1	2	3	4	5	6	7	8	9	10	11	12
治疗前	5.34	4.74	4.38	4.65	4.65	4.74	5.02	4.47	4.75	4.92	5.23	4.67
治疗3个月	3.60	3.24	2.82	3.11	3.10	3.17	3.46	2.86	3.26	3.39	3.53	3.13
治疗6个月	2.84	2.45	1.96	2.28	2.27	2.41	2.66	2.16	2.55	2.61	2.69	2.32

患者编号	13	14	15	16	17	18	19	20	21	22	23
治疗前	4.88	4.54	4.26	4.90	4.74	4.53	4.74	4.40	4.98	4.51	4.67
治疗3个月	3.34	3.00	2.76	3.34	3.14	2.91	3.17	2.83	3.42	2.88	3.12
治疗6个月	2.58	2.22	1.96	2.60	2.37	2.20	2.37	2.02	2.62	2.17	2.31

单用骨疏康组的骨质疏松常见临床症状积分为:

患者编号	1	2	3	4	5	6	7	8	9	10	11	12
治疗前	4.59	4.49	4.63	4.92	4.74	4.51	4.42	4.92	4.67	4.75	4.89	4.58
治疗3个月	3.14	2.90	3.17	3.50	3.29	2.99	2.83	3.46	3.24	3.31	3.34	3.08
治疗6个月	3.13	2.93	3.20	3.51	3.28	2.97	2.93	3.48	3.23	3.30	3.40	3.12

患者编号	13	14	15	16	17	18	19	20
治疗前	4.85	4.90	5.11	4.52	4.90	4.66	4.68	4.27
治疗3个月	3.34	3.43	3.51	3.03	3.42	3.22	3.27	2.70
治疗6个月	3.36	3.45	3.65	3.11	3.41	3.21	3.24	2.71

单用钙剂组的骨质疏松常见临床症状积分为：

患者编号	1	2	3	4	5	6	7	8	9	10	11	12
治疗前	4.87	4.65	4.75	5.01	4.65	4.39	4.93	4.86	5.03	4.65	4.95	4.92
治疗3个月	4.58	4.29	4.41	4.79	4.32	4.24	4.62	4.52	4.85	4.30	4.65	4.62
治疗6个月	4.70	4.30	4.57	4.86	4.52	4.27	4.82	4.69	4.91	4.31	4.86	4.81

患者编号	13	14	15	16	17	18	19
治疗前	5.24	4.79	4.75	4.91	4.83	4.77	4.65
治疗3个月	4.89	4.45	4.37	4.58	4.49	4.42	4.32
治疗6个月	5.13	4.65	4.56	4.75	4.67	4.61	4.54

【分析】　该试验涉及两个因素，一是用药种类因素，它有三个水平（实际上涉及两个因素，即两种药"用否"，但由于对照不全无法分析药物交互作用，这里只能当做一个试验因素来处理）；二是时间因素，由于各时间点上是对相同患者进行的重复观测，时间便成为一个重复测量因素。因此，该资料属于具有一个重复测量的两因素设计定量资料。

SAS 程序见【tjfx4_8】。

```
data tjfx4_8;                            /*1*/
  do drug = 1 to 3;
  input n @@;
  do patient = 1 to n;
  do time = 1 to 3;
  input y @@; output;
  end;  end;  end;
  cards;
23
5.34    3.60    2.84
4.74    3.24    2.45
4.38    2.82    1.96
4.65    3.11    2.28
4.65    3.10    2.27
4.74    3.17    2.41
5.02    3.46    2.66
4.47    2.86    2.16
4.75    3.26    2.55
4.92    3.39    2.61
5.23    3.53    2.69
4.67    3.13    2.32
4.88    3.34    2.58
4.54    3.00    2.22
4.26    2.76    1.96
4.90    3.34    2.60
4.74    3.14    2.37
4.53    2.91    2.20
4.74    3.17    2.37
4.40    2.83    2.02
4.98    3.42    2.62
4.51    2.88    2.17
4.67    3.12    2.31
20
4.59    3.14    3.13
4.49    2.90    2.93
4.63    3.17    3.20
4.92    3.50    3.51
4.74    3.29    3.28
4.51    2.99    2.97
4.42    2.83    2.93
4.92    3.46    3.48
4.67    3.24    3.23
4.75    3.31    3.30
4.89    3.34    3.40
```

```
proc mixed data = tjfx4_8;               /*2*/
  class drug patient time;
  model y = drug | time;
  repeated/type = VC
sub = patient（drug）;
  ods output fitstatistics = a;
  ods output dimensions = a1;
run;
proc mixed data = tjfx4_8;               /*3*/
  class drug patient time;
  model y = drug | time;
  repeated/type = CS
sub = patient（drug）;
  ods output fitstatistics = b;
  ods output dimensions = b1;
run;
proc mixed data = tjfx4_8;               /*4*/
  class drug patient time;
  model y = drug | time;
  repeated/type = UN
sub = patient（drug）;
  ods output fitstatistics = c;
  ods output dimensions = c1;
run;
proc mixed data = tjfx4_8;               /*5*/
  class drug patient time;
  model y = drug | time;
  repeated/type = AR（1）
sub = patient（drug）;
  ods output fitstatistics = d;
  ods output dimensions = d1;
run;
% MACRO SHUJU（dataset, y）;              /*6*/
data &dataset;
  set &dataset;
  &y = value;
  drop value;
run;
% MEND SHUJU;
% SHUJU（a, VC）    % SHUJU（b, CS）
% SHUJU（c, UN）    % SHUJU（d, AR1）
% SHUJU（a1, VC）    % SHUJU（b1, CS）
% SHUJU（c1, UN）    % SHUJU（d1, AR1）
data e;                                  /*7*/
```

4.58	3.08	3.12	merge a b c d;
4.85	3.34	3.36	run;
4.90	3.43	3.45	data e1;　　　　　/*8*/
5.11	3.51	3.65	merge a1 b1 c1 d1;
4.52	3.03	3.11	run;
4.90	3.42	3.41	ods html;
4.66	3.22	3.21	proc print data = e;　　/*9*/
4.68	3.27	3.24	format _numeric_ 5.1;
4.27	2.70	2.71	run;
19			proc print data = e1;　　/*10*/
4.87	4.58	4.70	run;
4.65	4.29	4.30	ods html close;
4.75	4.41	4.57	
5.01	4.79	4.86	
4.65	4.32	4.52	
4.39	4.24	4.27	
4.93	4.62	4.82	
4.86	4.52	4.69	
5.03	4.85	4.91	
4.65	4.30	4.31	
4.95	4.65	4.86	
4.92	4.62	4.81	
5.24	4.89	5.13	
4.79	4.45	4.65	
4.75	4.37	4.56	
4.91	4.58	4.75	
4.83	4.49	4.67	
4.77	4.42	4.61	
4.65	4.32	4.54	
;			
run;			

　　SAS 程序中第 1 步为建立数据集，drug 代表"药物种类"，time 代表"观测时间"，patient 代表"患者个体"，y 代表观测指标"骨质疏松临床症状评分"。第 2、3、4、5 步分别调用 mixed 过程，采用 VC、CS、UN、AR（1）四种协方差结构模型对资料进行方差分析。第 6 步为建立宏 SHUJU，以实现对数据集中已有变量 value 的更名。第 7、8 步均用来实现对不同数据集的横向合并。第 9、10 步均用来将数据集中的内容输出到 output 窗口中去。第 2、3、4、5 步所用语句基本相同，仅在"type ="后的选项不同，4 个过程分别指定了 4 种协方差结构模型。mixed 过程中 repeated 语句用来规定个体的重复测量的协方差结构，"/"后的 sub（也可写为 subject）用来指定数据集中的个体，若不含有分组因素，直接在"sub ="后面给出受试对象个体变量名称即可，如程序 tjfx4_6；若含有分组因素，则在

"sub ="后面给出受试对象个体变量名称的同时，还需在后面加注"（　）"，括号内填入分组变量名称，如程序 tjfx4_8。在调用 mixed 过程进行方差分析时，使用了两个 ods（output delivery system）语句，分别用来将模型拟合的有关信息（fitstatistics）和模型维度有关参数（dimensions）输出。

　　SAS 结果及其解释：

Obs	Descr	VC	CS	UN	AR1
1	-2 Res Log Likelihood	3.5	−331	−334	−320
2	AIC（smaller is better）	5.5	−327	−322	−316
3	AICC（smaller is better）	5.5	−327	−321	−316
4	BIC（smaller is better）	7.6	−322	−309	−312

Obs	Descr	VC	CS	UN	AR1
1	Covariance Parameters	1	2	6	2
2	Columns in X	16	16	16	16
3	Columns in Z	0	0	0	0
4	Subjects	62	62	62	62
5	Max Obs Per Subject	3	3	3	3

　　这是上述程序中 ods 输出的结果。首先给出了 4 种协方差结构模型拟合本资料的有关情况，然后给出了协方差阵的有关信息（Covariance Parameters 表示模型中待估计的协方差结构中参数的个数）。比较 4 种模型拟合资料情况的 AIC、BIC 数值，可认为 CS 模型拟合资料较好。

Type 3 Tests of Fixed Effects

Effect	Num DF	Den DF	F Value	Pr > F
drug	2	59	170.94	< 0.0001
time	2	118	17868.5	< 0.0001
drug * time	4	118	3823.31	< 0.0001

　　由上述结果可知：观测时间（time）、用药种类以及用药种类与时间的交互作用（drug * time）均有统计学意义。

　　欲得出各均数之间两两比较的结果，可将原程序中所有过程步删除，换上以下过程步：

```
ods html;
proc mixed data = tjfx4_8;
    class drug patient time;
    model y = drug | time/ddfm = sat;
```

```
        repeated／type = vc sub = patient（drug）；
        lsmeans drug * time/diff；
    run；
    ods html close；
```

运行结果略。

综合上述统计分析结果可知：观测时间（time）、用药种类以及用药种类与时间的交互作用（drug * time）均有统计学意义。即不同观测时间、不同用药种类对骨质疏松临床症状评分均有影响。

参 考 文 献

1. 胡良平. 现代统计学与 SAS 应用. 北京：军事医学科学出版社，1996：79 – 145.

2. 胡良平. 统计学三型理论在试验设计中的应用. 北京：人民军医出版社，2006：64 – 132.

3. 胡良平. 医学统计学—运用三型理论分析定量与定性资料. 北京：人民军医出版社，2009：101 – 142.

4. 钟红刚，刘卫华，卜海滨，等. 家兔胫骨的三点弯测试. 中国骨伤，2008，21（2）：103 – 105.

5. 王颖，陈晓亮. 外源性腺苷对大鼠急性脊髓损伤后运动诱发电位和后肢运动功能的影响. 中国骨肿瘤骨病，2005，4（5）：297 – 299.

6. 李龙，周忠启，曾家顺. RANKL 在佐剂性关节炎大鼠滑膜中的表达及亚砷酸对其影响. 中国骨伤，2007，20（5）：292 – 294.

7. 张莉，鲁力，李楠，等. 丹参对骨骼肌缺血再灌注损伤低氧诱导因子 – 1 αmRNA 表达和血液流变学的影响. 中国骨伤，2007，20（5）：298 – 301.

8. 李峻辉，吴亚玲，叶建红，等. 活血化瘀中药联合血管内皮生长因子基因转移促进股骨头坏死处新生血管形成的试验研究. 中国骨伤，2007，20（6）：391 – 393.

9. 王润玲，董伟林，封春梅，等. 布洛芬糖浆剂药动学及相对生物利用度. 中国药学杂志，1997，32（10）：601 – 602.

10. 王国文，崔亚利，曲国藩，等. 热疗对纤维肉瘤 S180 株的抑瘤作用及其生物学机制. 中国骨肿瘤骨病，2006，5（1）：20 – 22.

第五章　单因素设计定性资料统计分析

定性资料根据试验设计类型可以分为单因素设计和多因素设计两类。定性资料统计分析的关键是：正确辨识试验设计类型、结合统计分析目的、检查统计方法应用的前提条件。本章主要介绍单因素设计定性资料的统计分析方法。

第一节　单组设计定性资料统计分析

单组设计是指所有受试对象都在同一观测组，未设立其他试验组和对照组的一种设计。这时，必须与给定的总体率（理论值、标准值或大量观察所得的稳定值等）比较，才能进行假设检验，从而得到样本所代表的总体率与已知总体率之间的差别是否具有统计学意义的结论。

【例5-1】　为了评价一种新的治疗浮肘的手术方法（内、外固定加中药疗法），共对26名浮肘患者进行了治疗，结果有25例有效，1例无效，假定临床上普遍采用的标准手术方法治愈率约为95%，试比较新方法与标准方法的治疗效果。

【分析】　该资料所有观测对象均在一个组中，给定了率的标准值，观测指标是定性的二值变量，因此它属于单组设计二值定性资料。可以用二项检验对数据进行统计处理。

下面用 SAS 软件编程法进行分析，程序名为【tjfx5_1】：

```
DATA tjfx5_1;                          PROC FREQ;
   INPUT GROUP COUNT;                     TABLES GROUP/BINOMIAL (P=0.95);
   CARDS;                                 WEIGHT COUNT;
1 25                                   RUN;
2  1
;
RUN;
```

【SAS 程序说明】　数据步，建立名为 tjfx5_1 的数据集，GROUP 是治疗结果变量，COUNT 是频数变量。过程步，调用 FREQ 过程，用 TABLES 语句加变量 GROUP 表示一维列联表；指定 BINOMIAL 选项按照二项分布对统计量进行计算和检验；最后用 WEIGHT 语句指定权重变量为 COUNT（此处实际上指频数）。修改程序时注意标准值 0.95 的变动。

SAS 输出结果及解释：

GROUP	频数	百分比	累积频数	累积百分比
1	25	96.15	25	96.15

| 2 | 1 | 3.85 | 26 | 100.00 |

以上是根据组别分别计算样本率，group 项 1 表示有效，2 表示无效。

group 的二项分布比例 = 1

比例	0.9615
渐近标准误差	0.0377
95% 置信下限	0.8876
95% 置信上限	1.0000
精确置信限	
95% 置信下限	0.8036
95% 置信上限	0.9990

以上给出了 group = 1，即总体治愈率的 95% 置信区间。

H0 检验：比例 = 0.95

H0 下的渐近标准误差	0.0427
Z	0.2700
单侧 Pr > Z	0.3936
双侧 Pr >	Z		0.7872

以上部分是二项检验结果，它对原假设即样本所代表的总体率与已知总体率之间差异是否有统计学意义进行检验。本例的检验结果是 $Z = 0.2700$，$P = 0.7872 > 0.05$。

根据二项检验结果，在检验水准 0.05 条件下，不拒绝原假设，还不能认为样本所代表的总体率和已知总体率之间差异具有统计学意义，新手术方法的有效率与标准方法的有效率基本相同。

第二节　成组设计定性资料统计分析

一、横断面研究设计的 2 × 2 表资料

所谓"横断面研究设计的 2 × 2 表资料"，是在某个时间断面（时点或很短时间内）进行调查或试验研究时，对一组受试对象同时按两个定性变量来划分，每个定性变量都只有 2 个水平，其目的是了解某个时间点的现状。在医学中通常用于对疾病或健康状况的分布特征的描述、对防治措施的效果的评价、对疾病与某些因素相互联系的探讨等。

通常，放在横向的两行代表可疑的两种"原因"，而放在纵向的两列代表所关心的两种"结果"；"原因"与"结果"几乎同时被观测（有时并不能确定它们之间的因果关系），有时，"原因"与"结果"之间有一定的时间间隔，但一般间隔时间较短，可忽略不计。此种列联表资料表达的标准型见表 5-1。

表 5-1　同时观测 n 个受试者两个属性的分组结果

属性 A		例数		
	属性 B:	B_1	B_2	合计
A_1		a	b	a + b
A_2		c	d	c + d
	合计	a + c	b + d	n

分析两种属性之间是否独立的一般 χ^2 检验（也称为 Pearson χ^2 检验）公式如下：

$$\chi^2 = \frac{n(ad - bc)^2}{(a + b)(c + d)(a + c)(b + d)} \tag{5-1}$$

此检验统计量服从自由度 $\nu = 1$ 的 χ^2 分布。此时，与 $\alpha = 0.05$ 和 $\alpha = 0.01$ 对应的两个临界值分别为 $\chi^2_{(1)0.05} = 3.841$ 和 $\chi^2_{(1)0.01} = 6.635$。

值得注意的是：在处理四格表资料时，无论检验统计量 χ^2 的公式采用何种形式，其自由度均为 1，且前述的两个临界值不变，以下不再赘述。

运用此公式时，资料应具备的前提条件是：$n \geq 40$，无小于 5 的理论频数。理论频数的计算方法为：

$$T_a = \frac{(a + b)(a + c)}{n} \text{、} T_b = \frac{(a + b)(b + d)}{n} \text{、} T_c = \frac{(c + d)(a + c)}{n} \text{、} T_d =$$

$$\frac{(c + d)(b + d)}{n}$$

T_a、$\cdots$、T_d 分别代表与观察频数 a、b、c、d 对应的理论频数。

当表格中 $n \geq 40$，但至少有一个理论频数为 $1 < T \leq 5$ 时，需改用下面的校正公式：

$$\chi^2_C = \frac{n(|ad - bc| - 0.5n)^2}{(a + b)(c + d)(a + c)(b + d)} \tag{5-2}$$

当表格中 $n < 40$ 或至少有一个理论频数为 $T < 1$ 时，需改用 Fisher 的精确检验法，直接计算出概率。因计算比较繁琐，公式从略。当然，在上述各种情况下，直接选用 Fisher 的精确检验法，则更好。

【例 5 – 2】　研究者对 163 例骨和软组织肉瘤患者分为两组（A 组和 B 组）治疗。A 组 59 人，采用传统方法（手术 + 化疗 + 外照射）治疗；B 组 104 人，采用传统方法 + 近距离放疗治疗。两组性别分布情况见表 5-2，试比较两组患者性别分布是否有差别？

表 5-2　A、B 两组患者的性别分布情况

分组		例数（人）		
	性别	男	女	合计
A 组		41	18	59
B 组		73	31	104
	合计	114	49	163

【分析】　该资料属于横断面研究设计的 2×2 表资料，可采用横断面研究设计 2×2 表资料的 χ^2 检验。

SAS 程序名为【tjfx5_2】：

```
data tjfx5_2;                          ods html;
  do A = 1 to 2;                       proc freq;
    do B = 1 TO 2;                       Weight F;
      Input F @@; output;                tables A * B/chisq;
    end;                               run;
  end;                                 ods html close;
cards;
41 18
73 31
;
run;
```

【SAS 程序说明】　程序分为数据步和过程步。数据步，建立名为 tjfx5_2 的数据集，通过两个 DO…END 循环语句，输入变量 A、B、F，分别读入行号（组别）、列号（性别）、每个基本格子中的实际频数。过程步，调用 FREQ 过程，指定权重变量 F，用 TABLES A ∗ B 语句表示二维列联表；该程序关键选项是 TABLES 语句中的 CHISQ，目的是输出几种常用的 χ^2 检验统计量，对于四格表资料，系统还可以输出 Fisher 精确检验结果。

SAS 输出结果及解释：

FREQ 过程

A ∗ B 表

A	B 1	2	合计
1	41	18	59
	25.15	11.04	36.2
	69.49	30.51	
	35.96	36.73	
2	73	31	104
	44.79	19.02	63.8
	70.19	29.81	
	64.04	63.27	
合计	114	49	163
	69.94	30.06	100

以上给出了列联表的基本统计信息，包括单元格的百分比、行百分比、以及列百分比。

A ＊ B 表的统计量

统计量	自由度	值	概率
卡方	1	0.0088	0.9253
似然比卡方	1	0.0088	0.9253
连续校正卡方	1	0.0000	1.0000
Mantel-Haenszel 卡方	1	0.0087	0.9255
Phi 系数		− 0.0073	
列联系数		0.0073	
Cramer V 统计量		− 0.0073	

以上给出了若干 χ^2 检验统计量，通常查看一般 χ^2 检验结果既可，当总频数 $n > 40$ 但至少有一个理论频数 $1 < T \leqslant 5$ 时，可选用连续校正的 χ^2 检验。

Fisher 精确检验

单元格（1，1）频数（F）	41
左侧 Pr < = F	0.5308
右侧 Pr > = F	0.6092
表概率（P）	0.1400
双侧 Pr < = P	1.0000

以上是 Fisher 精确检验结果，本例 $P = 1.0000$，结论与基于上面 χ^2 检验结果作出的结论一致。当总频数 $n < 40$ 或有理论频数 $T < 1$ 时（SAS 输出结果会有提示），必须选用 Fisher 精确检验。

基于以上统计分析结果，对本例资料进行横断面设计 2×2 表资料的 χ^2 检验：由于 $\chi^2 = 0.0088$，$P = 0.9253 > 0.05$，按照 0.05 的检验水准，不拒绝原假设，表明两组患者的性别分布差别无统计学意义，可以认为两组患者性别分布基本相同。

二、队列研究设计的 2×2 表资料

所谓"队列研究设计的 2×2 表资料"，就是依据专业知识，通过对不同暴露水平的对象进行追踪观察，确定其疾病发生情况，从而分析暴露因素与疾病发生之间的因果关系，它是由因溯果的分析性研究设计，是论证疾病的原因的一个重要研究方法。

通常，对一组受试对象依据专业知识，按某个原因变量的两个水平（暴露、未暴露）划分成两组，对两组受试对象进行长时间的"追踪观察"，然后，再依据定性的结果变量的两个水平（发病、未发病）将各组受试对象进一步划分成两部分。一般放在横向的两行代表可疑的两个"原因"，而放在纵向的两列代表所关心的两个"结果"；先观察到"原因"，后观察到"结果"，其间隔较长（往往需要一年、甚至几年时间）。

此种列联表资料的标准型见表 5-3。

表5-3 n个受试者队列研究的结果

属性 A	例数		
	属性 B： 发病	未发病	合计
暴露	a	b	a + b
未暴露	c	d	c + d
合计	a + c	b + d	n

对于表5-3资料可按如下步骤进行计算，首先将其按照横断面研究设计的2×2表资料进行处理，计算χ^2值，看其两行上的频数分布是否有统计学差异，若得到$P < 0.05$的结果时，需要进行第二步，否则，停止计算；第二步，按照公式计算相对危险度RR（即relative risk，简称RR）；第三步，运用$MH\chi^2$检验，检验总体RR与1之间的差别是否具有统计学意义。

RR可按下式计算：

$RR =$（暴露者发病的概率）／（未暴露者发病的概率），即：

$$RR = \frac{a/(a+b)}{c/(c+d)} = \frac{a(c+d)}{c(a+b)} \tag{5-3}$$

RR是可疑危险因素处于暴露水平时的发病率为其处于非暴露水平时的发病率的一个倍数，其数值的大小反映的是暴露因素对发病影响的方向与大小，在$RR > 1$的情况下，RR越大说明暴露因素对发病的促进作用越大；在$RR < 1$的情况下，RR越小说明暴露因素对发病的保护作用越大。RR越接近于1说明暴露因素对发病的作用越不明显。RR是样本统计量，存在抽样误差，要想知道总体中的RR是否为1，就需要对其进行假设检验。所需要的检验统计量为Mantel-Haenszel χ^2，一般记为χ^2_{MH}，即：

$$\chi^2_{MH} = \frac{(n-1)(ad-bc)^2}{(a+b)(c+d)(a+c)(b+d)} \tag{5-4}$$

【例5-3】 研究者对40例软组织肉瘤患者进行分组化疗，紫杉醇治疗组和对照组各20例，疗程结束后评估手术成功率，具体结果见表5-4所示，请比较两组手术成功率是否相同。

表5-4   两组软组织肉瘤患者的保肢手术成功率比较

分组	例数（人）		
	保肢手术： 成功	未成功	合计
对照组	6	14	20
紫杉醇组	18	2	20
合计	24	16	40

【分析】 该资料属于队列研究设计的2×2表资料，研究目的是比较两组患者保肢手术成功率是否相同，可采用Mantel-Haenszel χ^2对RR值（相对危险度）进行检验。

SAS 程序名为【tjfx5_3】：

```
data tjfx5_3;
  do A = 1 to 2;
    do B = 1 to 2;
      Input F @ @; output;
    end;
  end;
cards;
6  14
18  2
;
run;
```

```
ods html;
proc freq;
  weight F;
  tables A * B/chisq cmh;
run;
ods html close;
```

【SAS 程序说明】　数据步，建立名为 tjfx5_3 的数据集，通过两个 DO…END 循环语句，输入变量 A、B、F，分别读入行号、列号、每个基本格子中的实际频数。过程步，调用 FREQ 过程，指定加权变量 F，用 TABLES A * B 语句表示二维列联表；该程序在 CHISQ 后面加 CMH 选项，输出 Cochran-Mantel-Haenszel 统计量，对于 2 × 2 列联表资料，系统可以输出 OR 和 RR 估计值及置信区间。

SAS 输出结果及解释：

统计量	自由度	值	概率
卡方	1	15.0000	0.0001
似然比卡方	1	16.4030	< 0.0001
连续校正卡方	1	12.6042	0.0004
Mantel-Haenszel 卡方	1	14.6250	0.0001
Phi 系数			−0.6124
列联系数			0.5222
Cramer V 统计量			−0.6124

Fisher 精确检验

单元格（1，1）频数（F）	6
左侧 Pr < = F	1.222E-04
右侧 Pr > = F	1.0000
表概率（P）	1.172E-04
双侧 Pr < = P	2.444E-04

以上是选项 chisq 输出的统计结果，意义与上一例基本相同。

Cochran-Mantel-Haenszel 统计量（基于表得分）

统计量	对立假设	自由度	值	概率
1	非零相关	1	14.6250	0.0001
2	行均值得分差值	1	14.6250	0.0001
3	一般关联	1	14.6250	0.0001

以上是 3 种不同检验方法对 RR 值的检验结果，统计量均为 14.6250，$P = 0.0001$（$P < 0.05$），可认为在总体上 RR 值与 1 之间的差异具有统计学意义。

普通相对风险的估计值（行 1/行 2）

研究类型	方法	值	95% 置信限	
案例对照	Mantel-Haenszel	0.0476	0.0083	0.2730
（优比）	Logit	0.0476	0.0083	0.2730
Cohort	Mantel-Haenszel	0.3333	0.1680	0.6614
（第 1 列风险）	Logit	0.3333	0.1680	0.6614
Cohort	Mantel-Haenszel	7.0000	1.8225	26.8868
（第 2 列风险）	Logit	7.0000	1.8225	26.8868

以上是 OR 和 RR 估计值及其置信区间，本资料属于队列研究资料，因此需要看 "Cohort" 对应的 RR 值，第 1 列（保肢手术成功）的危险度 $RR = 0.3333$，其 95% 置信区间为 (0.1680，0.6614)。若将资料输入程序时，第 1 列上代表研究者关心的结果，其 RR 的计算结果就应采用第一部分 Cohort 的结果，反之，就应采用第二部分 Cohort 的结果。

根据一般 χ^2 检验结果 $\chi^2 = 15.0000$，$P = 0.0001$，按照 0.05 的检验水准，拒绝原假设，接受备择假设，可以认为两组患者保肢手术成功率不同；根据 RR 值及其置信区间，可以认为手术后保肢成功率，对照组患者大约是紫杉醇组患者的 0.3333 倍。

三、病例-对照研究设计的 2×2 表资料

病例-对照研究是指在要了解暴露于某种因素对疾病的发生有无影响及其影响程度时，针对某因素从部分病人发病之后开始调查，将病人设为病例组，并选择相应的非病人设为对照组，分别调查这两组人暴露于可疑致病因子的情况。如果将病例与对照进行个体配对，那么就是配对病例对照研究，如果未进行配对那就是成组的病例-对照研究。在成组的病例对照研究中，两组的样本含量可以不相等。

成组病例-对照研究的资料表达的标准型见表 5-5。

表 5-5 成组病例-对照研究 2×2 表

暴露与否	例数		
	病例	对照	合计
暴露	a	b	a+b
非暴露	c	d	c+d
合计	a+c	b+d	n

对上述资料采用优势比（odds ratio，OR）来描述疾病与暴露因素的关联程度。其计算公式如下：

$$OR = \frac{ad}{bc} \qquad (5-5)$$

计算步骤如下：

首先，将其按照横断面研究设计的 2×2 表资料进行处理，计算 χ^2 值，看两行上的频数分布是否有统计学意义，若得到 $P < 0.05$ 的结果时，需要进行第二步，否则，停止计算；第二步，按照公式计算优势比 OR；第三步，运用 MH χ^2 检验，检验总体 OR 与 1 之间的差别是否具有统计学意义。

OR 实际上是两个比值（odd_1、odd_2）之比，其中，odd_1（称为优势）为病例组接触可疑危险因素暴露水平的比例 $[a/(a+c)]$ 与病例组未接触可疑危险因素暴露水平的比例 $[c/(a+c)]$ 的比值，$odd_1 = [a/(a+c)]/[c/(a+c)] = a/c$；而 odd_2（称为优势）为对照组接触可疑危险因素暴露水平的比例 $[b/(b+d)]$ 与对照组未接触可疑危险因素暴露水平的比例 $[d/(b+d)]$ 的比值，即 $odd_2 = [b/(b+d)]/[d/(b+d)] = b/d$。于是，就有 $OR = odd_1/odd_2 = (a/c)/(b/d) = ad/bc$。

OR 是样本统计量，存在抽样误差，要想知道总体中的 OR 是否为 1，就需要对其进行假设检验。所需要的检验统计量为 Mantel-Haenszel χ^2，一般记为 χ^2_{MH}（与公式 5-4 相同）。

【例 5-4】 某文献是研究骨肉瘤患者中碱性磷酸酶（AKP）值与骨形态发生蛋白（BMP）表达情况的关系，共检测了 31 例骨肉瘤患者的结果，见表 5-6 所示，试分析 AKP 值与 BMP 表达的关联程度。

表 5-6 AKP 值与 BMP 表达的关系

BMP 表达	例数（人）		
	AKP 值升高	AKP 值正常	合计
阳性	19	5	24
阴性	1	6	7
合计	20	11	31

【分析】 该资料属于病例 – 对照研究设计 2×2 表资料，可采用 Mantel-Haenszel χ^2 对 OR 值（优势比）进行检验。

SAS 程序名为【tjfx5_4】：

```
data tjfx5_4;                          ods html;
   do A = 1 to 2;                      proc freq;
      do B = 1 to 2;                      weight F;
         input F @@; output;             tables A * B/chisq cmh;
      end;                             run;
   end;                                ods html close;
cards;
19  5
1   6
;
run;
```

【**SAS 程序说明**】 程序与上一例基本相同，用 CMH 选项输出 Cochran-Mantel-Haenszel 统计量。

SAS 输出结果及解释：

统计量	自由度	值	概率
卡方	1	9.9651	0.0016
似然比卡方	1	10.0191	0.0015
连续校正卡方	1	7.3325	0.0068
Mantel-Haenszel 卡方	1	9.6437	0.0019
Phi 系数		0.5670	
列联系数		0.4932	
Cramer V 统计量		0.5670	

WARNING：50% 的单元格的期望计数比 5 小。卡方可能不是有效检验。

Fisher 精确检验

单元格（1，1）频数（F）	19
左侧 Pr < = F	0.9999
右侧 Pr > = F	0.0036
表概率（P）	0.0035
双侧 Pr < = P	0.0036

以上是选项 chisq 输出的统计结果，系统提示：50% 的单元格的期望计数比 5 小。卡方可能不是有效检验。因此，可以参考 Fisher 精确检验的结果（$P = 0.0036$）。

Cochran-Mantel-Haenszel 统计量（基于表得分）

统计量	对立假设	自由度	值	概率
1	非零相关	1	9.6437	0.0019

| 2 | 行均值得分差值 | 1 | 9.6437 | 0.0019 |
| 3 | 一般关联 | 1 | 9.6437 | 0.0019 |

以上是 3 种不同检验方法对 OR 值的检验结果，统计量均为 9.6437，$P = 0.0019 < 0.05$，可认为在总体上 OR 值与 1 之间的差异具有统计学意义。

普通相对风险的估计值（行 1/行 2）

研究类型	方法	值	95% 置信限	
案例对照	Mantel-Haenszel	22.8000	2.2073	235.5092
（优比）	Logit	22.8000	2.2073	235.5092
Cohort	Mantel-Haenszel	5.5417	0.8924	34.4132
（第 1 列风险）	Logit	5.5417	0.8924	34.4132
Cohort	Mantel-Haenszel	0.2431	0.1053	0.5610
（第 2 列风险）	Logit	0.2431	0.1053	0.5610

以上是 OR 和 RR 估计值及其置信区间，本资料属于病例对照研究资料，因此需要看"案例对照"对应的 OR 值，结果显示：$OR = 22.8000$，其 95% 置信区间为（2.2073，235.5092），区间未包含 1。

根据一般 Fisher 精确检验结果，$P = 0.0036$（$P < 0.05$），按照 0.05 的检验水准，拒绝原假设，接受备择假设，可以认为 BMP 蛋白阳性和阴性的患者中 AKP 升高所占的比率不同；根据 OR 值及其置信区间，可以认为：BMP 蛋白阳性和阴性的患者相比，对 AKP 升高具有一定的保护作用。也就是说，BMP 蛋白阳性的患者中更容易出现 AKP 升高。

四、结果变量为有序变量的 $2 \times C$ 表资料

所谓结果变量为有序变量的 $2 \times C$ 表是指表中结果变量的取值为有序的，而原因变量是二值的，如某资料中，原因是"治疗与对照"、结果是"治愈、显效、好转、无较"或某指标的取值为"－、＋、＋＋、＋＋＋"等。

结果变量为有序变量的 $2 \times C$ 表的统计分析方法可选用秩和检验、Ridit 分析以及有序变量的 logistic 回归分析。

【例 5-5】 研究者将收治的 72 例膝关节疾病患者，随机等分成两组，A 组（试验组，奇正青鹏膏剂），B 组（对照组，双氯芬酸二乙胺乳剂组）。治疗前两组患者的性别组成、年龄、病程、症状总积分经统计分析，均无显著性差异。所有 72 例患者治疗后均获得 3 周的随访，结果见表 5-7。

表 5-7 A、B 两组患者疗效评价情况比较

组别	例数（人）				
	疗效： 痊愈	显效	有效	无效	合计
A 组	2	12	21	1	36
B 组	0	8	24	4	36
合计	2	20	45	5	72

【分析】 本例资料中原因变量是二值变量，结果变量为多值有序变量，因此属于结果变量为有序变量的 $2 \times C$ 表。可采用秩和检验方法来处理。

SAS 程序名为【tjfx5_5】：

```
data tjfx5_5;                          ods html;
  do A = 1 to 2;                       proc npar1way wilcoxon;
    do B = 1 to 4;                        class A; var B; freq F;
      input F @@; output;              run;
    end;                               ods html close;
  end;
cards;
2 12 21  10 8  24 4
;
run;
```

【SAS 程序说明】 数据步，建立名为 tjfx5_5 的数据集，变量 A、B、F，分别表示行号、列号、每个基本格子上的实际频数；过程步，调用单因素非参数检验过程 NPAR1WAY，WILCOXON 选项要求进行秩和检验：两组比较时进行 Wilcoxon 秩和检验及 Kruskal-Wallis 检验，多组比较时进行 Kruskal-Wallis 检验；最后用 CLASS 语句指定分组变量，VAR 指定观测变量，FREQ 指定频数变量。

SAS 输出结果及解释：

The NPAR1WAY Procedure

Wilcoxon Scores（Rank Sums）for Variable B Classified by Variable A

A	N	Sum of Scores	Expected Under H0	Std Dev Under H0	Mean Score
1	36	1168.0	1314.0	76.082331	32.444444
2	36	1460.0	1314.0	76.082331	40.555556

Average scores were used for ties.

Wilcoxon Two-Sample Test

Statistic   1168.0000

Normal Approximation

Z	−1.9124
One-Sided Pr < Z	0.0279
Two-Sided Pr > │Z│	0.0558

t Approximation

One-Sided Pr < Z	0.0299
Two-Sided Pr > │Z│	0.0599

Z includes a continuity correction of 0.5.

以上是对两组进行 Wilcoxon 秩和检验的结果，$Z = -1.9124$，$P = 0.0558 > 0.05$。

Kruskal-Wallis Test

Chi-Square	3.6825
DF	1
Pr > Chi-Square	0.0550

Kruskal-Wallis 秩和检验的结果，$P = 0.0550$（$P > 0.05$）。

本资料采用 Wilcoxon 秩和检验的结果，$Z = -1.9124$，$P = 0.0558$（$P > 0.05$），不拒绝原假设，可以两组患者疗效差别没有统计学意义，尚不能认为两组患者疗效不同。

第三节　配对设计定性资料统计分析

一、配对研究设计的 2×2 表资料

所谓配对研究设计 2×2 表资料是指按照配对原则分别接受两种不同的处理方法，每种处理方法的结果都可分为"阳性"和"阴性"两种，数出两种处理方法同时判定为阳性、阴性的频数以及它们结果不一致的频数，将结果列成配对设计的 2×2 表形式。其中一种处理方法区分为阳性、阴性的标准为金标准，医学中常见的金标准有活组织检查、尸体解剖、手术探查和跟踪随访结果等，另一种处理方法区分阳性、阴性的结果与金标准区分结果进行比较，检验其区分能力。

其资料表达标准型如下：

表 5-8　配对研究设计 2×2 表

属性 A	例数（人）			
	属性 B:	+	−	合计
+		a	b	a + b
−		c	d	c + d
合计		a + c	b + d	n

配对资料应采用 McNemar χ^2 检验（McNemar's test for correlated proportions）进行计算，其计算公式如下：

若 $b+c \geqslant 40$ 时应用公式：

$$\chi^2 = \frac{(b-c)^2}{b+c} \text{ 加四个空格 } \nu = 1 \tag{5-6}$$

若 $b+c < 40$ 时应用连续性校正公式：

$$\chi^2 = \frac{(|b-c|-1)^2}{b+c} \text{ 加四个空格 } \nu = 1 \tag{5-7}$$

【例 5-6】 研究者探讨骨巨细胞瘤样本中 PTEN、MMP-7 基因蛋白的表达关系，所得结果下表 5-9 所示，试作合理的统计分析。

表 5-9 PTEN、MMP-7 蛋白在骨巨细胞瘤中表达的相关性

PTEN	例数（人）		
	MMP-7:	+	−
+		19	18
−		28	0

【分析】 该资料是配对设计四格表资料，比较两个蛋白表达结果不一致部分的差别是否有统计学意义，可采用 McNemar χ^2 检验；比较两个蛋白表达结果是否一致可采用 Kappa 检验。

SAS 程序名为【tjfx5_6】：

```
data tjfx5_6;                          ods html;
  do A = 1 to 2;                       proc freq;
    do B = 1 to 2;                        weight F;
      input F @@ ; output;              tables A * B/agree;
    end;                                  test kappa;
  end;                                 run;
cards;                                 ods html close;
19  18
28  0
;
run;
```

【SAS 程序说明】 数据步，建立名为 tjfx5_6 的数据集，通过变量 A、B、F，分别读入行号、列号、每个基本格子中的实际频数。过程步，调用 FREQ 过程，指定频数变量 F，用 TABLES A * B 语句表示二维列联表；AGREE 选项是配对四格表输出 McNemar χ^2 统计量的关键选项；TEST KAPPA 用于对资料进行 Kappa 检验。

SAS 输出结果及解释：

McNemar 检验

统计量（S）	2.1739
自由度	1
Pr > S	0.1404

以上是 McNemar χ^2 检验输出的结果，此处使用的是未进行校正的计算公式。$S = 2.1739$，$P = 0.1404$。

简单 Kappa 系数

Kappa	−0.5086
渐近标准误差	0.0792
95% 置信下限	−0.6639
95% 置信上限	−0.3533

以上给出了 Kappa 值及其渐近标准误、95% 置信区间的上限和下限。

H0 检验：Kappa = 0

H0 下的渐近标准误差	0.1172
Z	−4.3403
单侧 Pr < Z	<0.0001
双侧 Pr > ∣Z∣	<0.0001

以上部分是对原假设"Kappa = 0"的假设检验结果，$Z = -4.3403$，$P < 0.0001$。

根据资料的设计类型，经 McNemar χ^2 检验，$S = 2.1739$，$P = 0.1404$（$P > 0.05$），按照 0.05 的检验水准，不拒绝原假设，两蛋白表达结果不一致部分的差异没有统计学意义，说明蛋白表达结果结果的不一致部分差异很小。经 Kappa 检验，两蛋白表达结果的观测一致率与期望一致率之间的差异有统计学意义，但由于 Kappa 值为负数，说明观察一致率低于期望一致率，故两种蛋白在骨巨细胞瘤中的表达不具有一致性。

二、双向有序且属性相同的列联表资料

当行变量与列变量的性质相同且取值的水平数及含义也相同时，我们称这样的资料为双向有序且属性相同的列联表资料。双向有序且属性相同的列联表是一个"方形"列联表，它的主要目的是希望回答行变量与列变量的检测结果是否一致的问题。它实际上是配对设计 2×2 列联表资料的"扩大"，只不过在处理配对设计 2×2 列联表资料时，人们还可以分析两种检测方法检测的结果不一致部分的数量之间的差别是否具有统计学意义，而在处理"方表"资料时，人们更关心的是两种检测方法检测的结果之间是否具有一致性，故常用的统计分析方法叫做一致性检验或称为 Kappa 检验。

一致性检验（Kappa 检验）计算公式如下：

$$P_a = \frac{观察一致数}{总观察例数} \tag{5-8}$$

$$P_e = \frac{\text{期望一致数}}{\text{总观察例数}} \quad (5\text{-}9)$$

$$K = \text{Kappa} = \frac{(P_a - P_e)}{(1 - P_e)} \quad (5\text{-}10)$$

$$S_k = \frac{\sqrt{P_e + P_e^2 - \dfrac{1}{n^3}\sum R_i C_j (R_i + C_j)}}{(1 - P_e)\sqrt{n}} \quad (5\text{-}11)$$

$$U = \frac{K}{S_k} \sim \mathrm{N}\ (0,\ 1) \quad (5\text{-}12)$$

【例5-7】 某文对 30 例骨巨细胞瘤患者中 p73 和 p15 蛋白表达的关系进行研究，得到如表 5-10 数据，试比较两种蛋白在骨巨细胞瘤中的表达是否一致？

表 5-10 骨巨细胞瘤中 p73 和 p15 蛋白表达结果比较

p73	例数				
	P15： −	+	++	+++	合计
−	11	3	3	1	18
+	1	2	2	0	5
++	1	0	1	2	4
+++	0	2	1	0	3
合计	13	7	7	3	30

【分析】 该资料行变量和列变量性质相同且取值水平和含义也相同，因此，属于双向有序且属性相同的 R×C 列联表。该例主要目的是研究两种蛋白表达结果是否一致的问题，常用的统计方法是一致性检验，即 Kappa 检验。

SAS 程序名为【tjfx5_7】：

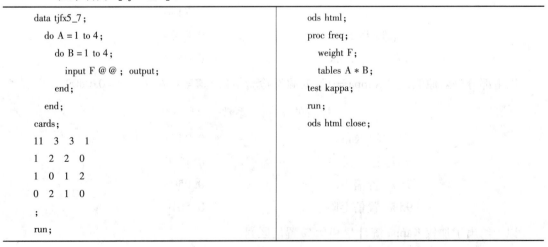

```
data tjfx5_7;
  do A = 1 to 4;
    do B = 1 to 4;
      input F @@; output;
    end;
  end;
cards;
11  3  3  1
1  2  2  0
1  0  1  2
0  2  1  0
;
run;

ods html;
proc freq;
  weight F;
  tables A * B;
test kappa;
run;
ods html close;
```

【SAS 程序说明】　过程步中选项 Kappa 可以用 AGREE 代替，输出结果比用 Kappa 选项时多了对加权 Kappa 进行假设检验的结果；若没有"TEST Kappa;"语句，仅在"TA-BLES A * B;"语句后加上 AGREE 选项，即写成"TABLES A * B/AGREE;"，此时，仅输出关于简单和加权 Kappa 统计量值、渐近标准误和 95% 置信区间的下限和上限，不对 Kappa 系数进行假设检验；若将现在的 TEST 语句改成"TEST AGREE;"，可同时输出关于简单和加权 Kappa 的统计量、渐近标准误、95% 置信区间以及假设检验结果；若将 TEST 语句改成"TEST WTKAP;"则可输出关于简单和加权 Kappa 的统计量、渐近标准误、95% 置信区间，仅给出对加权 Kappa 检验的结果。

SAS 输出结果及解释：

对称性检验

统计量（S）	7.3333
自由度	6
Pr > S	0.2911

以上是对称性检验的结果，S = 7.3333，$P = 0.2911 > 0.05$，说明频数表满足对称性假设，即此表中的各频数关于主对角线是对称的。

简单 Kappa 系数

Kappa	0.1919
渐近标准误差	0.1057
95% 置信下限	-0.0153
95% 置信上限	0.3991

以上给出了简单 Kappa 统计量和 95% 置信区间。

H_0 检验：Kappa = 0

H_0 下的渐近标准误差	0.1099
Z	1.7456
单侧 Pr > Z	0.0404
双侧 Pr > | Z |	0.0809

以上部分是对原假设"Kappa = 0"的假设检验结果，$Z = 1.7456$，$P = 0.0809$。

加权的 Kappa 系数

加权的 Kappa	0.2757
渐近标准误差	0.1150
95% 置信下限	0.0503
95% 置信上限	0.5010

以上给出了加权 Kappa 统计量和 95% 置信区间。

经 Kappa 检验，Kappa = 0.1919，95% 置信区间为（-0.0153 0.3991），区间内包

含 0，不能认为 Kappa 与 0 之间有统计学差异，尚不能认为两种蛋白表达结果具有一致性。

关于一致性检验结果，有简单 Kappa 检验与加权 Kappa 检验结果。如何选择这两种检验结果，有两种可供选择的理由：

其一，如果满足对称性假设，可参考简单 Kappa 系数及其假设检验部分，不满足对称性假设参考加权 Kappa 系数及其假设检验部分更为合适；

其二，看结果判定时人为因素的作用大小来决定。若人为因素作用很小，选简单 Kappa 检验；否则，应选加权 Kappa 检验。

选择加权 Kappa 检验的目的是充分利用非对角线上的信息。

第四节　单因素多水平设计定性资料统计分析

一、双向无序 $R \times C$ 表资料

所谓双向无序的 $R \times C$ 表资料是指在二维列联表中，两个定性变量都是名义变量，并且这两个名义变量分别有 R 个与 C 个可能取值，由此排列成的 $R \times C$ 表称为双向无序的 $R \times C$ 表。其资料表达形式如下：

表 5-11　双向无序的 $R \times C$ 表资料

A 因素	例数					
	B 因素：	B_1	B_2	$\cdots$	B_e	合计
A_1		n_{11}	n_{12}	$\cdots$	n_{1c}	$n_{1.}$
A_2		n_{21}	n_{22}	$\cdots$	n_{2c}	$n_{2.}$
$\vdots$		$\vdots$	$\vdots$	$\vdots$	$\vdots$	$\vdots$
A_r		n_{r1}	n_{r2}	$\cdots$	n_{rc}	$n_{r.}$
合计		$n_{.1}$	$n_{.2}$	$\cdots$	$n_{.c}$	N

其中，A 因素与 B 因素各有 R 与 C 个可能取值，并且它们都是名义变量，如血型中可取 A、B、AB、O 几种值，季节中可取春、夏、秋、冬几个值。可用一般卡方检验（当表中小于 5 的理论频数不超过总格子数的 1/5 时用此法）或 Fisher 精确检验处理此类资料。计算公式为：

$$\chi^2 = \sum_{i=1}^{k} \frac{(A_i - T_i)^2}{T_i} \quad \nu = (R-1)(C-1) \tag{5-13}$$

注意，式中 $k = R \times C$ 代表格子个数，$R \times C$ 表的 χ^2 检验的条件是理论频数不宜太小，如果太小则有可能产生偏性。Cochran（1954）对理论频数太小的界定为：有 1/5 以上的格子的理论频数小于 5，或至少有一个格子的理论频数小于 1。Roscoe 和 Byars（1971）认为当确定 $\alpha = 0.05$ 时，若平均理论频数，即 $N/(RC)$ 小于 6；或当确定 $\alpha = 0.01$ 时，平均理

论频数小于 10 才属理论频数太小。

如果理论频数太小，可采取以下三种方法进行处理。

一是增大样本含量，以达到增大理论频数的目的，此属首选方法。

二是删除理论频数太小的格子所对应的行或列，这样做就会不可避免的损失信息及样本的随机性。

三是合并相邻的行或列，此法仅当行变量或列变量是有确定顺序的情形才可以。

【例 5-8】 研究者探索骨形态发生蛋白（BMP-2）在不同组织学分型骨肉瘤患者中的表达情况，所得结果如表 5-12 所示，试作合理的统计分析。

表 5-12 BMP-2 在骨肉瘤中的表达与其组织学分型的关系

组织学分型（WHO）	例数（人）		
BMP-2 表达：	阳性	阴性	合计
成骨细胞型	16	5	21
成软骨细胞型	9	8	17
成纤维细胞型	6	6	12
小细胞型	2	1	3
合　计	33	20	53

【分析】 本例资料中原因变量为多值名义变量，结果变量为二值变量，应为原因变量为多值名义变量的 $R \times 2$ 列联表资料，此类资料可视为双向无序 $R \times C$ 列联表资料的特例。比较原因变量各水平的频数分布情况是否相同，可以用一般 χ^2 检验或 Fisher 精确检验来处理。

SAS 程序名为【tjfx5_8】：

```
data tjfx5_8;
  do A = 1 to 4;
    do B = 1 to 2;
      input F @@; output;
    end;
  end;
cards;
16  5
9  8
6  6
2  1
;
run;

ods html;
proc freq;
  weight F;
  tables A * B/chisq;
  exact fisher;
run;
ods html close;
```

【SAS 程序说明】　程序解释与上例基本类似。由于本例资料不是 2×2 表资料，故程序中须输入 exact fisher 要求系统输出 Fisher 精确检验的结果。

SAS 输出结果及解释：

统计量	自由度	值	概率
卡方	3	3.1552	0.3683
似然比卡方	3	3.2367	0.3566
Mantel-Haenszel 卡方	1	1.5904	0.2073
Phi 系数		0.2440	
列联系数		0.2370	
Cramer V 统计量		0.2440	

WARNING：38% 的单元格的期望计数比 5 小。卡方可能不是有效检验。

以上给出了若干 χ^2 检验统计量，系统提示卡方检验不是有效检验。

Fisher 精确检验

表概率（P）	0.0068
Pr≤ = P	0.3364

以上是 Fisher 精确检验结果，可见 $P = 0.3364$。

根据资料的设计类型，经 Fisher 精确检验，$P = 0.3364$（$P > 0.05$），按照 0.05 的检验水准，不拒绝原假设，说明不同组织学类型的骨肉瘤中 BMP-2 表达差异没有统计学意义，尚不能认为不同组织学类型的骨肉瘤中 BMP-2 表达不同。

二、原因变量为多值有序变量的 $R×2$ 表资料

原因变量为多值有序变量，结果变量为二值变量 $R×2$ 表资料选用分析方法要看其分析的目的，如果要分析原因变量间的频数分布是否相同，则可用一般 χ^2 检验或 Fisher 精确检验；如果要分析第一列（或第二列）上的频率变化是否呈线性趋势，则要选用线性趋势检验（Cochran-Armitage Test）。其计算公式如下：

$$T = \frac{\sum_{i=1}^{R} n_{i1}(R_i - \overline{R})}{\sqrt{p_{.1}(1 - p_{.1})S^2}} \tag{5-14}$$

$$S = \sum_{i=1}^{R} n_{i.}(R_i - \overline{R})^2 \tag{5-15}$$

如果仅原因变量为有序的而结果变量是多值名义的，则仍将其视为"双向无序的 $R×C$ 表"资料。

【例 5-9】　研究者欲探讨经股骨大转子弧形向上后方延长至条索状切口手术治疗臀肌挛缩症的疗效，选取 78 例患者进行手术并随访观察其疗效。年龄不超过 10 岁的 9 例患儿疗效均为优良；11～15 岁患儿 47 例中疗效优良为 45 例；年龄超过 15 岁的患儿 22 例中有 18 例疗效优良。若不考虑病情在三个年龄组中可能存在的不均衡，应如何分析此资料？

表 5-13　不同年龄组臀肌挛缩症患者手术疗效结果

年龄（岁）	例数（人）			
疗效：	优良	差	合计
≤10	9	0	9
11～15	45	2	47
≥15	18	4	22
合计	72	6	78

【分析】　本例资料原因变量为多值有序变量，结果变量为二值变量，因此属于原因变量为多值有序变量的 $R \times 2$ 表资料。这种情况要根据不同研究目的选择相应的统计分析方法：如果要比较不同年龄段的手术优良率是否相同，可以用一般 χ^2 检验或 Fisher 精确检验；如果要检验年龄段分级和手术疗效这两变量之间是否呈线性趋势，可以用线性趋势检验，即 Cochran-Armitage 趋势检验。

本例以线性趋势检验来说明，SAS 程序名为【tjfx5_9】：

```
data tjfx5_9;                            ods html;
   do A = 1 to 3;                        proc freq;
      do B = 1 to 2;                        weight F;
         input F @@; output;               tables A * B/trend;
      end;                               run;
   end;                                  ods html close;
cards;
9  0
45  2
18  4
;
run;
```

【SAS 程序说明】　Tables 语句中选项 TREND 要求系统进行 Cochran-Armitage 趋势检验。

SAS 输出结果及解释：

Cochran-Armitage 趋势检验

统计量（Z）	-0.6302
单侧 Pr < Z	0.2643
双侧 Pr > ∣Z∣	0.5286

以上是进行 Cochran-Armitage 趋势检验的结果，可以看出 $Z = -0.6302$，双侧检验 $P = 0.5286$。

根据 Cochran-Armitage 趋势检验的结果，$Z = -0.6302$，双侧检验 $P = 0.5286$，不拒绝

原假设，尚不能认为年龄段分级和手术疗效这两变量之间存在线性变化趋势。

三、双向有序且属性不同的 $R \times C$ 表资料

当 $R \times C$ 表中的两个定性变量，即原因变量与结果变量都是有序变量，并且它们的性质不同，这样的列联表资料称为双向有序且属性不同的 $R \times C$ 表资料。

对于双向有序且属性不同的 $R \times C$ 表资料所采用统计分析方法不能一概而论，应视具体的分析目的而定。一般来说，有四个可能的分析目的，即：

第一个分析目的，只关心各组结果变量取值之间的差别是否具有统计学意义，此时，原因变量的有序性就变得无关紧要了，可将此时的"双向有序 $R \times C$ 列联表资料"视为"结果变量为有序变量的单向有序 $R \times C$ 列联表资料"，可以选用的统计分析方法有"秩和检验、Ridit 分析和有序变量的 logistic 回归分析"。

第二个分析目的，希望考察原因变量与结果变量之间是否存在线性相关关系，此时，需要选用处理定性资料的相关分析方法，通常采用 Spearman 秩相关分析方法。

第三个分析目的，若两个有序变量之间存在的相关关系有统计学意义，研究者希望进一步了解这两个有序变量之间的变化关系是呈直线关系还是呈某种曲线关系，此时宜选用线性趋势检验。

第四个分析目的，希望考察各行上的频数分布是否相同，此时，将此资料视为双向无序的 $R \times C$ 列联表资料，可根据资料具备的前提条件，选用一般 χ^2 检验或 Fisher 精确检验。若 $P < 0.05$，不能认为两有序变量之间有相关关系，而只能认为各行上的频数分布不同。

【例 5-10】 研究者收治 Sanders Ⅱ、Ⅲ、Ⅳ型跟骨骨折 71 例（76 足），根据 Sanders 分类：Ⅱ型 23 例（24 足），Ⅲ型 36 例（38 足），Ⅳ型 12 例（14 足），均行切开复位、自体骨植骨加跟骨钢板内固定；分别于伤后 8h 内、8h~7d、7~14d 不同时期进行手术并比较手术疗效，结果见表 5-14。各组（根据伤后手术时间分组）患者在年龄、性别及骨折类型的分布之间的差异无统计学意义。请判断该列联表的类型并说明如何分析此资料？

表 5-14 各三组患者术后疗效比较

手术时间	例数				
疗效：	优	良	可	差	合计
8h 内	17	12	2	0	31
8h~7d	5	6	5	1	17
7~14d	12	14	2	0	28
合计	34	32	9	1	76

【分析】 本例原因变量和结果变量均是多值有序变量，但属性不同，因此属于双向有序且属性不同的 $R \times C$ 表资料。如果要比较不同时间段级别的疗效是否相同，可以采用秩和检验；如果要检验时间段级别和疗效级别两变量之间是否呈线性趋势，可以用线性趋势检验；如果要研究时间段级别和疗效级别两变量之间是否有相关性，可以采用 Spearman 秩相

关分析来处理。

此处我们采用 Spearman 秩相关分析来分析此资料，SAS 程序名为【tjfx5_10】：

```
data tjfx5_10;                          ods html;
    do A = 1 to 3;                      proc corr spearman;
        do B = 1 to 4;                      var A B;
            input F @@; output;             freq F;
        end;                            run;
    end;                                ods html close;
    cards;
17  12  2  0
5   6   5  1
12  14  2  0
;
run;
```

【SAS 程序说明】　程序中调用相关过程 CORR，用 SPEARMAN 选项指定进行 Spearman 秩相关分析。

SAS 输出结果及解释：

Spearman 相关系数，N = 76 当 H_0：Rho = 0 时，Prob > | r |

	A	B
A	1.00000	0.10021
		0.3891
B	0.10021	1.00000
	0.3891	

以上是 Spearman 秩相关分析的结果：$r_s = 0.10021$，$P = 0.3891$，说明两个有序变量之间的总体相关系数与 0 之间无统计学差异。

根据 Spearman 秩相关分析的结果，不拒绝原假设，认为两个有序变量之间的总体相关系数与 0 之间无统计学差异，时间段级别和疗效级别两变量之间不存在相关关系。

参 考 文 献

1. 胡良平. WINDOWS SAS 6.12 & 8.0 实用统计分析教程. 北京：军事医学科学出版社，2001：275 - 363.
2. 胡良平. 医学统计学—运用三型理论分析定量与定性资料. 北京：人民军医出版社，2009：232 - 318.
3. 王敦壮，李伟元，王晓波. 内、外固定加中药治疗浮肘损伤. 中国骨伤，2008，21 (5)：358 - 359.
4. 曹新平，沈靖南，陈昆田，等. 术中置管近距离放疗在骨与软组织肉瘤治疗中的应用. 中国骨肿瘤骨病. 2005，4 (5)：265 - 266.
5. 朱夏，林建华，邓凌霄. 紫杉醇治疗软组织肉瘤的临床疗效. 中国骨肿瘤骨病. 2008，7 (4)：214 - 216.
6. 万磊，牟善霄，范家伦. 骨形态发生蛋白在骨肉瘤中的临床意义及评价. 中国骨肿瘤骨病. 2004，3 (2)：87 - 89.

7. 郑昱新，詹红生，张琥，等. 奇正青鹏膏剂治疗膝骨关节炎的随机对照临床研究. 中国骨伤，2006，19（5）：316 – 317.

8. 陈述伟，杨述华，张劲松，等. PTEN、MMP-7 在骨巨细胞瘤中的表达及其意义. 中国骨肿瘤骨病. 2006，5（4）：204 – 206.

9. 李旭，范姝丽，李岩，等. 细胞周期蛋白激酶抑制剂诱导尤文肉瘤细胞凋亡作用的机制. 中国骨伤，2007，6（1）：11 – 13.

10. 柴斌，杨述华，王渝，等. 骨肉瘤中 BMP-2、OPN、VEGF 表达及与肺转移的关系. 中国骨肿瘤骨病. 2006，5（4）：214 – 216.

11. 徐泽孔. 双侧臀肌挛缩症的手术治疗. 中国骨伤，2006，19（12）：715 – 716.

12. 张俊杰，田耜奇，张坚平，等. 严重跟骨骨折手术时机选择的临床研究. 中国骨伤，2007，20（5）：307 – 309.

第六章　多因素设计定性资料统计分析

本章主要介绍多因素设计定性资料的统计分析方法，这一类定性资料属于高维列联表资料，根据结果变量的性质可以分为：二值结果变量、多值名义结果变量和多值有序结果变量高维列联表资料。

第一节　结果变量为二值变量的高维列联表资料统计分析

一、特点及分析方法

所谓高维列联表资料是指表中所涉及的定性变量的个数大于等于3。根据结果变量的性质不同又可分为以下三类：一是结果变量为二值变量的高维列联表；二是结果变量为多值有序变量的高维列联表；三是结果变量为多值名义变量的高维列联表。对于不同的高维列联表所用的统计分析方法不尽相同，本节仅介绍结果变量为二值变量的高维列联表资料的分析方法，其他两类高维列联表资料的分析方法后面相关小节介绍。对于结果变量为二值变量的高维列联表资料可使用CMHχ^2检验、多重logistic回归分析等统计分析方法。

二、实例分析

【例6-1】　研究者选择58例上颈椎患者，他们接受手术治疗或非手术治疗，假设两治疗组患者在年龄、性别构成上无统计学差异，经检验两治疗组患者在损伤类型的构成上也无统计学差异。治疗结果见表6-1。试控制损伤类型的影响，比较两种手术方法的治疗效果。

【分析】　该资料有两个原因变量，一个二值结果变量，属于结果变量为二值变量的高维列联表。对于此类资料，统计分析方法通常可选用加权χ^2检验、CMHχ^2检验、结果变量为二值的多重logistic回归分析以及对数线性模型等。

本例以$CMH\chi^2$检验为例来说明，SAS程序名为【tjfx6_1】：

表 6-1　两种治疗方法在不同损伤类型上颈椎患者中的疗效结果比较

损伤类型	治疗方式	例数	
		治疗有效	治疗无效
齿状突骨折	非手术治疗	6	3
	手术治疗	7	4
Hangman 骨折	非手术治疗	4	0
	手术治疗	1	0
寰椎骨折	非手术治疗	8	2
	手术治疗	11	3
寰椎横韧带断裂	非手术治疗	1	0
	手术治疗	3	0
寰枢椎旋转半脱位	非手术治疗	2	0
	手术治疗	1	0
枕骨踝骨折	非手术治疗	2	0
	手术治疗	0	0

```
data tjfx6_1 ;
   do   A = 1 to 6 ;
    do B = 1 to 2 ;
     do C = 1 to 2 ;
        input F @ @ ;
        output ;
     end ;
    end ;
   end ;
  cards ;
  6 3
  7 4
  4 0
  1 0
  8 2
  11 3
  1 0
  3 0
  2 0
  1 0
  2 0
  0 0
  ;
   run ;
```

```
ods html ;
proc freq ;
   weight F ;
   tables A ∗ B ∗ C/CMH ;
run ;
ods html close ;
```

【SAS 程序说明】　过程步中语句 tables A ＊ B ＊C 指明列联表类型为三维列联表，这里要把需要控制的变量放在靠前的位置，把研究者关心的变量放在最接近结果变量的位置。CMH 选项要求系统进行 CMHχ^2 检验。

SAS 输出结果及解释：

B ＊ C 的汇总统计量

A 的控制

Cochran-Mantel-Haenszel 统计量（基于表得分）

统计量	对立假设	自由度	值	概率
1	非零相关	1	0.0249	0.8747
2	行均值得分差值	1	0.0249	0.8747
3	一般关联	1	0.0249	0.8747

以上是控制变量 A（损伤类型）的影响，分析变量 B（治疗方法）对结果变量 C（是否有效）的影响。采用了三种方法进行检验，由于结果变量为二值变量，三种方法结果相同，CMHχ^2 ＝0.0249，P＝0.8747。

普通相对风险的估计值（行 1/行 2）

研究类型	方法	值	95% 置信限	
案例对照	Mantel-Haenszel	1.1186	0.2867	4.3650
（优比）	Logit ＊＊	1.1187	0.2868	4.3641
Cohort	Mantel-Haenszel	1.0235	0.7735	1.3542
（第 1 列风险）	Logit	1.0267	0.7252	1.4536
Cohort	Mantel-Haenszel	0.9235	0.3506	2.4325
（第 2 列风险）	Logit ＊＊	0.9227	0.3519	2.4197

以上是对各层进行校正后，用两种方法（M-H 法和 Logit 法）按两种设计类型（病例对照研究和队列研究）计算的优势比、相对危险度及其置信区间。本例参看队列研究对应的结果，可见 RR 的置信区间包含 1，说明 RR 值与 1 之间的差别没有统计学意义。

综上所述，通过对损伤类型的控制，采用 CMHχ^2 检验，$CMH\chi^2$ ＝0.0249，P＝0.8747（$P > 0.05$），说明两种方法疗效差别没有统计学意义，尚不能认为两种治疗方法的疗效有区别。

第二节　结果变量为多值名义变量的高维列联表资料统计分析

一、特点及分析方法

结果变量为多值名义变量的高维列联表，是指包括结果变量在内，列联表中定性变量的个数大于等于 3，并且结果变量为多值名义变量的高维列联表。分析此类列联表资料的统计分析方法有 CMHχ^2 检验、扩展的多重 logistic 回归分析等。

二、实例分析

【例6-2】 某人为了研究年龄、性别、骨折原因间的相互关系，收集了天津医院 1993～2002 年的骨折病历资料，具体信息见表 6-2 所示，试分析年龄、性别与骨折类型之间的关系。

表 6-2　天津医院 1993～2002 年的骨折情况

| 年龄组 | 性别 | 骨折原因 | | | | |
		高处坠落	交通事故	跌倒	压砸打击	机械器械
<10	男	13	12	5	6	3
	女	8	7	4	4	2
10～	男	48	53	80	20	7
	女	7	11	16	2	2
20～	男	84	102	45	45	30
	女	14	40	25	2	9
30～	男	105	167	86	60	16
	女	33	38	35	10	6
40～	男	119	150	88	53	9
	女	40	62	43	6	5
50～	男	53	66	54	17	5
	女	45	40	42	3	2
60～	男	21	28	54	6	1
	女	46	18	72	3	0
70～	男	21	16	54	0	1
	女	29	13	68	3	0
80～	男	9	2	12	0	0
	女	10	4	14	0	0

【分析】 该资料有两个原因变量，一个多值名义结果变量，属于结果变量为多值名义的高维列联表。对于此类资料，统计分析方法通常可选用 CMHχ^2 检验、扩展的多重 logistic 回归分析以及对数线性模型等。

本例以对数线性模型为例来说明，SAS 程序名为【tjfx6_2】：

```
data tjfx6_2;
    do  A = 1 to 9;
        do B = 1 to 2;
            do C = 1 to 5;
                input F @@;
                output;
            end;
        end;
    end;
cards;
13 12 5 6 3
8 7 4 4 2
48 53 80 20 7
7 11 16 2 2
84 102 45 45 30
14 40 25 2 9
105 167 86 60 16
33 38 35 10 6
119 150 88 53 9
40 62 43 6 5
53 66 54 17 5
45 40 42 3 2
21 28 54 6 1
46 18 72 3 0
21 16 54 0 1
29 13 68 3 0
9 2 12 0 0
10 4 14 0 0
;
run;
```

```
ods html;
proc catmod;
    weight F;
    model
A * B * C = _response_/noresponse
noprofile noiter;
    loglin A | B | C;
run;
ods html close;
```

【SAS 程序说明】 过程步调用 catmod（属性变量建模）过程，weight 语句指定加权变量，model 语句等号左边指定需要分析的变量，等号右边_response_说明进行对数线性模型分析，选项 noreponse 规定不打印模型的_response_矩阵，选项 noprofile 规定不打印样本概况和变量概况。语句 loglin A | B | C 规定模型中包含所有一阶和二阶交互作用，也就是建立饱和模型。

SAS 输出结果及解释：

The CATMOD Procedure

Data Summary

Response	A * B * C	Response Levels	83
Weight Variable	F	Populations	1

Data Set	TJFX6_2	Total Frequency	2669
Frequency Missing	0	Observations	83

Maximum Likelihood Analysis

Maximum likelihood computations converged.

以上是模型的基本信息，最大似然估计的迭代过程最终是收敛的。

Maximum Likelihood Analysis of Variance

Source	DF	Chi-Square	Pr > ChiSq
A	8	215.90	< 0.0001
B	1	0.16	0.6905
A * B	8	51.94	< 0.0001
C	4	37.41	< 0.0001
A * C	30 *	205.85	< 0.0001
B * C	4	8.02	0.0908
A * B * C	27 *	32.41	0.2173
Likelihood Ratio	0	.	.

以上是最大似然估计的方差分析结果，对变量 A 进行检验的 $\chi^2 = 215.90$，$P < 0.0001$；对变量 B 检验的 $\chi^2 = 0.16$，$P = 0.6905$（$P > 0.05$）；对变量 C 检验的 $\chi^2 = 37.41$，$P < 0.0001$。一阶交互作用分析，变量 A 和 B 以及变量 A 和 C 有统计学意义，对应的统计量分别为 $\chi^2 = 51.94$，$P < 0.0001$ 和 $\chi^2 = 205.85$，$P < 0.0001$。二阶交互作用对应的 $\chi^2 = 32.41$，$P = 0.2173$（$P > 0.05$）没有统计学意义。由于这里建立的是饱和模型，已经没有多余的自由度分配给似然比检验，因此并没有关于模型拟合情况的似然比检验结果。

根据以上分析，可以选择更合理和更简单的模型，把以上程序中的过程步用以下程序代替：

```
ods html;
proc catmod;
weight F;
model A * B * C = _ response_ / noresponse noprofile noiter;
loglin A | B | C@2;
run;
ods html close;
```

这时，输出结果如下：

The CATMOD Procedure

Data Summary

Response	A * B * C	Response Levels	83

Weight Variable	F	Populations	1
Data Set	TJFX6_2	Total Frequency	2669
Frequency Missing	0	Observations	83

Maximum Likelihood Analysis

Maximum likelihood computations converged.

Maximum Likelihood Analysis of Variance

Source	DF	Chi-Square	Pr > ChiSq
A	8	263. 69	<. 0001
B	1	93. 66	<. 0001
A * B	8	162. 97	<. 0001
C	4	56. 92	<. 0001
A * C	30 *	227. 49	<. 0001
B * C	4	31. 18	<. 0001
Likelihood Ratio	27	34. 40	0. 1546

似然比检验的结果是 $P = 0.1546 > 0.05$，说明该模型与饱和模型的相差项（此例为 A、B、C 三因素之间的二阶交互效应）无统计学意义。因素 A 与因素 B、因素 A 与因素 C 之间的交互效应均有统计学意义，说明不同年龄组中患者的性别构成、骨折原因构成均有所不同，因素 B 与因素 C 之间的交互效应有统计学意义，说明不同性别组中患者的骨折原因构成也有所不同。

第三节　结果变量为多值有序变量的高维列联表资料统计分析

一、特点及分析方法

结果变量为多值有序变量的高维列联表，是指包括结果变量在内，列联表中定性变量的个数大于等于 3，并且结果变量为多值有序变量的高维列联表。分析此类列联表资料的统计分析方法有 CMH 校正的秩和检验、有序变量的多重 logistic 回归分析等。

二、实例分析

【例 6-3】　研究者将 240 例伸直型肱骨髁上骨折患者随机等分为 2 组：夹板组和穿针组。其中，夹板组 Gartland II 型 65 例，Gartland III 型 55 例，穿针组 Gartland II 型 65 例，Gartland III 型 55 例。两组患者治疗结果见表 6-3。试比较两种治疗方法的疗效。

表6-3 伸直型肱骨髁上骨折夹板组和穿针组的疗效

分型	治疗方法	例数（人）		
	疗效:	优	良	差
Gartland Ⅱ	夹板组	47	9	9
	穿针组	52	7	6
Gartland Ⅲ	夹板组	48	4	3
	穿针组	45	6	4

【分析】 该资料有两个原因变量，一个多值有序结果变量，属于结果为多值有序变量的高维列联表。对于此类资料，统计分析方法通常可选用：CMH 校正的秩和检验、结果变量为多值有序的多重 logistic 回归分析。

本例以 CMH 校正的秩和检验为例来说明，SAS 程序名为【tjfx6_3】：

```
data tjfx6_3;
  do A = 1 to 2;
    do B = 1 to 2;
      do C = 1 to 3;
        input F @@;
        output;
      end;
    end;
  end;
cards;
47 9 9
52 7 6
48 4 3
45 6 4
;
run;

ods html;
proc freq;
  weight F;
  tables A * B * C/nopercent nocol chisq scores =
rank cmh;
run;
ods html close;
```

【SAS 程序说明】 数据步中，变量 A、B、C 分别代表患者分型、治疗方法分组以及疗效等级，频数变量 F 代表各单元格的频数；FREQ 过程步中 weight 语句用于指定加权变量，tables 语句后面有若干选项，nopercent 和 nocol 选项分别要求系统不显示各频数的总合计构成比和列合计构成比；cmh 选项结果中输出非零相关、行平均得分差异、一般关联这三个统计量。如果结果变量的级别不是等间隔的，则宜选用修正的 Ridit 法来处理，用以下语句替换程序中的 tables 语句即可：

tables A * B * C/nopercent nocol chisq scores = modridit cmh;

SAS 输出结果及解释：

FREQ 过程

B ＊ C 的表 1

控制：A = 1

B	C			合计
	1	2	3	
1	47	9	9	65
	72. 31	13. 85	13. 85	
2	52	7	6	65
	80	10. 77	9. 23	
合计	99	16	15	130

B ＊ C 的表 1 统计量

A = 1 的控制

统计量	自由度	值	概率
卡方	2	1. 1025	0. 5762
似然比卡方	2	1. 1074	0. 5748
MH 卡方（秩得分）	1	1. 0895	0. 2966
Phi 系数		0. 0921	
列联系数		0. 0917	
Cramer V 统计量		0. 0921	

样本大小 = 130

B ＊ C 的表 2

控制：A = 2

B	C			合计
	1	2	3	
1	48	4	3	55
	87. 27	7. 27	5. 45	
2	45	6	4	55
	81. 82	10. 91	7. 27	
合计	93	10	7	110

B ＊ C 的表 2 统计量

A = 2 的控制

统计量	自由度	值	概率
卡方	2	0.6396	0.7263
似然比卡方	2	0.6428	0.7251
MH 卡方（秩得分）	1	0.6014	0.4380
Phi 系数		0.0763	
列联系数		0.0760	
Cramer V 统计量		0.0763	

WARNING：33% 的单元格的期望计数比 5 小。卡方可能不是有效检验。

样本大小 = 110

B * C 的汇总统计量

A 的控制

Cochran-Mantel-Haenszel 统计量（基于秩得分）

统计量	对立假设	自由度	值	概率
1	非零相关	1	0.2869	0.5922
2	行均值得分差值	1	0.1995	0.6551
3	一般关联	2	0.2029	0.9035

SAS 系统按照变量 A（患者分型）进行分层分析，输出结果中首先给出了每一层列联表及其统计量结果（该部分结果实际意义不大）。最后输出控制变量 A 后，不同治疗方法的疗效的比较，查看行平均得分差值 $Q_{CMH} = 0.1995$，$P = 0.6551$（$P > 0.05$）。

该例资料更关心不同治疗方法的疗效是否相同，通过对患者分型进行控制的 CMH 校正的秩和检验，行平均得分差值 $Q_{CMH} = 0.1995$，$P = 0.6551$（$P > 0.05$），不拒绝原假设，即不同治疗方法的疗效差别没有统计学意义，因此，尚不能认为不同治疗方法的疗效不同。

参 考 文 献

1. 胡良平. WINDOWS SAS 6. 12 & 8. 0 实用统计分析教程. 北京：军事医学科学出版社，2001：275 – 363.

2. 胡良平. 医学统计学—运用三型理论分析定量与定性资料. 北京：人民军医出版社，2009：232 – 318.

3. 杨礼庆，付勤，王海义. 创伤性上颈椎损伤早期漏诊原因分析. 中国骨伤，2006，19（5）：297 – 298.

4. 孙楠，王伟，卢文丽，等. 对数线性模型在骨折资料分析中的应用. 中国医院统计，2004，11（3）：225 – 227.

5. 潘志雄，朱永展，张兆华，等. 肱骨髁上骨折手法复位穿针和夹板固定的疗效比较. 中国骨伤，2006，19（12）：719 – 721.

第七章　简单相关和回归分析

在医学科学研究中，常常要分析变量之间的关系，以说明事物发生、发展及变化的原因或变量间依存变化的数量关系，这时，可以采用回归和相关分析方法。如果分析的变量是两个则可考虑使用简单线性相关与回归分析，若分析的变量超过两个，则应采用多因素（或变量）分析方法（包括复相关分析、偏相关分析、多重线性回归分析和多重 *logistic* 回归分析等）。本章将介绍简单相关和回归分析。

第一节　基本概念

简单线性相关分析是描述两定量变量间是否有直线关系以及直线关系的方向和密切程度的分析方法。例如探讨大鼠肝中胆固醇含量和锰含量之间是否存在直线关系。此分析方法主要是通过计算相关系数的大小并对其进行假设检验以及结合专业知识来评价得到的相关系数是否有实际意义而完成的。直线相关要求两个变量都服从正态分布。

直线回归分析是用直线回归方程表示两个定量变量间依存关系的统计分析方法。此分析方法的基本思路是：首先由实际测量得到的数据计算反映两定量变量依赖关系的直线回归方程，即计算直线回归方程的截距 a、斜率 b；然后对回归方程进行假设检验，也就是检验总体回归系数是否为 0；当然，还要检验总体截距是否为 0，以决定回归直线是否通过坐标原点；最后结合专业知识，评价此直线回归方程是否有实用价值。如果用 X 表示自变量，Y 表示因变量，简单线性回归分析要求资料符合下列条件：①X 和 Y 之间的关系为线性关系；②各个观察值之间相互独立；③每个 X 对应的 Y 服从正态分布，且各个正态分布的方差相等。

第二节　简单线性相关

（一）直线相关系数 r 的计算　通常用 *Pearson* 乘积矩相关系数（*coefficient of product-moment correlation*）来定量地描述线性相关的密切程度和方向。习惯上以符号 ρ 来表示总体相关系数，符号 r 来表示样本相关系数，r 是 ρ 的估计值。样本相关系数 r 的计算公式为：

$$r = \frac{\sum (X - \bar{X})(Y - \bar{Y})}{\sqrt{\sum (X - \bar{X})^2 \sum (Y - \bar{Y})^2}} = \frac{l_{XY}}{\sqrt{l_{XX}l_{YY}}} \tag{7-1}$$

其中 $l_{xx} = \sum (X - \bar{X})^2 = \sum X^2 - \dfrac{(\sum X)^2}{n}$ 表示 X 的离均差平方和；

$$l_{YY} = \sum (Y - \bar{Y})^2 = \sum Y^2 - \frac{(\sum Y)^2}{n} \text{ 表示 } Y \text{ 的离均差平方和；}$$

$$l_{XY} = \sum (X - \bar{X})(Y - \bar{Y}) = \sum XY - \frac{(\sum X)(\sum Y)}{n} \text{ 表示 } X \text{ 与 } Y \text{ 的离均差积和。}$$

相关系数是一个无量纲的统计指标，其取值范围为 $-1 \leqslant r \leqslant 1$，同样，$-1 \leqslant \rho \leqslant 1$。若通过对总体相关系数 ρ 是否等于零进行假设检验（详见下文），当检验的结果认为总体相关系数 ρ 不等于零时，r 值为正表示正相关；r 值为负表示负相关。r 的绝对值等于 1 为完全相关，r 等于零表明两定量变量之间不存在直线相关关系。r 的绝对值越大，说明 X 与 Y 呈直线关系的密切程度越高。

（二）直线相关系数的假设检验 相关系数的大小会受到随机误差的影响，从同一总体抽出的不同样本会得到不同的样本相关系数。当 r 所代表的总体相关系数 $\rho = 0$ 时，r 值可能并不等于 0，为了尽可能排除抽样误差的影响，较客观地反映两个变量之间的相关关系，须对总体相关系数 ρ 进行假设检验。

检验的原假设和备择假设分别为 H_0：$\rho = 0$；H_1：$\rho \neq 0$，$\alpha = 0.05$。检验统计量为：

$$t = \frac{r - 0}{S_r} = \frac{r}{\sqrt{(1 - r^2)/(n - 2)}}, \quad \nu = n - 2 \tag{7-2}$$

式中分母部分 S_r 为相关系数的标准误。求出 t 值后，查 t 界值表便可以得出 P 值。也可以按自由度 $\nu = n - 2$ 直接查 r 的临界值表得出 P 值，这样做要更简便一些。若 $r > 0$，且检验结果为 $P < 0.05$，则认为两个定量变量之间呈正相关关系；若 $r < 0$，且检验结果为 $P < 0.05$，则可认为两个定量变量之间呈负相关关系。

（三）总体相关系数 ρ 的置信区间 由于样本相关系数 r 的分布在 ρ 不等于零时呈偏态分布，所以在计算 ρ 的置信区间时需要先对 r 按下式作 z 变换：

$$z = tanh^{-1}r \text{ 或 } z = \frac{1}{2}\ln\frac{1 + r}{1 - r} \tag{7-3}$$

式中 $tanh$ 为双曲正切函数，$tanh^{-1}$ 为反双曲正切函数。

变换后按正态近似原理计算 z 的 $1-\alpha$ 置信区间：

$$(z - u_{1-\alpha/2}/\sqrt{n - 3}, z + u_{1-\alpha/2}/\sqrt{n - 3}) \tag{7-4}$$

最后对 z 的上下限做如下变换，得到 ρ 的 $1-\alpha$ 置信区间：

$$r = tanhz \text{ 或 } r = \frac{e^{2z} - 1}{e^{2z} + 1} \tag{7-5}$$

$$[\tanh(z - u_{1-\alpha/2}/\sqrt{n - 3}), \tanh(z + u_{1-\alpha/2}/\sqrt{n - 3})] \text{ 或}$$

$$\left(\frac{e^{2(z-u_{1-\alpha/2}/\sqrt{n-3})} - 1}{e^{2(z-u_{1-\alpha/2}/\sqrt{n-3})} + 1}, \frac{e^{2(z+u_{1-\alpha/2}/\sqrt{n-3})} - 1}{e^{2(z+u_{1-\alpha/2}/\sqrt{n-3})} + 1}\right) \tag{7-6}$$

第三节　*Spearman* 秩相关分析

一、秩相关系数 r_s 的计算

秩相关又称等级相关，适用于不符合正态分布或者总体分布类型未知的资料，也可以用于等级资料，其基本思想是将两个变量原始观察值分别由小到大编秩，然后根据秩次来计算秩相关系数。*Spearman* 秩相关就是用秩相关系数 r_s 来说明两个变量间呈线性相关关系的密切程度与方向。

设有 n 例观察对象，将 X_i、Y_i ($i=1$, 2, $\cdots$, n) 分别由小到大编秩，用 P_i 表示 X_i 的秩，Q_i 表示 Y_i 的秩。两者的秩和 $\sum P_i = \sum Q_i = \dfrac{n(n+1)}{2}$，平均秩 $\bar{P} = \bar{Q} = \dfrac{(n+1)}{2}$，秩相关系数 r_s 的计算公式为：

$$r_s = \frac{\sum (P_i - \bar{P})(Q_i - \bar{Q})}{\sqrt{\sum (P_i - \bar{P})^2 \sum (Q_i - \bar{Q})^2}} \tag{7-7}$$

如果令同一观察对象的两个秩次之差为 $d_i = P_i - Q_i$，则差值平方之和 $\sum d_i^2$ 可以衡量变量 X 与 Y 的相关程度，秩相关系数的计算公式也可以写为：

$$r_s = 1 - \frac{6 \sum d_i^2}{n(n^2 - 1)} \tag{7-8}$$

r_s 的取值范围为 $[-1, 1]$，其取值为正表示有正相关的趋势，取值为负表示有负相关的趋势。仅当在拒绝"$H_0: \rho_s = 0$"、接受"$H_1: \rho_s \neq 0$"时，才能下有正或负相关的结论。

二、秩相关系数的假设检验

与直线相关系数类似，计算出样本秩相关系数 r_s 后，对总体秩相关系数 ρ_s 是否为 0 要进行假设检验。当样本例数 $n \leqslant 50$ 时，查秩相关系数临界值表得出 P 值；当 $n > 50$ 时，按下式计算检验统计量：

$$t = \frac{r_s}{\sqrt{(1 - r_s^2)/(n-2)}}, \quad \nu = n - 2 \tag{7-9}$$

求出 t 值后，查 t 界值表便可以得出 P 值，进而得出统计结论与专业结论。

第四节　简单线性回归分析

一、回归方程的计算

进行直线回归分析的两个变量之间一般有自变量和因变量之分，当在专业上无法区分时，常把容易测量的变量看作自变量，另一个较难测量的变量看作因变量。因变量 Y 与自变量 X 之间的回归模型为：

$$Y = \alpha + \beta X + \varepsilon \tag{7-10}$$

其中 α 表示回归模型的截距，β 为回归模型的斜率，常称之为回归系数，ε 为随机误差。如果用 $\hat{Y}$ 表示 Y 的估计值，用 a 与 b 分别表示 α 和 β 的样本估计值，则样本回归方程可以表示为：

$$\hat{Y} = a + bX \tag{7-11}$$

这里 $\hat{Y}$ 就是由回归方程求得的因变量 Y 的回归值，也称为 Y 的预测值，它是当 X 固定时，Y 的总体均数 $\mu_{Y|X}$ 的估计值。a、b 可以根据最小平方法原理求得，被称为总体参数 α、β 的最小平方估计量。用最小平方法求参数估计量的基本原理是使回归直线上各估计值 $\hat{Y}$ 与观察值 Y 之差的平方和达到最小，估计值 $\hat{Y}$ 与观察值 Y 之差通常称为残差，α、β 的最小平方估计量 a、b 的具体计算公式如下：

$$b = \frac{\sum (X - \bar{X})(Y - \bar{Y})}{\sum (X - \bar{X})^2} = \frac{l_{XY}}{l_{XX}} \tag{7-12}$$

$$a = \bar{Y} - b\bar{X} \tag{7-13}$$

如果根据专业知识需求过定点 (X_0, Y_0) 的直线回归方程，则只需将式 7-12 和式 7-13 中的 $\bar{X}$ 换成 X_0、$\bar{Y}$ 换成 Y_0 即可。

二、回归系数的假设检验

与相关系数一样，在估计出样本回归系数 b 以后，仍然需要对总体回归系数 β 是否为 0 进行假设检验，检验的原假设和备择假设分别为 H_0：$\beta = 0$；H_1：$\beta \neq 0$，$\alpha = 0.05$。检验方法有方差分析或 t 检验两种。

在进行方差分析时，首先要进行因变量 Y 的离均差平方和的分解。总的离均差平方和为观察值 Y 与均数 $\bar{Y}$ 之差的平方和 $\sum (Y - \bar{Y})^2$，用 SS_T 表示。它被分解为两部分，一部分是估计值 $\hat{Y}$ 与均数 $\bar{Y}$ 之差的平方和 $\sum (\hat{Y} - \bar{Y})^2$，称为回归平方和，用 SS_R 表示，它反映了 Y 的总变异中可以用 X 与 Y 的直线关系解释的那部分变异，回归平方和越大，说明回归的效果越好；另一部分是观察值 Y 与估计值 $\hat{Y}$ 之差的平方和 $\sum (Y - \hat{Y})^2$，称为残差平方和或剩余平方和，用 SS_E 表示，它反映了 X 对 Y 的线性影响之外的一切因素对 Y 的变异的作用，也就是总变异中无法用 X 解释的部分，残差平方和越小，说明直线回归的估计误差越小，回归的作用越明显。离均差平方和的分解可以用下式表示：

$$SS_T = SS_R + SS_E \tag{7-14}$$

相应的自由度也可以分解为：

$$\nu_T = \nu_R + \nu_E \tag{7-15}$$

其中 $\nu_T = n - 1$，$\nu_R = 1$，$\nu_E = n - 2$。

在对离均差平方和进行分解之后，可以按下式计算检验统计量 F：

$$F = \frac{SS_R / \nu_R}{SS_E / \nu_E} = \frac{MS_R}{MS_E} \tag{7-16}$$

式中 MS_R 与 MS_E 分别称为回归均方和残差均方。求出 F 值后查 F 界值表，就可以得到 P 值，然后，根据具体情况作出统计和专业结论。

通过上述统计量，还可以引入决定系数，它是回归平方和与总的离均差平方和之比：

$$r^2 = \frac{SS_R}{SS_T} = \frac{l_{XY}^2}{l_{XX}l_{YY}} \tag{7-17}$$

决定系数也就是相关系数的平方，它是相关与回归分析中一个十分有用的统计量，反映了回归的贡献大小，说明了在 Y 的总变异中自变量 X 所能解释的百分比，其取值越接近于 1，说明回归的效果越好，即自变量 X 对因变量 Y 的贡献就越大。

对回归系数的检验也可以采用 t 检验，检验统计量为：

$$t = \frac{b - 0}{S_b} = \frac{b}{\frac{S_{Y \cdot X}}{\sqrt{l_{XX}}}}, \quad \nu = n - 2 \tag{7-18}$$

$$S_{Y \cdot X} = \sqrt{\frac{\sum (Y - \hat{Y})}{n - 2}} = \sqrt{\frac{SS_E}{n - 2}} \tag{7-19}$$

式 7-18 中 S_b 是样本回归系数的标准误。上两式中的 $S_{Y \cdot X}$ 称为剩余标准差，是排除了 X 的影响后，单独 Y 方面的变异大小，常用它作为预报精确度的标志。因为它的单位与 Y 一致，容易在实际中进行比较和检验，所以，一个回归能否对解决实际问题有所帮助，只要比较 $S_{Y \cdot X}$ 与允许的偏差即可，故它是检验一个回归是否有效的极其重要的标志。

在对回归系数的假设检验中，方差分析和 t 检验是等价的，并且有 $t^2 = F$。

三、总体回归系数 β 的置信区间

总体回归系数 β 的 $100(1 - \alpha)\%$ 置信区间可以按下式计算：

$$(b - t_{(1-\alpha/2)(\nu)}S_b, b + t_{(1-\alpha/2)(\nu)}S_b) \tag{7-20}$$

式中 S_b 为样本回归系数的标准误，$\nu = n - 2$。

四、总体均数 $\mu_{Y|X}$ 的置信区间和个体 Y 值的预测区间

若记 $\mu_{Y|X=X_0}$ 为给定 $X = X_0$ 条件下 Y 的总体均数，则它的 $100(1 - \alpha)\%$ 置信区间为：

$$(\hat{Y}_0 - t_{(1-\alpha/2)(n-2)}S_{\hat{Y}_0}, \hat{Y}_0 + t_{(1-\alpha/2)(n-2)}S_{\hat{Y}_0}) \tag{7-21}$$

式中 $\hat{Y}_0$ 为给定 $X = X_0$ 时 Y 的估计值，$S_{\hat{Y}_0}$ 为 $\hat{Y}_0$ 的标准误，按照下式计算：

$$S_{\hat{Y}_0} = S_{Y \cdot X} \sqrt{\frac{1}{n} + \frac{(X_0 - \overline{X})^2}{\sum (X - \overline{X})^2}} \tag{7-22}$$

给定 $X = X_0$ 时，Y 的个体值的 $100(1 - \alpha)\%$ 预测区间为：

$$(\hat{Y}_0 - t_{(1-\alpha/2)(n-2)}S_{Y_0}, \hat{Y}_0 + t_{(1-\alpha/2)(n-2)}S_{Y_0}) \tag{7-23}$$

预测区间反映了个体 Y 值的波动范围，解决了对因变量进行预报的问题。式中 S_{Y_0} 为给定 $X = X_0$ 时 Y 值的标准差，其计算公式为：

$$S_{Y_0} = S_{Y \cdot X} \sqrt{1 + \frac{1}{n} + \frac{(X_0 - \overline{X})^2}{\sum (X - \overline{X})^2}} \tag{7-24}$$

在实际应用时，有时也会遇到与上述情况相反的情形，即给定 $Y = Y_0$，问对应的 X_0 是

多少？这就是所谓的控制（或校准）问题。在给定 $Y = Y_0$ 条件下，X_0 的估计值需按下述两种情形来考虑：

1. 如果 X、Y 都是随机变量，则预测与控制这两个问题的地位是平等的。可以反过来把 Y 作为自变量而把 X 作为因变量，这时当然应求 X 依 Y 变化的直线回归方程，通常情况下，它与 Y 依 X 的回归直线并不重合，将 $Y = Y_0$ 代入此方程，求得 X_0 的估计值，并用前面所介绍的公式进行区间估计，注意把公式中的 X、Y 互换；

2. 一般控制问题多用在自变量非随机的场合，因此，不能像①中那样对自变量和因变量进行调换。在这种场合下，仍沿用已求得的直线回归方程 $\hat{Y} = a + bX$ 解出 $\hat{X}_0 = \dfrac{(Y_0 - a)}{b}$，作为 X 的点估计，X_0 的近似 $1 - \alpha$ 预测区间为：

$$(\hat{X}_0 - t_{(1-\alpha/2)(n-2)} S_{X_0}, \hat{X}_0 + t_{(1-\alpha/2)(n-2)} S_{X_0}) \tag{7-25}$$

$$S_{X_0} = \frac{S_{Y \cdot X}}{|b|} \sqrt{\frac{1}{n_0} + \frac{1}{n} + \frac{(Y_0 - \bar{Y})^2}{b^2 l_{XX}}} \tag{7-26}$$

在上式中，n 是总的观察例数，n_0 是在 $Y = Y_0$ 条件下的观察例数，Y_0 是根据 n_0 次观测得到的 Y 的均数，当 Y_0 为理论值时，$n_0 = \infty$；当 Y_0 为一次观测结果时，$n_0 = 1$。

第五节 简单线性相关和回归分析的联系与区别

一、简单线性相关和回归的联系

回归系数 b 和相关系数 r 的关系可以表示为 $b = r \sqrt{l_{YY}/l_{XX}}$，所以它们的正、负号是一致的。$r$ 为正（负）号说明两个变量之间的相互关系是同（异）向变化的；b 为正（负）号说明自变量 X 每增一个单位，因变量 Y 平均增（减）b 个单位。

在假设检验方面，对相关系数的假设检验可用 t 检验或直接查 r 临界值表来实现，对回归系数的假设检验可用 t 检验或方差分析来实现。一般来讲，相关系数的假设检验（尤其是直接查表法）要相对容易些，对同一批资料而言，对相关系数与回归系数的假设检验是等价的，故当一批资料同时可作相关与回归分析时，就用对相关系数的假设检验代替对回归系数的假设检验。

二、简单线性相关和回归的区别

在资料的要求上，相关分析时要求两定量变量都是随机变量，分别服从正态分布；而回归分析时要求因变量必须是随机变量，自变量可以是随机变量，也可以是一般变量。

在统计量的量纲上，相关系数 r 与变异系数 CV 一样，都是无量纲的统计量；而斜率 b 却有量纲，其量纲为因变量的量纲/自变量的量纲，截距 a 的量纲与因变量的量纲相同。

第六节 应用简单线性相关和回归分析时的注意事项

一、同质性问题

首先应明确欲分析的受试对象是否同质。例如，受试对象是否是相同的病情、病程、接受相同的处理等。由医学专业知识和常识可知，人的胸围与肺活量之间有一定的联系，是否一定可以用直线相关分析研究他们之间的关系呢？那要看测量谁的胸围与肺活量了，若测量同一批成年男性的胸围与肺活量，则可加以研究；但是，若测量一组成年男性的胸围与肺活量，同时测另一组成年女性的胸围与肺活量，将这样的两组数据放在一起进行直线相关分析就要慎重了。因为男女胸围与肺活量的相关性不一定相同，放在一起进行相关分析可能会夸大或缩小两者之间的关系。

另外，如果将两个或两个以上样本合并在一起进行相关和回归分析，有可能得出实际上并不存在相关或回归关系，也可能掩盖确实存在的相关与回归关系，如图 7-1 所示。因此，将不同的样本放在一起进行相关与回归分析时应慎重。

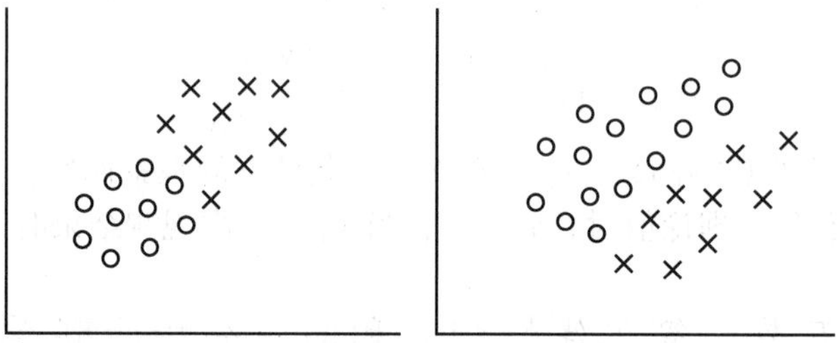

图 7-1 两个不同样本资料对相关的影响

关于图 7-1 的说明：①左图中圆圈和叉号分别代表性质不同的两类受试对象，每一类受试对象的散点呈一个"圆盘状"，表明这两类的内部两变量之间都没有线性关系，而盲目地将他们拼接在一起时，碰巧出现了"正相关趋势"，即很容易错误地得出两变量之间呈现直线相关关系的结论；②与左图情况正好相反，右图中将两类分别有相关关系的结果变成了无直线相关关系的结果，即由于错误地将性质不同的两类受试对象放在一起分析，将每一类样本中实际存在的直线相关关系掩盖掉了。

二、应以专业知识为依据

作直线相关和回归分析时，统计方法只能帮助人们揭示数据之间内在的规律，而不能创造规律。变量之间是否存在本质联系要靠专业知识来解释，例如相关系数只是把客观存在的联系用一定的数值表现出来，有时两变量之间本来没有什么关系，可是由于有一个共同因素（如时间、年龄等），使得两变量的相关系数表面上看是较大的，但并不能认为两者之间有任何关系。如某年各月美国离婚率升高，香烟销售量也逐渐变大，两者相关有统计学意义，只是数字游戏。又如研究"随时间的推移，用小孩的身高去推测小树苗高度的直线回归分析"和"根据人的年龄去推测人被犬咬伤的发生率的直线回归分析"都是毫无专业根据的。

三、绘制散布图

在进行直线相关与回归分析之前，应该绘制散布图。专业上有联系的两项指标之间的关系并非都是直线关系，事实上，如果两项指标之间呈一条弯曲度不大的"S"型或反"S"型曲线趋势，错误地用一条直线回归方程来描述，在统计学上往往会认为很有意义，即该直线回归方程是成立的，但生物学上是解释不通的（当因变量是某种率时最易发生这种现象）。正确的做法是：在直角坐标系内绘制 X 与 Y 的散点图，如果 n 个点形成的散布图呈一条明显的曲线趋势时，宜拟合一条曲线回归方程；如果 n 个点在一条不太宽的长带内随机地分布着，不存在明显的曲线趋势且此带不平行于 X 轴也不垂直于 X 轴，可考虑进行直线相关和回归分析；如果 n 个点形成的散布图近似于一个圆盘，说明 X 与 Y 之间无确切的变化趋势，几乎是相互独立的，不必硬把他们捏合在一起分析。

第七节 简单线性相关与回归分析应用举例

【例7-1】 为研究绝经女性体重指数（BMI）和骨密度（BMD）之间的关系，随机测量了20名50岁以上绝经女性的身高和体重用于计算BMI，同时测量股骨上端（Neck）BMD，资料见表7-1，试对其进行相关和回归分析。

表7-1 20名中年女性的体重指数和骨密度

编号	BMI（kg/m^2）	BMD（g/cm^2）	编号	体重指数（kg/m^2）	收缩压（kPa）
1	16.57	0.595	11	21.69	0.680
2	16.57	0.620	12	21.92	0.711
3	18.66	0.638	13	21.96	0.729
4	19.56	0.641	14	22.91	0.749
5	19.66	0.659	15	23.22	0.795
6	20.29	0.658	16	23.54	0.793
7	20.46	0.649	17	23.74	0.754
8	20.56	0.674	18	25.26	0.799
9	21.30	0.682	19	26.29	0.831
10	21.44	0.682	20	26.45	0.860

【分析】 本例中BMI与BMD都是随机变量，且分别近似服从正态分布，故对该资料进行直线相关与回归分析是可以的。

对该资料进行分析的SAS程序如下，程序名为【tjfx7_1】：

```
data tjfx7_1;
input x y@ @;
cards;
16.57    0.595
16.57    0.620
18.66    0.638
19.56    0.641
19.66    0.659
20.29    0.658
20.46    0.649
20.56    0.674
21.30    0.682
21.44    0.682
21.69    0.680
21.92    0.711
21.96    0.729
22.91    0.749
23.22    0.795
23.54    0.793
23.74    0.754
25.26    0.799
26.29    0.831
26.45    0.860
;
run;
```

```
ods html;
proc gplot data = tjfx7_1;
    plot y * x;
run;
proc corr data = tjfx7_1 fisher (alpha = 0.05
biasadj = no);
var x y;
run;

proc reg data = tjfx7_1;
    model y = x;
run;
ods html close;
```

【SAS 程序说明】　程序中的第一部分是数据步，建立数据集 tjfx7_1，变量 x 和 y 分别表示 BMI 和 BMD。数据步之后是三个过程步。GPLOT 过程用于绘制散布图，其中 proc gplot 语句表示调用 GPLOT 过程，选项 data = tjfx7_1 给出要分析的 SAS 数据集。*plot y * x* 语句定义横、纵坐标轴变量分别为 x 和 y。CORR 过程步实现相关分析，proc corr 语句表示调用 CORR 过程，选项 fisher 要求输出总体相关系数 ρ 的置信区间，alpha = 0.05 表示求出 95% 置信区间，biasadj = no 表示不对置信区间进行校正，默认情况下输出的是经校正的结果。*var x y* 语句指定要进行分析的变量是 x 和 y。该过程中默认输出的是 Pearson 乘积矩相关系数，如果想得到 Spearman 秩相关系数，只需要在 proc corr 语句之后加上 spearman 选项即可。REG 过程步实现线性回归，model 语句是建模语句，用来规定要进行拟合的因变量和自变量，这里等号左侧是因变量 y，等号右侧为自变量 x。

SAS 输出结果及解释：

这是由 GPLOT 过程绘制的散布图，由散布图可见，20 个点在一条不太宽的长带内随机地分布着，不存在明显的曲线趋势且此长带不平行又不垂直于 X 轴，因此可考虑进行直线相关和回归分析。

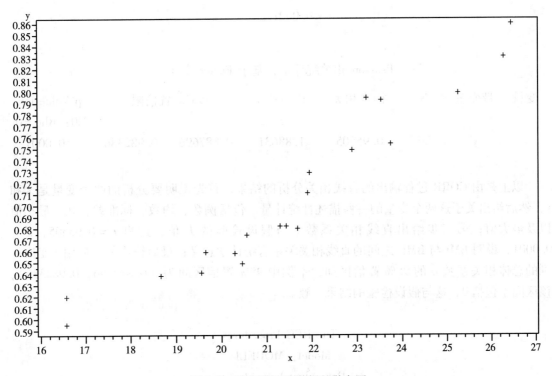

图 7-2　BMI 和 BMD 数据的散布图

CORR 过程

2 变量：　x y

简单统计量

变量	N	均值	标准差	总和	最小值	最大值
x	20	21. 60250	2. 74554	432. 05000	16. 57000	26. 45000
y	20	0. 70995	0. 07506	14. 19900	0. 59500	0. 86000

Pearson 相关系数，N = 20

当 H0：Rho = 0 时，Prob > | r |

	x	y
x	1. 00000	0. 95505
		< 0. 0001

| | y | | 0.95505 | | 1.00000 | |
| | | | < 0.0001 | | | |

Pearson 相关统计量；基于 Fisher 变换

变量	带变量	N	样本相关	Fisher's z	95% 置信限		p Value for HO：Rho = 0
x	y	20	0.95505	1.88631	0.887696	0.982386	< 0.0001

以上是由 CORR 过程输出的直线相关分析的结果，首先说明要分析的两个变量是 x 和 y；然后给出关于这两个变量的一些描述性统计量，包括例数、均数、标准差、和、最小值以及最大值；第三步给出直线相关系数 r 与假设检验的 P 值，这里 $r = 0.95505$，$P < 0.0001$，说明 BMI 与 BMD 之间的直线相关关系有统计学意义；最后输出的是使用 z 变换得到的总体相关系数 ρ 的 95% 置信区间，本例中 95% 置信区间为（0.887696，0.982386），该区间不包括 0，这与假设检验的结果一致。

The REG Procedure

Model：MODEL1

Dependent Variable：y

Number of Observations Read 20

Number of Observations Used 20

这是由 REG 过程输出的线性回归的第一部分结果，说明读入的观测数和使用的观测数，这里都是 20 个。

Analysis of Variance

Source	DF	Sum of Squares	Mean Square	F Value	Pr > F
Model	1	0.09765	0.09765	186.83	< 0.0001
Error	18	0.00941	0.00052266		
Corrected Total	19	0.10705			

第二部分是对整个模型进行方差分析的结果，包括模型和误差项对应的自由度、离均差平方和、均方，以及 F 值和 P 值，这里 $F = 186.83$，$P < 0.0001$，说明所求的回归模型总体上来说有统计学意义。

Root MSE	0.02286	R-Square	0.9121
Dependent Mean	0.70995	Adj R-Sq	0.9072
Coeff Var	3.22019		

第三部分是一些描述性统计量，*Root MSE* 为误差均方的平方根，即剩余标准差；*R-square* 为决定系数，其数值为 0.9121；*Dependent Mean* 为因变量的均数；*Adj R-Sq* 为校正决定系数。

Parameter Estimates

Variable	DF	Parameter Estimate	Standard Error	t Value	Pr > | t |
Intercept	1	0.14588	0.04158	3.51	0.0025
x	1	0.02611	0.00191	13.67	<0.0001

第四部分是参数估计的结果，由左至右的各列依次为变量名、自由度、参数估计值、标准误、对各参数进行检验的 t 值和 P 值。截距和回归系数分别为 0.14588、0.02611，对其进行检验的 P 值都小于 0.01，说明这两者与 0 之间的差异都有统计学意义，从而可以写出回归方程为：

$$\hat{y} = 0.14588 + 0.02611x \qquad (7\text{-}27)$$

专业结论：由直线相关和回归的结果可以看出，绝经后女性的体重指数与股骨上端骨密度之间存在线性相关关系，随着体重指数的增加，骨密度有升高的趋势。决定系数 $R^2 = 0.9121 > 0.5$，说明若根据此资料建立用体重指数推测骨密度的直线回归方程有一定的实用价值。

参 考 文 献

1. SAS Institute Inc. SAS/STAT 9.2 User's Guide. Cary, NC：SAS Institute Inc.，2008：3253 – 3474、5427 – 5640.
2. 胡良平主编. 医学统计学—运用三型理论分析定量与定性资料. 北京：人民军医出版社，2009：325 – 393.

第八章 多重回归分析

多重回归分析可以研究多个自变量与一个因变量之间的关系，本章重点介绍常见的两种多重回归分析方法：多重线性回归分析和多重 logistic 回归分析。

第一节 多重线性回归分析

一、基本概念

在简单线性回归中，只涉及一个因变量和一个自变量，但是在通常情况下，一个定量的结果可能会同时受到许多因素的影响，因此，需要把简单线性回归分析推广到多个自变量的情形，从而起到更有效的预报、控制及识别影响因素的作用。用线性回归方程来定量地描述和揭示一个因变量随几个自变量变化的数量关系，就称为多重线性回归分析。

用 Y 代表因变量，X_1、X_2、$\cdots$、X_m 分别代表 m 个自变量，则多重线性回归模型可以表示为：

$$Y = \beta_0 + \beta_1 X_1 + \beta_2 X_2 + \cdots + \beta_m X_m + \varepsilon \qquad (8\text{-}1)$$

式中 β_0 为截距，β_1、β_2、$\cdots$、β_m 分别为各个自变量所对应的偏回归系数，ε 为随机误差，假定它服从正态分布。偏回归系数 β_i（$i = 1$，2，$\cdots$，m）表示在其他自变量固定不变的情况下，X_i 每改变一个测量单位时所引起的因变量 Y 的平均改变量。多重线性回归模型的样本回归方程可以表示为：

$$\hat{Y} = b_0 + b_1 X_1 + b_2 X_2 + \cdots + b_m X_m \qquad (8\text{-}2)$$

这里 $\hat{Y}$ 表示 Y 的估计值，b_0、b_1、b_2、$\cdots$、b_m 为截距和偏回归系数的样本估计值。

与简单线性回归类似，多重线性回归也要求 X_1、X_2、$\cdots$、X_m 和 Y 之间的关系为线性关系；各个观察值之间相互独立；每一组自变量 X_1、X_2、$\cdots$、X_m 对应的 Y 服从正态分布，且各个正态分布的方差相等。

说明：在实际使用时，关于因变量 Y 的上述正态性条件是否满足是无法判定的，因为与每一组自变量 X_1、X_2、$\cdots$、X_m 对应的 Y 观察值往往只有一个，一般只是粗略地考察全部 Y 的观测值是否近似服从正态分布。

二、回归方程的计算

多重线性回归中参数的估计也是使用最小平方法，求出的回归方程使得残差平方和

$$Q = \sum (Y - \hat{Y})^2 = \sum [Y - (b_0 + b_1 X_1 + b_2 X_2 + \cdots + b_m X_m)]^2$$

达到最小。为了使 Q 达到最小，将 Q 对 b_0、b_1、b_2、$\cdots$、b_m 求一阶偏导数并且使之为 0，就可以得到正规方程组，然后由正规方程组便能够解得各个参数的估计值，具体的计算过

程这里不再赘述，感兴趣的读者可以参考相关文献。

三、回归方程和偏回归系数的假设检验

1. 回归方程的假设检验　在估计出回归模型的参数以后，需要对回归方程进行假设检验，检验的原假设为：

$$H_0 : \beta_1 = \beta_2 = \cdots = \beta_m = 0 \tag{8-3}$$

该假设表示所有的偏回归系数都为0，也就是全部自变量对因变量的作用都没有统计学意义，相应的备择假设为偏回归系数不全为0。检验的方法是方差分析，其基本思想与简单线性回归相同，将总的离均差平方和分解为回归平方和与残差平方和，然后构造 F 统计量。需要注意的是此时 F 统计量分子与分母的自由度分别为 $\nu_R = m$、$\nu_E = n - m - 1$，这一点要与简单线性回归分析有所区别。

求出 F 值后查 F 界值表，如果得到的 P 值小于事先确定的显著性水平，就说明回归方程有统计学意义。

2. 偏回归系数的假设检验　对整个回归方程进行假设检验之后，还有必要对每一个偏回归系数进行检验，检验的原假设和备择假设分别为 $H_0 : \beta_i = 0$；$H_1 : \beta_i \neq 0$。具体检验时，可以根据偏回归平方和构造 F 统计量，也可以采用 t 检验，这两种方法是等价的。

多重线性回归中自变量 X_i 的偏回归平方和用 P_i 表示，它代表从回归方程中剔除 X_i 后回归平方和的减少量，或者在 $m - 1$ 个自变量的基础上新增加 X_i 后回归平方和的增加量。偏回归平方和的大小可用来衡量自变量 X_i 在回归中所起作用的大小，它的取值越大，说明 X_i 越重要。对自变量 X_i 进行检验的统计量 F_i 为：

$$F_i = \frac{P_i/1}{SS_E/(n-m-1)} \tag{8-4}$$

该统计量分子和分母的自由度分别为 1 与 $n - m - 1$。

使用 t 检验对偏回归系数进行检验时，检验统计量 t_i 的计算公式为：

$$t_i = \frac{b_i}{S_{b_i}} \tag{8-5}$$

式中 b_i 是偏回归系数的估计值，S_{b_i} 是 b_i 的标准误，t_i 服从自由度为 $\nu = n - m - 1$ 的 t 分布。

求出上述检验统计量后，可以查相应的临界值表得出 P 值，从而判定 X_i 对 Y 的影响是否具有统计学意义，也即 X_i 与 Y 之间是否存在线性关系。

四、多重线性回归分析中自变量的筛选方法

在回归分析问题中，影响因变量 Y 的自变量往往会有很多，这些自变量对因变量的贡献会不尽相同，有些自变量对因变量的影响可能很小。如果将一些作用不大的自变量纳入模型，反而会影响预测的精度。因此，多重线性回归中的第一步就是要对自变量进行筛选。自变量的筛选方法比较多，这里简要介绍 SAS 软件中所提供的八种方法，同时也对一些评价回归方程优劣的指标做出说明。

（一）前进法　模型中自变量从无到有依次选一变量进入模型。引入变量时，选择偏回归平方和最大的自变量，根据偏回归平方和计算 F 统计量及 P 值，当 P 小于事先确定的显

著性水平，也就是纳入标准时，该变量入选，否则不能入选。每一个自变量按照这样逐一引入回归方程，直到没有自变量可入选为止。该方法可以自动去掉高度相关的自变量。它的局限在于纳入标准的显著性水平 α 取值小时，可能没有一个自变量能入选；纳入标准的显著性水平 α 取值较大时，开始选入的自变量后来不再进行检验，因而，在不同变量组合的新条件下变得无统计学意义的自变量没有机会被剔除掉。

（二）**后退法**　回归模型中最初包含所有的自变量，然后逐步剔除无统计学意义的自变量。每次进行剔除时，选择模型中偏回归平方和最小的自变量，计算 F 统计量和 P 值，当 P 值小于事先确定的剔除标准，则将此变量保留在方程中，否则，将其从模型中剔除。从 P 值最大的自变量开始逐一剔除，直到模型中没有变量可以被剔除时为止。后退法的局限在于剔除标准 α 较大时，任何一个自变量都不能被剔除；剔除标准 α 较小时，开始被剔除的自变量后来在新条件下即使变得对因变量有较大的贡献了，也不能再次被选入回归模型并参与检验。

（三）**逐步筛选法**　逐步筛选法可以看作是前进法和后退法的结合。模型中的自变量从无到有像前进法那样，根据 F 统计量和 P 值按纳入标准 α_1 决定该自变量是否入选；当模型选入自变量后，又像后退法那样，根据 F 统计量和 P 值按剔除标准 α_2 剔除无统计学意义的自变量。对每一个自变量逐一进行这个过程，直到没有自变量可入选，也没有自变量可被剔除，则停止逐步筛选过程。逐步筛选法能比前进法和后退法更好地选出自变量构造模型，但也有它的局限性：其一，在有 p 个自变量入选后，选第 $p+1$ 个自变量时，对它来说，前 p 个自变量不一定是最佳组合；其二，选入或剔除自变量仅以 F 值（或对应的 P 值）作标准，完全没考虑其他标准。

（四）**最大 R^2 增量法**　决定系数 R^2 是回归平方和与总的离均差平方和之比，该统计量反映了模型对数据拟合的优劣程度。首先找到具有最大决定系数 R^2 的单变量回归模型，接着引入产生最大 R^2 增量的另一自变量。然后对于该两变量的回归模型，用其他自变量逐次替换，每次计算回归方程的 R^2，如果换后的模型能产生最大 R^2 增量，即为两变量最优回归模型，如此再找下去，直到入选自变量数太多，使设计矩阵不再满秩时为止。该方法也是一种逐步筛选法，只是筛选变量所用的准则不同，不是用 F 值，而是用决定系数 R^2 判定自变量是否入选。因它不受纳入和剔除标准的限制，总能从变量中找到相对最优者，这就克服了前述三种方法的局限性，即找不到任何自变量可进入模型的情况。本法的局限与逐步筛选法相似，当有 p 个变量入选后，选第 $p+1$ 个变量时，对它来说，前 p 个变量不一定是最佳组合。

（五）**最小 R^2 增量法**　首先找到具有最小决定系数 R^2 的单变量回归模型，然后从其余自变量中选出一个自变量，使它构成的模型比其他自变量所产生的 R^2 增量都小，不断用新变量来替换老变量，依次类推，这样就会顺次列出全部单变量回归方程，依次为 R^2 最小者、R^2 增量最小者、R^2 增量次小者、……、R^2 增量最大者，在这些含一个自变量的回归方程中，最后一个为单变量最佳模型；两变量最小 R^2 增量的筛选类似本节第 4 种方法，但引入的是产生最小 R^2 增量的另一自变量。对该两变量的回归方程，再用其他自变量替换，换成产生最小 R^2 增量者、次小 R^2 增量者，直至 R^2 不能再增加为止，即为两变量最优回归方程。依次类推，继续找含三个或更多自变量的最优回归模型。它与本节第4种方法得到的"最优"模型常常相同，但它在寻找最优方程过程中所考虑的中间模型要比本节第4种方法多。本法的局限与本节第3、4种方法相似，当有 p 个自变量入选后，选第 $p+1$ 个变量时，每次只有一个自变量进或出，各自变量间有复杂关系时，就有可能找不到最佳组合。

（六）R^2 选择法 从全部自变量所有可能子集中选出某个子集（如仅含一个自变量、仅含两个自变量、…、含全部自变量），使该子集所构成的模型的决定系数 R^2 最大。本法和后面的第7、8两种方法分别是按不同标准选出回归模型自变量的最优子集。R^2 选择法的局限在于计算量比较大，特别是在自变量个数较多时。另外 R^2 总是随着自变量个数的增加而增大，即使某个新增加的自变量经检验可能没有统计学意义。

（七）校正 R^2 选择法 R^2 总是随着自变量个数的增加而增大，而在建立回归方程时，总是希望在模型最优的前提下，自变量个数尽可能地少。为了较好地对包含不同个数自变量的回归方程进行比较，在考虑方程所包含的自变量个数的基础上，提出了校正决定系数：

$$R_c^2 = 1 - (1 - R^2) \frac{n-1}{n-p-1} \tag{8-6}$$

式中 R_c^2 为校正决定系数，n 为样本含量，p 为方程中包含的自变量个数，R^2 为包含 p 个自变量的回归方程的决定系数。当 R^2 相同时，自变量个数越少 R_c^2 越大。

本方法就是根据 R_c^2 最大的原则，从自变量的所有子集中选出最优者。

（八）Mallow's C_p 选择法 Mallow's C_p 也可以用来评价回归模型，其计算公式为：

$$C_p = \frac{(SS_E)_p}{(MS_E)_m} - (n - 2p) \tag{8-7}$$

式中 p 为方程中所包含的参数个数（若方程中含截距项，此时，自变量的个数为 $p-1$ 个），$(SS_E)_p$ 为包含 p 个参数的回归方程所对应的残差平方和，$(MS_E)_m$ 为包含所有自变量的回归方程（即全模型，若方程中含截距项，此时，自变量的个数为 $m-1$ 个）对应的残差均方。

该方法就是选择 C_p 最接近于 p 的回归方程为最优回归方程，若有多对（p，C_p）数值，提出此方法的作者建议取首次满足 $C_p \approx p$ 的回归方程（即参数个数较小者）。

R^2 选择法、校正 R^2 选择法和 Mallow's C_p 选择法都属于最优回归子集法，即 SAS 系统只给出含不同数目自变量的组合，仍需要用户指定所需要的特定变量组合，再让 SAS 系统进行回归系数的参数估计和假设检验。当计算结果中含有 $P > 0.05$ 自变量时，仍需要基于给定的变量组合进行变量筛选。

究竟哪一种筛选变量的方法最好，没有绝对的定论。一般来说，逐步回归法和最优回归子集法较好。对于一个给定的资料，最好尝试多种变量筛选的方法，结合以下几条评价标准，从中选择最佳者。

第一，拟合的多重回归方程在整体上有统计学意义；

第二，多重回归方程中各回归参数估计值的假设检验结果都有统计学意义；

第三，多重回归方程中各回归参数估计值的正负号与专业上的含义相吻合；

第四，根据多重回归方程计算出因变量的所有预测值在专业上都有意义；

第五，若有多个较好的多重回归方程时，残差平方和较小且多重回归方程中所含的自变量的个数又较少者为最佳。

五、回归诊断方法

当一个或几个自变量可以由另外的自变量线性表示时，称该自变量与另外几个自变量间存在多重共线性关系。在医学研究中，经常会遇到自变量间存在线性关系或者接近线性关系，当自变量间有共线性关系时，必然使回归系数的估计变得不稳定。自变量间即使不是完全的共线性，而是近似的共线性时（如相关系数接近于1），将使最小平方法失效，使得回归方程中参数变得不稳定，因此对回归系数的估计、预测值的精度产生很大的影响。所以，需要对自变量之间是否存在较强的共线性关系进行研究，称为共线性诊断。

若个别观测点与多数观测点偏离很远，它们可能会对回归的估计以及其他推断产生很大的影响，对这一问题进行监测和分析的方法，称为可疑异常点的诊断。

（一）用条件数和方差分量进行共线性诊断　先求出信息矩阵 $X'X$ 的各特征根，条件指数定义为最大特征根与每个特征根比值的平方根，其中最大条件指数 k 称为矩阵 $X'X$ 的条件数。条件数大，说明设计矩阵有较强的共线性，结果可能会不稳定，甚至使离开试验点的各估计值或预测值毫无意义。直观上，条件数度量了信息矩阵 $X'X$ 的特征根散布程度，可用来判断多重共线性是否存在以及多重共线性严重程度。在应用经验中，若 $0 \leqslant k < 10$，则认为没有多重共线性；$10 \leqslant k \leqslant 30$，则认为存在中等程度或较强的多重共线性；$k > 30$，则认为存在严重的多重共线性。

在多重线性回归分析中，自变量之间是否存在多重共线性还可用最大条件指数所对应的某些自变量上所承载的方差分量的大小来判断。每个自变量所包含的信息以其标准化后的方差 1 来度量，方差 1 被信息矩阵 $X'X$ 的各特征根分解。若全部自变量互相独立，则每个自变量的方差 1 中将有较多的分量由较大特征根（或较小条件指数）来表达；反之，若某些自变量之间有较强的相关性，则他们的方差 1 中将有大量的信息由最小特征根（或最大条件指数）来表达。与最大条件指数对应的同时有两个或两个以上自变量的方差分量超过 50% 时，就意味这些自变量间有一定程度的相关性。

判断自变量间是否存在共线性时，相对来说，用条件数比用方差分量要稳定一些。

（二）用容许度或方差膨胀因子进行共线性诊断　首先对容许度进行说明，对一个入选自变量而言，该统计量等于 $1 - R^2$，这里 R^2 是把该自变量当作因变量对模型中所有其余自变量作回归时的决定系数，R^2 越大，则容许度越小，表明该自变量与其他自变量之间的关系越密切。

方差膨胀因子 VIF 被定义为容许度的倒数，对于不好的试验设计，VIF 的取值可能趋于无限大。VIF 达到什么数值就可认为自变量间存在共线性，目前尚无标准的临界值。有人根据经验得出：$VIF > 5$ 或 10 时，就有严重的多重共线性存在。

（三）用学生化残差进行异常点诊断　对因变量的预测值影响特别大，甚至容易导致相反结论的观测点，被称为强影响点或异常点。可以用于异常点诊断的统计量很多，包括残差、学生化残差、杠杆率和 *Cook's D* 统计量等等，其中比较便于判断的是学生化残差统计量。当该统计量的绝对值大于 2 时，所对应的观测点可能是异常点，此时，需认真核对原始数据。若属抄写或输入数据时人为造成的错误，应当予以纠正；若属非过失误差所致，可将异常点剔除前后各作出一个最好的回归方程，并对所得到的结果进行分析和讨论。如果有可能，最好在此点上补做试验，以便进一步确认可疑的"异常点"是否确属异常点。

此外，还可以通过绘制残差图来对模型假设的合理性进行考察，残差图的纵坐标可以是残差、标准化残差或学生化残差，横坐标可以是因变量的估计值 $\hat{Y}$ 或者自变量的值等等。在残差图中，如果各个散点随机均匀地散布在直线 $y = 0$ 的上下两侧，说明资料符合模型的假设。如果呈现出某种特别的趋势，就要考虑因变量与自变量之间的关系可能非线性、方差不齐或者残差不独立这几种情况之一。

六、自变量作用大小的评价

在建立了回归方程之后，不能直接根据各自变量回归系数绝对值的大小来评价该自变量对因变量的作用大小，因为自变量的单位不尽相同，回归系数的大小要受到单位的影响。如果要比较各自变量的作用大小，应消除自变量单位的影响，这就需要求标准化的回归系数。标准化回归系数没有量纲，统计学上常用它的绝对值大小来衡量自变量对因变量影响的相对重要性，标准化回归系数的绝对值越大，说明该自变量对因变量的作用越大。在使用 SAS 中 REG 过程时，只需要在 MODEL 语句中加上选项"/STB"就可获得回归方程中全部自变量的标准化回归系数的估计值。

七、多重线性回归分析应用举例

【例 8-1】 宽波超声衰减值（BUA）是反映骨量多少的重要指标，研究者为了探索骨量与身高、体重、血清雌二醇（E_2）、睾酮（T）的四种定量因素关系，随机对 30 名健康老年男性进行各项指标测量，资料见表 8-1，试分析四种因素与 BUA 值之间的关系。

表 8-1 30 名健康老年男性宽波段超声衰减相关因素研究

编号	身高（cm）	体重（kg）	E_2（pg/ml）	T（ng/ml）	BUA（dB/MHz）
1	168.2	54.0	18.3	5.2	45.1
2	159.6	67.9	20.9	4.9	63.1
3	174.0	56.1	23.9	3.5	50.4
4	169.0	63.3	21.0	3.9	62.6
5	169.9	66.1	14.0	3.0	64.0
6	165.7	58.2	28.4	4.7	54.7
7	169.8	72.3	22.8	6.0	68.8
8	174.7	53.0	22.9	5.0	63.6

续 表

编号	身高（cm）	体重（kg）	E_2（pg/ml）	T（ng/ml）	BUA（dB/MHz）
9	169. 5	66. 6	14. 4	5. 2	66. 6
10	169. 2	63. 7	19. 3	3. 9	56. 5
11	162. 2	55. 0	16. 1	5. 1	64. 5
12	173. 2	63. 0	23. 0	3. 6	53. 6
13	175. 6	61. 6	22. 0	5. 3	58. 0
14	173. 7	59. 6	24. 7	3. 3	55. 5
15	170. 6	62. 9	14. 1	5. 2	59. 6
16	164. 4	73. 9	16. 6	5. 3	67. 1
17	177. 5	74. 6	20. 6	3. 7	75. 1
18	173. 3	68. 2	29. 3	4. 6	66. 9
19	175. 8	58. 0	22. 3	4. 6	60. 0
20	170. 3	65. 0	24. 2	4. 7	60. 8
21	168. 5	61. 8	13. 6	3. 3	47. 8
22	172. 2	63. 2	13. 0	4. 9	60. 7
23	173. 8	58. 3	18. 9	3. 7	55. 0
24	168. 9	68. 3	26. 0	3. 4	52. 0
25	162. 2	63. 3	14. 6	4. 4	58. 7
26	170. 5	64. 4	14. 7	5. 0	63. 5
27	172. 2	57. 3	21. 5	5. 5	69. 1
28	170. 3	67. 2	21. 5	3. 8	65. 1
29	169. 3	57. 7	19. 8	5. 1	53. 5
30	171. 2	60. 6	20. 6	2. 6	41. 3

【分析】 本例中 BUA 值是一个定量指标，要研究它与多个影响因素之间的关系，可以考虑采用多重线性回归。

对该资料进行分析的 SAS 程序如下，程序名为【tjfx8_1】：

```
data tjfx8_1;                              ods html;
input x1-x4 y @ @ ;                        proc reg data = tjfx8_1;
cards;                                     model y = x1-x4/selection = stepwise;
168.2   54.0   18.3   5.2   45.1           run;
159.6   67.9   20.9   4.9   63.1
174.0   56.1   23.9   3.5   50.4           proc reg data = tjfx8_1;
169.0   63.3   21.0   3.9   62.6           model y = x2 x4/noint collin collinoint r stb;
169.9   66.1   14.0   3.0   64.0           plot r.   * p.;
165.7   58.2   28.4   4.7   54.7           run;
169.8   72.3   22.8   6.0   68.8           ods html close;
174.7   53.0   22.9   5.0   63.6
169.5   66.6   14.4   5.2   66.6
169.2   63.7   19.3   3.9   56.5
162.2   55.0   16.1   5.1   64.5
173.2   63.0   23.0   3.6   53.6
175.6   61.6   22.0   5.3   58.0
173.7   59.6   24.7   3.3   55.5
170.6   62.9   14.1   5.2   59.6
164.4   73.9   16.6   5.3   67.1
177.5   74.6   20.6   3.7   75.1
173.3   68.2   29.3   4.6   66.9
175.8   58.0   22.3   4.6   60.0
170.3   65.0   24.2   4.7   60.8
168.5   61.8   13.6   3.3   47.8
172.2   63.2   13.0   4.9   60.7
173.8   58.3   18.9   3.7   55.0
168.9   68.3   26.0   3.4   52.0
162.2   63.3   14.6   4.4   58.7
170.5   64.4   14.7   5.0   63.5
172.2   57.3   21.5   5.5   69.1
170.3   67.2   21.5   3.8   65.1
169.3   57.7   19.8   5.1   53.5
171.2   60.6   20.6   2.6   41.3
run;
```

【**SAS 程序说明**】 首先建立数据集 tjfx8_1,变量 $x_1 - x_4$ 分别表示四种影响因素,y 代表反映骨量多少的 BUA 值。后面的两个 *REG* 过程步实现多重线性回归。第一个 *REG* 过程步的主要目的是进行变量筛选,*model* 语句中等号的左侧是因变量 y,等号右侧为自变量 $x_1 - x_4$。斜杠"/"后的选项用来定义分析过程中的具体要求,这里选项 *selection* 规定自变量筛选的方法,其取值 *stepwise* 表示使用逐步选择法。第二个 *REG* 过程步使用筛选得到的变量 x_2 和 x_4 进行建模;选项 *noint* 表示拟合的模型中不包含截距项,这是由于第一个 *REG* 过程中对截距项的检验没有统计学意义;选项 *collin* 和 *collinoint* 实现共线性诊断,其中 *collin*

输出未对截距项进行调整的结果，*collinoint* 输出将截距项调整出去以后的结果；选项 *r* 要求进行残差分析，输出实际值、预测值、残差、预测值和残差的标准误、学生化残差和 *Cook's D* 统计量；选项 *stb* 表示输出标准化回归系数。*plot* 语句用来绘制散点图，*plot r. ＊p.* 指定绘制残差图，其中纵轴表示残差（*r.*），横轴表示预测值（*p.*）。

　　输出结果及解释：

The REG Procedure

Model：MODEL1

Dependent Variable：y

Number of Observations Read　30

Number of Observations Used　30

Stepwise Selection：Step 1

Variable χ^2 Entered：R-Square ＝0.2687 and C（p）＝11.4759

Analysis of Variance

Source	DF	Sum of Squares	Mean Square	F Value	Pr > F
Model	1	450.53516	450.53516	10.29	0.0033
Error	28	1226.21684	43.79346		
Corrected Total	29	1676.75200			

Variable	Parameter Estimate	Standard Error	Type II SS	F Value	Pr > F
Intercept	15.20515	13.84411	52.82755	1.21	0.2814
χ^2	0.70397	0.21948	450.53516	10.29	0.0033

Bounds on condition number：1，1

Stepwise Selection：Step 2

Variable χ^4 Entered：R-Square ＝0.4746 and C（p）＝2.9221

Analysis of Variance

Source	DF	Sum of Squares	Mean Square	F Value	Pr > F
Model	2	795.85769	397.92885	12.20	0.0002
Error	27	880.89431	32.62572		
Corrected Total	29	1676.75200			

Variable	Parameter Estimate	Standard Error	Type II SS	F Value	Pr > F
Intercept	−2.90727	13.18253	1.58684	0.05	0.8271
χ^2	0.71185	0.18945	460.60273	14.12	0.0008

χ^4	3.99183	1.22699	345.32253	10.58	0.0031

Summary of Stepwise Selection

Step	Variable Entered	Variable Removed	Number Vars In	Partial R-Square	Model R-Square	C (p)	F Value	Pr > F
1	χ^2		1	0.2687	0.2687	11.4759	10.29	0.0033
2	χ^4		2	0.2059	0.4746	2.9221	10.58	0.0031

此部分结果由第一个 *REG* 过程输出，主要是对自变量进行筛选，筛选过程分为两个步骤，输出结果较多，主要关注最后总结部分的内容。结果中开头部分的文字说明了纳入和排除标准（即假设检验的显著性水平）为 0.15，这是系统默认的标准，用户也可以通过 *model* 语句之后的 *sle* 和 *sls* 选项来定义其他标准（如 *sle* = 0.5 和 *sls* = 0.05，前者表明选变量进入方程的要求低一些，使较多的自变量有机会进入回归方程；后者表明将已进入回归方程中的自变量保留下来的要求要严一些）。结果中的第一列代表筛选的各个步骤，第二、三列给出了每一步中入选和剔除变量的名称，第四列表示还留在方程中的变量个数，第五列和第六列表示偏 R^2 与模型 R^2，第七列为 C_P 统计量，第八列和第九列为对该变量进行检验的 F 值和 P 值。由这部分结果可以看出，模型中最终保留了 x_2 和 x_4。在考察了其他一些筛选方法（结果从略），进而综合考虑的基础上，最终选择了 x_2 和 x_4 建立回归方程。

The REG Procedure

Dependent Variable：y

Number of Observations Read　30

Number of Observations Used　30

这是第二个 REG 过程输出的第一部分结果，说明读入的观测数和使用的观测数，这里都是 30 个。

Analysis of Variance

Source	DF	Sum of Squares	Mean Square	F Value	Pr > F
Model	2	106788	53394	1694.12	<0.0001
Error	28	882.48115	31.51718		
Uncorrected Total	30	107670			

第二部分是对整个模型进行方差分析的结果，包括模型和误差项对应的自由度、离均差平方和及均方，以及 F 值和 P 值，这里 $F = 1694.12$，$P < 0.0001$，说明所求的回归模型总体上来说有统计学意义。

Root MSE	5.61402	R-Square	0.9918
Dependent Mean	59.44000	Adj R-Sq	0.9912
Coeff Var	9.44485		

第三部分是一些描述性统计量，*Root MSE* 为误差均方的平方根，即剩余标准差；*R*-

square 为决定系数；*Dependent Mean* 为因变量的均数；*Adj R-Sq* 为校正决定系数；*Coeff Var* 为因变量的变异系数。

Parameter Estimates

Variable	DF	Parameter Estimate	Standard Error	t Value	Pr > | t |	Standardized Estimate
χ^2	1	0.67389	0.07789	8.65	<0.0001	0.70954
χ^4	1	3.87755	1.09314	3.55	0.0014	0.29090

第四部分是参数估计的结果，由左至右的各列依次为变量名、自由度、参数估计值、标准误、对各参数进行检验的 t 值和 P 值，以及标准回归系数，这一项是由选项 *stb* 产生的。由于规定了选项 *noint*，所以并没有输出截距项。变量 x_2 和 x_4 的回归系数分别为 0.67389 和 3.87755，对其进行检验的 P 值都小于 0.01，说明这两者与 0 之间的差异都有统计学意义，从而可以写出回归方程为：

$$\hat{y} = 0.67389x_2 + 3.87755x_4 \tag{8-8}$$

此外由标准化回归系数可以看出，与变量 x_4 相比，x_2 对 BUA 值的影响要大一些。

Collinearity Diagnostics

Number	Eigenvalue	Condition Index	Proportion of Variation χ^2	Proportion of Variation χ^4
1	1.97800	1.00000	0.01100	0.01100
2	0.02200	9.48118	0.98900	0.98900

Collinearity Diagnostics (intercept adjusted)

Number	Eigenvalue	Condition Index	Proportion of Variation χ^2	Proportion of Variation χ^4
1	1.97800	1.00000	0.01100	0.01100
2	0.02200	9.48118	0.98900	0.98900

第五部分是共线性诊断的结果，包括未对截距项进行调整以及将截距项调整出去之后的结果。本例中由于拟合的模型并不包含截距项，所以两者的结果是一致的。这部分结果具体包括特征根、条件数与方差分量，由以上可以看出条件数为 9.48118，该值小于 10，说明这两个自变量的多重共线性对参数估计的影响很小，可以进行参数估计。

Output Statistics

Obs	Dependent Variable	Predicted Value	Std Error Mean Predict	Residual	Std Error Residual	Student Residual	-2-1 0 1 2	Cook's D
1	45. 1000	56. 5535	1. 7993	-11. 4535	5. 318	-2. 154	| ****| |	0. 266
2	63. 1000	64. 7574	1. 1186	-1. 6574	5. 501	-0. 301	| | |	0. 002
3	50. 4000	51. 3769	1. 0155	-0. 9769	5. 521	-0. 177	| | |	0. 001
4	62. 6000	57. 7800	1. 1705	4. 8200	5. 491	0. 878	| | *|	0. 018
5	64. 0000	56. 1771	2. 0583	7. 8229	5. 223	1. 498	| | **|	0. 174
6	54. 7000	57. 4451	1. 1792	-2. 7451	5. 489	-0. 500	| *| |	0. 006
7	68. 8000	71. 9879	1. 5766	-3. 1879	5. 388	-0. 592	| *| |	0. 015
8	63. 6000	55. 1041	1. 6679	8. 4959	5. 361	1. 585	| | ***|	0. 122
9	66. 6000	65. 0446	1. 2428	1. 5554	5. 475	0. 284	| | |	0. 002
10	56. 5000	58. 0495	1. 1910	-1. 5495	5. 486	-0. 282	| | |	0. 002
11	64. 5000	56. 8397	1. 6486	7. 6603	5. 366	1. 427	| | **|	0. 096
12	53. 6000	56. 4145	1. 3394	-2. 8145	5. 452	-0. 516	| *| |	0. 008
13	58. 0000	62. 0629	1. 4882	-4. 0629	5. 413	-0. 751	| *| |	0. 021
14	55. 5000	52. 9600	1. 3446	2. 5400	5. 451	0. 466	| | |	0. 007
15	59. 6000	62. 5512	1. 3572	-2. 9512	5. 448	-0. 542	| *| |	0. 009
16	67. 1000	70. 3518	1. 2120	-3. 2518	5. 482	-0. 593	| *| |	0. 009
17	75. 1000	64. 6195	2. 0378	10. 4805	5. 231	2. 004	| | ****|	0. 305
18	66. 9000	63. 7963	1. 1207	3. 1037	5. 501	0. 564	| | *|	0. 007
19	60. 0000	56. 9226	1. 1228	3. 0774	5. 501	0. 559	| | *|	0. 007
20	60. 8000	62. 0276	1. 0725	-1. 2276	5. 511	-0. 223	| | |	0. 001
21	47. 8000	54. 4426	1. 4897	-6. 6426	5. 413	-1. 227	| **| |	0. 057
22	60. 7000	61. 5901	1. 1613	-0. 8901	5. 493	-0. 162	| | |	0. 001
23	55. 0000	53. 6350	1. 0269	1. 3650	5. 519	0. 247	| | |	0. 001
24	52. 0000	59. 2107	1. 8548	-7. 2107	5. 299	-1. 361	| **| |	0. 113
25	58. 7000	59. 7187	1. 0287	-1. 0187	5. 519	-0. 185	| | |	0. 001
26	63. 5000	62. 7865	1. 1869	0. 7135	5. 487	0. 130	| | |	0. 000
27	69. 1000	59. 9407	1. 8923	9. 1593	5. 285	1. 733	| | ***|	0. 192
28	65. 1000	60. 0204	1. 4573	5. 0796	5. 422	0. 937	| | *|	0. 032
29	53. 5000	58. 6592	1. 5069	-5. 1592	5. 408	-0. 954	| *| |	0. 035
30	41. 3000	50. 9196	2. 0290	-9. 6196	5. 235	-1. 838	| ***| |	0. 254

第六部分输出残差分析的结果，其中第一列为观测号，第二至四列分别为因变量的观测值、预测值与预测值的标准误，第五列和第六列为残差及其标准误，第七列为学生化残差，第八列为学生化残差在各个观测点的粗略分布图，第九列为 *Cook's D* 统计量。当学生化残差大于 2 时，对应的观测点可能就是异常点，本例中第 1 例和第 17 例观测学生化残差的绝对值大于 2，很可能是异常点，所以要对该点的情况进行仔细考察，然后按照上文中介绍的办法进行处理。

Sum of Residuals	-0.54582
Sum of Squared Residuals	882.48115
Predicted Residual SS（PRESS）	1092.33034

第七部分输出三个残差统计量，分别是残差和、残差平方和与预测残差平方和（PRESS）。最后一项（PRESS）的含义是：每次去掉一个观测点建立回归方程，并将去掉的那点的全部自变量的取值代入回归方程计算出与该点对应的因变量的预测值，进而求出该点上因变量的残差（即因变量的观测值与刚算出的预测值之差）的平方。这样的工作从第一个观测点到最后一个观测点分别做一次，将全部点上的残差平方相加，就被称为预测残差平方和（PRESS）。

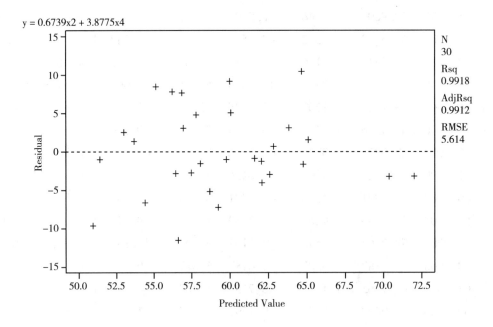

这是在图形输出窗口产生的残差图，可以看到图中各点基本上是随机均匀地分布在残差 $r=0$ 的上下，没有呈现出某种特别的趋势。

专业结论：根据现有资料，经多重线性回归分析，得出体重和血清睾酮值对老年健康男性宽波超声衰减值的影响具有统计学意义。最终模型得出决定系数 $R^2 = 0.9918 > 0.5$，说明由这体重和血清睾酮值两种因素推测老年健康男性宽波超声衰减值有较大的实用价值。

第二节　多重 logistic 回归分析

一、基本概念

Logistic 回归属于概率型回归，其应用范围很广，不仅适用于流行病学上病因学的分析，而且也可用于临床疗效评价、卫生服务研究等。它适用于因变量是定性变量的情形，包括二值变量、多值有序变量和多值名义变量。该方法对自变量的数目、性质没有特殊要求，自变量可以是连续性变量，也可以是二值变量、多值有序变量或多值名义变量。

按照因变量的类型可以将 logistic 回归分为三类：因变量为二值变量的 logistic 回归；因变量为多值有序变量的 logistic 回归，称为累积 logistic 回归模型或序次 logistic 回归模型；因变量为多值名义变量的 logistic 回归，称为多项 logit 模型。按照设计类型可以将 logistic 模型分为非条件 logistic 回归和条件 logistic 回归，其中非条件 logistic 回归分析就是指分析单组设计资料的一般 logistic 回归分析；条件 logistic 回归分析就是指分析配对设计资料的特殊 logistic 回归分析。本节只介绍单组设计且结果变量为二值变量的 logistic 回归分析，对于单组设计且因变量为多值有序变量或多值名义变量以及配对设计资料的情形，感兴趣的读者可以参阅相关文献。

用 Y 代表因变量，其取值为 0 和 1，分别表示发生阴性与阳性结果，X_1、X_2、$\cdots$、X_m 分别代表 m 个自变量。设 $P(Y=1 \mid X_1, X_2, \cdots, X_m)$ 表示在自变量 X_1、X_2、$\cdots$、X_m 存在的条件下出现阳性结果的概率，简记为 P，则多重 logistic 回归模型可以表示为：

$$P = \frac{\exp(\beta_0 + \beta_1 X_1 + \beta_2 X_2 + \cdots + \beta_m X_m)}{1 + \exp(\beta_0 + \beta_1 X_1 + \beta_2 X_2 + \cdots + \beta_m X_m)} \tag{8-9}$$

式中 β_0 为常数项，β_1、β_2、$\cdots$、β_m 分别为各个自变量所对应的回归系数。与之等价的模型形式为：

$$P = \frac{1}{1 + \exp[-(\beta_0 + \beta_1 X_1 + \beta_2 X_2 + \cdots + \beta_m X_m)]} \tag{8-10}$$

阳性结果发生的概率为 P，则阴性结果发生的概率为 $1 - P$。P 与 $1 - P$ 之比被叫做优势，对这个比值取自然对数，称为对 P 作 logit 变换，用 logit(P) 来表示：

$$\text{logit}(P) = \ln \frac{P}{1 - P} \tag{8-11}$$

由此 logistic 模型又可以表示为如下的形式：

$$\text{logit}(P) = \beta_0 + \beta_1 X_1 + \beta_2 X_2 + \cdots + \beta_m X_m \tag{8-12}$$

概率 P 与自变量 X_1、X_2、$\cdots$、X_m 之间的关系是非线性的，但是 logit(P) 和自变量之间呈线性关系。

Logistic 回归模型中各参数都有明确的实际意义，回归系数 β_i 表示在其他影响因素不变的情况下，自变量 X_i 每变化一个单位时所引起的 logit(P) 的改变量，X_i 对应的优势比 OR_i 为：

$$OR_i = \exp\beta_i \qquad (8\text{-}13)$$

当某种疾病的发病率或死亡率很低时，可以用优势比 OR 近似地估计相对危险度 RR。

同多重线性回归相似，当比较影响因素对因变量相对贡献大小时，由于各自变量取值单位不同，也不能用回归系数的大小作比较，而需用标准化回归系数来作比较。

二、Logistic 回归方程的参数估计和假设检验

在 logistic 回归中，参数的估计通常采用最大似然法。首先建立样本的似然函数，取似然函数的自然对数，得到对数似然函数，将其作为目标函数。用对数似然函数代替似然函数的目的在于，求似然函数极大值的过程是比较困难的，使用对数似然函数可以简化计算。然后求对数似然函数关于各个参数的一阶偏导数并使之为 0，便得到了似然方程组。最后再解似然方程组，就可以得到参数的估计值，由于似然方程组是非线性的，需要使用迭代方法对其求解，通常使用的是 *Newton-Raphson* 方法。

在估计出回归系数以后，仍然要对其进行假设检验，包括对全部回归系数是否均为 0 做出检验和对单个回归系数的检验，常用的检验方法有似然比检验、计分检验和 *Wald* 检验。

三、多重 logistic 回归分析中自变量的筛选方法

与多重线性回归一样，多重 logistic 回归中也须对自变量进行筛选，只保留对回归方程具有统计学意义的自变量，其基本过程也与多重线性回归相似。筛选自变量的方法主要有前进法、后退法、逐步法和最优子集法。与多重线性回归不同的是，筛选自变量时所用的检验统计量不再是 F 统计量，而是似然比统计量、计分统计量和 *Wald* 统计量。

四、回归模型的拟合优度检验

在建立回归方程以后，往往需要对模型做出评价，考察模型与实际数据的符合情况，称为拟合优度检验。在 logistic 回归中，用于拟合优度评价的统计量主要包括 $Pearson\chi^2$、偏差、Hosmer-Lemeshow 统计量和一些信息测量指标。

（一）$Pearson\chi^2$　$Pearson\chi^2$ 通过比较模型预测的和实际观察到的事件发生与不发生的频数检验模型与实际资料是否吻合。当该统计量很小时，对应的 P 值大于规定的显著性水平，显示预测值和观测值之间差异没有统计学意义，说明模型较好地拟合了数据；如果该统计量很大，P 值小于显著性水平，则说明拟合效果不佳。

（二）偏差　偏差统计量在样本含量较大时服从 χ^2 分布。与 $Pearson\chi^2$ 相似，当偏差统计量较小，检验结果为差异无统计学意义时，说明模型对资料的拟合效果较好；反之则提示拟合效果较差。

（三）*Hosmer-Lemeshow* 统计量　当自变量数量增加时，尤其是连续自变量纳入模型之后，自变量组合方式的数量便会很大，于是许多组合方式下只有很少的观测例数，在这种情况下 $Pearson\chi^2$ 和偏差不再适用于评价拟合优度。此时可以采用 Hosmer-Lemeshow 统计量来度量模型的拟合优度。

Hosmer-Lemeshow 统计量（记为 HL）是一种类似于 $Pearson\chi^2$ 统计量的指标。该统计量对应的 P 值大于规定的显著性水平，说明模型对资料的拟合较好；反之，则拟合不好。

（四）信息测量指标　信息测量指标包括 *Akaike* 信息准则（*AIC*）和贝叶斯信息准则

（*BIC*），这两个指标在其他众多模型的评价中都可以看到，其取值越小，说明模型对资料的拟合越好。

三、多重 logistic 回归分析应用举例

【例8-2】 有人研究末节断指再植术后血管危象的危险因素，共对 65 个指末节再植病例进行回顾性研究。资料见表 8-2，试进行合理的统计分析。

表8-2 血小板、年龄对节断指再植术后血管危象影响

是否出现血管危象	血小板	例数		
		年龄（岁）: <6	7~12	>12
是	正常	2	0	2
	减少	6	1	2
否	正常	3	7	30
	减少	2	4	6

【分析】 本例资料对应的设计类型为病例对照研究。因变量为二值变量，要分析它是如何受两个原因变量影响的，可以考虑采用多重 logistic 回归模型。

对该资料进行分析的 SAS 程序如下，程序名为【tjfx8_2】：

```
data tjfx8_2;
  do y = 0 to 1;
    do x1 = 1 to 2;
      do x2 = 1 to 3;
        input f@@;
        output;
      end;
    end;
  end;
cards;
2 0 2
6 1 2
3 7 30
2 4 6
;
run;

ods html;
proc logistic data = tjfx8_2;
  weight f;
  model y = x1 x2;
run;
ods html close;
```

【SAS 程序说明】 首先建立数据集 tjfx8_2，变量 X_1 代表血小板情况：1 代表血小板正常，2 代表血小板减少。X_2 代表年龄分组，该变量的取值由 1 到 3，分别表示年龄由低到高的三个水平；变量 Y 代表是否出现血管危象，0 表示出现，1 表示未出现；变量 f 代表频数。然后用 LOGISTIC 过程实现多重 logistic 回归分析，proc logistic 语句表示调用 LOGISTIC 过

程，它后面的选项 *data* = tjfx8_2 给出要分析的 SAS 数据集。在 *model* 语句中，等号的左侧是因变量 Y，等号右侧为自变量 X_1 与 X_2。如果自变量个数较多的话，可以在 *model* 语句之后使用选项 *selection* 进行自变量的筛选，筛选方法一共有四种，分别是前进法（*forward*）、后退法（*backward*）、逐步法（*stepwise*）、最优子集法（*score*）。本例中数据是以列联表的形式给出，所以要用 *weight* 语句来指明频数变量，这里是变量 *f*。

输出结果及解释：

The LOGISTIC Procedure

Model Information

Data Set	WORK. PRG5_3
Response Variable	y
Number of Response Levels	2
Weight Variable	f
Model	binary logit
Optimization Technique	Fisher's scoring

Number of Observations Read	12
Number of Observations Used	11
Sum of Weights Read	65
Sum of Weights Used	65

Response Profile

Ordered Value	y	Total Frequency	Total Weight
1	0	5	13.000000
2	1	6	52.000000

Probability modeled is y = 0.

以上是 LOGISTIC 过程产生的第一部分结果，主要是模型信息和响应变量（即因变量）的说明，其中数据集名称为 tjfx8_2，因变量名称为 Y，因变量有两个水平，权重变量为 *f*，使用的模型是二值 *logit* 模型，参数估计时的优化方法是 *Fisher's scoring* 法。读入的观测格子数是 12，使用的观测格子数是 11，这是由于列联表中有一个格子上的频数为 0；读入和使用的样本例数是 65 例。因变量的取值顺序为 0 和 1，各自分别有 13 例和 52 例。最后一行文字说明该模型是以 0 为基础，也就是以出现血管危象的概率为基础建模，这里需要注意的是在 LOGISTIC 过程中，默认状态下是以因变量取值较小的那个水平的发生概率为基础建模，本例中使用 0 代表出现血管危象，所以是以出现血管危象的概率为基础建模。如果原始的数据集中是以 1 来表示出现血管危象的话，应该在 *proc logistic* 语句之后使用 *descending* 选项来改变因变量的取值顺序，这样得到的方程可以直接计算对应的概率。

Model Convergence Status

Convergence criterion（GCONV = 1E-8）satisfied.

Model Fit Statistics

Criterion	Intercept Only	Intercept and Covariates
AIC	67.052	54.366
SC	67.450	55.560
-2 Log L	65.052	48.366

Testing Global Null Hypothesis：BETA = 0

Test	Chi-Square	DF	Pr > ChiSq
Likelihood Ratio	16.6859	2	0.0002
Score	17.2770	2	0.0002
Wald	12.5951	2	0.0018

第二部分输出模型拟合统计量以及对整个模型进行假设检验的结果，首先说明参数估计的迭代过程是收敛的。模型拟合统计量包括 *AIC*、*SC* 和 -2 倍的对数似然，这三个统计量取值越小，说明模型对资料的拟合效果越好。结果表明在包含自变量的模型中，这三个统计量的取值都小于不包含自变量的模型。在 "*Testing Global Null Hypothesis*：*BETA* = 0" 部分列出了对整个模型进行假设检验的结果，它的原假设是所有的回归系数都为 0，分别使用似然比检验、计分检验和 *Wald* 检验三种方法。检验结果中依次给出了 χ^2 值、自由度和 *P* 值，可以看出，三种方法的 *P* 值都小于 0.01，可以认为该模型是成立的。

Analysis of Maximum Likelihood Estimates

Parameter	DF	Estimate	Standard Error	Wald Chi-Square	Pr > ChiSq
Intercept	1	−1.2064	1.5717	0.5892	0.4427
χ^1	1	1.5361	0.7428	4.2762	0.0386
χ^2	1	−1.1110	0.4315	6.6296	0.0100

第三部分是参数估计的结果，由左至右的各列依次为变量名、自由度、参数估计值、标准误、对各参数进行检验的 *Wald* χ^2 值和 *P* 值。截距项为 −1.2064，对应的 *P* = 0.4427（*P* > 0.05），没有统计学意义。变量 X_1 与 X_2 的回归系数分别为 1.5361 和 −1.1110，对应

的 P 值分别为 $P = 0.0386$ 和 $P = 0.0100$，对于它们的检验都有统计学意义。因而可以写出回归方程为：

$$P(Y = 0) = \frac{e^{1.5361X_1 - 1.1110X_2}}{1 + e^{1.5361X_1 - 1.1110X_2}} \tag{8-14}$$

Odds Ratio Estimates

Effect	Point Estimate	95% Wald Confidence Limits	
x1	4.646	1.083	19.924
x2	0.329	0.141	0.767

第四部分输出优势比，包括其估计值和 95% 置信区间。X_1 和 X_2 的 OR 值分别为 4.646 和 0.329，95% 置信区间分别为（1.083，19.924）和（0.141，0.767），这两个置信区间都不包含 1，说明 OR 值与 1 之间的差别有统计学意义。

Association of Predicted Probabilities and Observed Responses

Percent Concordant	46.7	Somers' D	0.100
Percent Discordant	36.7	Gamma	0.120
Percent Tied	16.7	Tau-a	0.055
Pairs	30	c	0.550

最后输出的是预测概率和观察响应之间的关联性，需要注意的是统计量 c 的取值即为经常用到的 ROC 曲线的曲线下面积。

根据资料的类型，采用二值结果变量的多重 *logistic* 回归分析，血小板和年龄这两个因素均被保留在模型中，OR 值分别为 4.646 和 0.329，95% 置信区间分别为（1.083，19.924）和（0.141，0.767），OR 值与 1 之间的差别有统计学意义。可以认为血小板和年龄均与末节断指再植术后血管危象有关，血小板减少以及年龄越小，发生血管危象的风险就越大。

参 考 文 献

1. SAS Institute Inc. SAS/STAT 9.2 User's Guide. Cary, NC：SAS Institute Inc., 2008：3253 – 3474、5427 – 5640.
2. 胡良平主编. 口腔医学科研设计与统计分析. 北京：人民军医出版社，2007，8：270 – 303.
3. 王济川，郭志刚. Logistic 回归模型—方法与应用. 北京：高等教育出版社，2001：57 – 90.
4. 胡良平主编. 医学统计学—运用三型理论分析定量与定性资料. 北京：人民军医出版社，2009，8：328 – 393.

第二篇　外科科研中常见统计学错误辨析与释疑

第九章　统计表达和描述错误与释疑

本书第 1 章介绍了资料的统计表达和描述中需要注意的问题，本章将结合应用实例剖析统计表达和描述中常见的错误类型，以便读者引以为戒。

第一节　文字表达和描述中存在的问题

一、统计文字描述与统计表不相符

【例 9-1】　为了探讨骨肉瘤组织中 β-catenin 的表达与骨肉瘤临床病理特征的关系，研究者搜集了一些资料，具体见表 9-1。数据分析采用非参数秩和检验，检验水准 $P < 0.05$。结论：β-catenin 的表达分别与肉瘤临床分期、肿瘤转移及 2 年内死亡有关（$P < 0.05$）；而与患者性别、年龄、肿瘤大小、病理分型、术前化疗无关（$P > 0.05$）。

【辨析与释疑】　本例中出现了多处统计描述和表达错误：①本例数据属于定性资料，统计分析应采用卡方检验或 Fisher 精确检验，不能用非参数秩和检验方法；②原文中"检验水准 $P < 0.05$"，应改为"检验水准 $\alpha = 0.05$"；③表格中给出了 P 值，没给出对应的统计量的值；④原文中的结论与统计学结果不相符：从表中可以看出只有转移与否对应的 P 值 < 0.05，其余各项均为 $P > 0.05$。文中的结论是"β-catenin 的表达分别与肉瘤临床分期、肿瘤转移及 2 年内死亡有关（$P < 0.05$）"，这显然与统计结果是有出入的。

表 9-1 β-catenin 的表达水平与骨肉瘤临床病理特征间的关系

项目	例数	β-catenin		P 值
		阴性	阳性	
性别				
男	21	11	10	>0.05
女	14	4	10	
年龄（岁）				
<23	22	12	10	>0.05
≥23	13	3	10	
肿瘤大小（cm）				
<5	16	7	9	>0.05
≥5	19	8	11	
病理分型				
骨母细胞性	24	11	13	
软骨母细胞性	9	4	5	>0.05
成纤维细胞性	2	1	1	
临床分期				
Ⅰ期	9	7	2	
Ⅱ期	15	5	10	>0.05
Ⅲ期	11	3	8	
术前化疗				
有	24	11	13	>0.05
无	11	4	7	
转移				
有	17	3	14	<0.05
无	18	12	6	
2 年内死亡				
是	16	1	15	>0.05
否	19	14	5	

二、未交待统计分析方法

【例 9-2】 为了探讨血清瘦素和骨质疏松的关系，研究者把 120 只 6 月龄雌性 SD 大鼠随机分为 6 组（肥胖去势组、肥胖对照组、肥胖空白组、正常体重去势组、正常体重对照组、正常体重空白组）。建立骨质疏松模型以后分别于术后 2、3、4、5、6 月对每组随机抽取 4 只大鼠，作血清瘦素测定，结果如表 9-2 所示。原文结论是，统计结果显示，血清瘦肉素由高至低依次为：肥胖去势组（1506.80）＞肥胖空白组（1448.0）＞肥胖对照组（1427.60）＞正常体重对照组（1114.2）＞正常体重去势组（1117.60）＞正常体重空白组（1091.80）。正常体重三个组之间无差异（$P > 0.05$）；肥胖组三组之间无差异（$P > 0.05$）；肥胖去势组与正常体重去势组、正常体重对照组、正常体重空白组差异均有显著性（$P < 0.01$）。

表 9-2　各组、各月血清瘦素含量（$\bar{X} \pm s^*$, pg/ml）

	2 月	3 月	4 月	5 月	6 月
正常体重去势组	1060 ± 7	1097 ± 23	1112 ± 4	1124 ± 8	1192 ± 25
肥胖空白组	1150 ± 7	1293 ± 7	1370 ± 15	1523 ± 18	1802 ± 33
肥胖去势组	1133 ± 2	1245 ± 6	1474 ± 3	1799 ± 17	1883 ± 22
肥胖对照组	1250 ± 26	1378 ± 2	1415 ± 3	1554 ± 96	1643 ± 24
正常体重空白组	1255 ± 8	1065 ± 4	1094 ± 9	1107 ± 13	1138 ± 11
正常体重对照组	1070 ± 19	1074 ± 3	1106 ± 3	1124 ± 18	1197 ± 33

注：* 原文未交待清楚，该处为笔者作的补充。

【辨析与释疑】　要正确进行统计分析，首先要认准实验设计类型。从表 9-2 的数据形式上可以看出，分组因素有两个，分别为"体重是否正常"与"处理方法"，前者有"正常体重"和"肥胖"两个水平，后者有"去势"、"空白"、"对照"三个水平，两因素各水平形成了完整的 2×3 析因设计结构。另外，本例还有一个因素"时间"，有五个水平。该因素是否是重复测量因素呢？答案是否定的，仔细看原文文字描述才知道每个时间点上测定的是不同的 4 只大鼠，这样各时间点上的数据就不具备重复测量设计相互联系的特点。因此，本资料对应的正确的实验设计类型为三因素（2×3×5）析因设计。在对资料进行统计分析时，可采用三因素析因设计定量资料方差分析来处理。原文通篇没有给出统计分析方法，这是不负责任的做法。笔者根据结论描述部分，基本可以断定原文采用的是单因素方差分析的做法，该做法没有认清资料的设计类型，数据之间出现了严重的效应混杂，因此得到的结论是错误的。另外一个比较严重的错误是，原文将各组在每个时间点上的数据割裂开来各自进行比较，这种做法忽略了"时间"这个重要因素的影响，但并没有充分的证据证明时间对结果没有影响，因此得出的结论是不可信的。

第二节　平均指标与变异指标应用中存在的问题

一、误用正态分布方法描述偏态分布资料

【例 9-3】　为了研究骨肉瘤肺转移与血清 bFGF（碱性成纤维细胞生长因子）水平的关系，研究者获得表 9-3 所示资料，试判断该统计表有何不妥。

表 9-3　肺转移组与无肺转移组手术前后血清 bFGF 水平 ($\bar{X} \pm s$, pg/ml)

分组	病例数	手术前	手术后	手术前后变化值
有肺转移组	8	19.97 ± 11.57	17.76 ± 12.86	− 2.21 ± 4.81
无肺转移组	9	25.62 ± 27.22	16.59 ± 7.48	− 9.03 ± 25.71

【辨析与释疑】 $\bar{X} \pm s$（平均值 ± 标准差）是用来表达呈正态分布的资料，说明其数据分布的集中和离散趋势。一般来说，服从正态分布的资料，其标准差不会超过算术平均值。从表中数据可以看出，很多数据标准差大于均值，有的甚至大约是均值的 3 倍。基本上可以认为此资料不符合正态分布，因此不适合用正态分布法来表达该资料的分布趋势。遇到偏态分布资料的统计描述，正确的做法是采用中位数（M）和四分位数间距（Q_R）来表示。而且当资料不符合正态分布时，统计分析一般不能采用参数检验的方法，可以对数据进行转换或者采用非参数检验的方法。

【例 9-4】 研究者应用撬拨复位、经皮鱼嘴钳固定的方法治疗胫骨平台骨折 83 例，随访其中 81 例，得到膝关节功能评价结果见表 9-4。

表 9-4　治疗前后膝关节功能结果 ($\bar{X} \pm s$, 分)

时间	疼痛	行走能力	伸膝	关节活动度	关节稳定性	膝关节功能总分
治疗前	0.2 ± 0.4	0.2 ± 0.4	0.4 ± 0.8	1.0 ± 0.8	1.3 ± 1.3	2.7 ± 2.0
治疗后	5.2 ± 1.1	5.0 ± 1.2	5.5 ± 1.1	5.1 ± 1.1	5.1 ± 1.1	26.0 ± 4.7

【辨析与释疑】 本例中治疗前部分指标的标准差是均数的 2 倍，明显呈偏态分布，而"均数 ± 标准差"用来说明呈正态分布的资料，用在这里是不合适的。描述偏态资料的集中趋势应该选用中位数，描述其离散程度应选择四分位数间距。

二、用 $\bar{X} \pm S_{\bar{X}}$ 表达数据存在诸多问题

【例 9-5】 为了观察胶原酶对体内磷脂酶 A2 活性的影响，研究者把 39 只 Wistar 大鼠随机分为盐水治疗组、地塞米松治疗组、胶原酶治疗组，然后对各组动物的机械刺激回缩阈值结果以 $\bar{X} \pm S_{\bar{X}}$ 表示，组间差异用 Kruskal-Wallis 检验。数据见表 9-5。

表 9-5　后肢机械刺激回缩阈值 ($\bar{X} \pm S_{\bar{X}}$, mN) (n = 13)

分组	第 0 天		第 7 天		第 14 天	
	左	右	左	右	左	右
生理盐水组	732 ± 54	744 ± 54	744 ± 56	29 ± 3	721 ± 64	68 ± 3
地塞米松组	787 ± 54	787 ± 54	744 ± 56	29 ± 3	799 ± 64	160 ± 20
胶原酶组	759 ± 54	759 ± 54	744 ± 56	27 ± 3	759 ± 65	179 ± 22

【辨析与释疑】 该试验结果用均数±标准误来表达是不合理的。均数±标准差可用来表达呈正态分布的资料，均数用来表达集中趋势，标准差用来表达离散趋势。标准误是样本统计量的标准差，它是反映样本统计量抽样误差的大小的指标。通过样本估计标准误的计算式为 $S_{\bar{x}} = S/\sqrt{n}$，样本量一定的情况下，标准差越大其标准误越大。标准误可用来计算总体均数的置信区间以及有关总体均数的假设检验。用 $\bar{X} \pm S_{\bar{x}}$ 表达数据会掩盖数据本身的分布特征，特别是呈偏态分布的数据用 $\bar{X} \pm S_{\bar{x}}$ 表达时，往往给人以正态分布的假象，进而采取错误的统计分析。本例资料属于具有两个重复测量的三因素设计，如果资料满足参数检验的前提条件，可以采用具有两个重复测量的三因素设计的方差分析，而不是盲目采用 t 检验或 Kruskal-Wallis 检验。

第三节　相对数应用中存在的问题

【例9-6】 研究者采用经皮钢针挑拨复位固定的方法治疗髂前上棘骨折17例，随访观察疗效，其中优15例，良2例，优良率100%。

【辨析与释疑】 计算百分率、构成比等相对数时分母不宜过小，如果观察例数小于20，不宜计算相对数，直接给出各组的总例数和发生某现象的例数即可。本例共观察17例，故不宜计算优良率，这样不但不能正确反映事实真相还往往会造成错觉。

【例9-7】 某文献中研究者采用分体式 Ti-Ni 合金髌骨爪治疗各种类型髌骨骨折26例，治疗效果见表9-6。请问：此时计算优良率妥否？

表9-6　分体式髌骨爪治疗髌骨骨折26例疗效（例）

骨折类型	例数	优	良	可	差	优良率（%）
横断骨折	6	5	1	0	0	100.0
下及骨折	6	2	3	1	0	83.3
粉碎骨折	14	5	6	2	1	78.6
合计	26	12	10	3	1	84.6

【辨析与释疑】 计算相对数时，若观察单位足够多时，所得的相对数比较稳定，能够正确反映事物的实际情况。反之，分母太小，则所得相对数显得过分夸张，易失真，往往造成错觉。一般观察例数少于20例时，就不宜计算相对数了。表中，每种骨折类型的患者例数都不到20，直接给出相应的例数就可以了，无需计算优良率。

【例9-8】 某文献中研究者对某种治疗方法疗效评价描述如下：本组病例优13例，良5例，中1例，以优良率为标准，本组病例总体满意率94.7%。

【辨析与释疑】 分母过小不能反映事实真相，还易造成错觉。当观察例数＜20时，不宜计算相对数，而给出各组的总数和发生现象的例数即可。本例总例数19例，不宜计算相对数，仅给出19例中优、良、中分别为13、5、1例即可，没有必要计算总体满意率。

第四节　统计表中存在的问题

一、统计表数据含混不清

【例9-9】　研究者对95例患者进行随机分组，采取不同的麻醉方式，行全髋人工假体置换术，术后观测出血量、尿量和补血量，试验结果见表9-7。

表9-7　三组患者出血量、尿量和补血量比较

分组	例数	出血量（ml）	尿量（ml）	补血量（ml）	例数
A组	36例	800~2200	500~1000	1200~1600	16
				800~1000	18
				<600	2
B组	33例	600~1500	300~800	1200~1600	6
				800~1000	19
				<600	8
C组	26例	650~1450	300~700	1200~1600	7
				800~1000	10
				<600	9

【辨析与释疑】　本例统计表不规范，造成数据含义不清，给统计分析带来麻烦，原统计表经过修改如表9-8所示。

表9-8　三组患者出血量、尿量和补血量比较

分组	出血量（ml）	尿量（ml）	补血量（ml）（例）		
			1200~1600	800~1000	<600
A组（n=36）	800~2200	500~1000	16	18	2
B组（n=33）	600~1500	300~800	6	19	8
C组（n=26）	650~1450	300~700	7	10	9

注：表中出血量和尿量代表最小值和最大值。

【例9-10】　研究者比较产妇和非产妇骨量和骨代谢生化指标的变化，搜集了两组女性的身高、体重等基本指标，具体见表9-9。

表 9-9　非产妇对照组和产妇组的特征

项目	产妇组	非产妇组
年龄（岁）	27 ± 4	26 ± 2^{3}
身高（cm）	158.7 ± 6.1	159.9 ± 4.9^{3}
体重（kg）	53.5 ± 7.6^{2}	52.5 ± 5.7^{3}
体重指数^{1}（kg/cm^{2}）	21.2 ± 2.3	20.5 ± 1.8^{3}
孕期体重增加（kg）	12.7 ± 2.6	
婴儿出生体重（kg）	3.19 ± 0.33	

注：1. 体重指数 = 体重/身高^{2}；2. 产后 7 月初体重；3 和产妇组比较 $P > 0.05$。

【辨析与释疑】　该统计表非常不规范，表中的数字多次出现容易造成误解的数字标注，而且表中未注明每一组的例数。经过修改正确的列表格式如表 9-10 所示。

表 9-10　非产妇对照组和产妇组的特征比较（$\bar{X} \pm s$）

项目	产妇组（$n = 52$）	非产妇组（$n = 40$）
年龄（岁）	27 ± 4	$26 \pm 2^{▲}$
身高（cm）	158.7 ± 6.1	$159.9 \pm 4.9^{▲}$
体重（kg）	$53.5 \pm 7.6^{△}$	$52.5 \pm 5.7^{▲}$
体重指数*（kg/cm^{2}）	21.2 ± 2.3	$20.5 \pm 1.8^{▲}$
孕期体重增加（kg）	12.7 ± 2.6	－
婴儿出生体重（kg）	3.19 ± 0.33	－

注：* 体重指数 = 体重/身高^{2}；$^{△}$ 产后 7 月初体重；$^{▲}$ 和产妇组比较 $P > 0.05$。

二、统计表数据错误

【例 9-11】　研究者探索骨疏康对于腰椎间盘突出手术患者的影响，得到表 9-11 所示试验结果，原文分别对试验组和对照组进行了配对设计 t 检验。试验组 $t = 0.22$，$P > 0.05$；对照组 $t = 12.35$，$P < 0.05$。

表 9-11　骨疏康试验组和对照组术后 BMD 值（g/cm^{2}）

编号	试验组			对照组		
	术后第 1 天	术后 3 个月	差值	术后第 1 天	术后 3 个月	差值
1	1.01	1.00	0.01	1.01*	0.90	0.20
2	0.98	1.00	-0.02	0.96	0.86	0.10
…	…	…	…	…	…	…
…	…	…	…	…	…	…
24	1.00	0.96	0.04	0.85	0.68	0.17

注：原文数据表过长，仅截取一部分。

【辨析与释疑】 表格中*处数据 1.01 有误，其实际值应该是 1.10，出错的可能原因是作者笔误或者期刊排版造成的，笔者在此无法核实。

三、统计表不规范

【例 9-12】 研究者对下肢不等长患者进行全髋置换术，然后观察手术后下肢不等长是否减小。术前下肢不等长的患者多于半数（55%）手术后 1 年表明下肢等长，11% 下肢长度差别减小，保持相同的是 32%，增加的是 2%。具体结果见表 9-12 所示。

表 9-12　术前不等长的患者初次髋关节置换，手术前和后下肢不等长（摘自 Ochsner 等）

手术前/手术后	≤1cm	−1cm	0	+1cm	≥2cm
≤1cm（$n=124$）	17	40	61	6	6
−1cm（$n=280$）	8	78	163	30	1
+1cm（$n=90$）	1	10	55	23	1
≥2cm（$n=18$）	0	2	3	6	7
（$n=512$）	26	130	282	65	9

【辨析与释疑】 该统计表非常不规范，而且数据有误，原表经过修改如表 9-13 所示。

表 9-13　术前下肢不等长的患者初次髋关节置换术前和术后下肢不等长程度比较（例）

手术前	手术后				
	≤2cm*	−1cm	0	+1cm	≥2cm
≤2cm*（$n=124$）	17	40	61	6	6
−1cm（$n=280$）	8	78	163	30	1
+1cm（$n=90$）	1	10	55	23	1
≥2cm（$n=18$）	0	2	3	6	7
合计（$n=512$）	26	130	282	65	9

注：*原文该处数据为 1cm 有误，修正为 2cm。

【例 9-13】 研究者把 Wistat 大鼠分为空白组、模型组和给药组，模型组和给药组用氢化可的松进行建模，给药组用骨疏康进行灌胃，试验结果如表 9-14 所示。原文采用 t 检验进行分析。

表 9-14 大鼠各组骨密度（BMD）比较（$\bar{X} \pm s$）

组别	BMD（g/cm³）	n	P
空白组	2.19 ± 0.25	18	<0.01[①]
模型组	1.66 ± 0.14	15	<0.01[②]
给药组	2.09 ± 0.13	19	>0.05[③]

注：[①]模型组与空白组比较。[②]给药组与模型组比较。[③]给药组与空白组比较。

【辨析与释疑】 该统计表非常不规范，尽管作了标注，但概率值以表中这样的形式给出，很容易造成误解。而且仅给出了概率 P 值也是不够的，标准的统计表要求给出与 P 值对应的统计量（如 t 值、F 值等），否则统计结果是不完整的。另外，由于试验设计类型是单因素 K 水平定量资料，故统计分析应采取单因素 K 水平方差分析来处理。笔者对上表进行修改后表 9-15 所示。

表 9-15 大鼠各组骨密度（BMD）比较（$\bar{X} \pm s$）

组别	n（只）	BMD（g/cm³）
空白组	18	2.19 ± 0.25
模型组	15	1.66 ± 0.14
给药组	19	2.09 ± 0.13

注：给出方差分析对应的 F 值和 P 值，组间比较给出两两比较的方法以及统计量值。

【例9-14】 研究者测量 32 套正常成年人寰齿关节新鲜标本的相关参数，结果如表 9-16 所示，请问：这样表达资料正确吗？

表 9-16 枢椎解剖学测量指标及结果（$n=32$，mm）

测量指标	平均值	范围（min ~ max）
椎体前后径（AP）	16.07 ± 1.65	12.08 ~ 19.19
椎体横径（TD）	18.17 ± 1.92	12.91 ~ 24.35
椎体前缘高（VAH）	20.67 ± 1.65	16.39 ~ 24.58
椎体后缘高（VPH）	18.18 ± 1.34	14.03 ~ 20.25
齿状突前后径（DD）	11.26 ± 1.02	9.06 ~ 12.79
齿状突横径（DW）	9.69 ± 1.38	8.11 ~ 12.36
齿状突高度（DH）	15.25 ± 2.11	11.29 ~ 21.87
齿状突后倾角（$\beta°$）	12.23 ± 4.27	3.12 ~ 32.13
齿面角（$\theta°$）	65.48 ± 2.17	40.28 ~ 80.38

【辨析与释疑】 这样表达资料是不正确的。理由是：①未说明表中数据是 "$\bar{x} \pm s$" 还是 "$\bar{x} \pm s_{\bar{x}}$"，读者无法知道表中数据的具体含义；②将各测量指标作为横标目不妥当；③由于各测量指标的计量单位不同，故在表的标题上写计量单位不合适；④有关角度的两项指标，变量符号与计量单位的组合形式不妥当；⑤用 "平均值" 无法概括表中第 2 列的数据。假定上表第 2 列给出的数据为均数和标准差，则经过修改后如表 9-17 所示。

表 9-17　枢椎解剖学测量指标及结果（$\bar{X} \pm s$（min~max），$n=32$）

AP (mm)	TD (mm)	VAH (mm)	VPH (mm)	DD (mm)	DW (mm)	DH (mm)	β (°)	θ (°)
16.07 ± 1.65	18.17 ± 1.92	20.67 ± 1.65	18.18 ± 1.34	11.26 ± 1.02	9.69 ± 1.38	15.25 ± 2.11	12.23 ± 4.27	65.48 ± 2.17
(12.08~19.19)	(12.91~24.35)	(16.39~24.58)	(14.03~20.25)	(9.06~12.79)	(8.11~12.36)	(11.29~21.87)	(3.12~32.13)	(40.28~80.38)

AP：椎体前后径；TD：椎体横径；VAH：椎体前缘高；VPH：椎体后缘高；DD：齿状突前后径；DW：齿状突横径；DH：齿状突高度；β：齿状突后倾角；θ：齿面角

【例 9-15】 某研究是关于骨折端微动时应力对骨密度的影响。60 只新西兰大白兔随机分为微动组与固定组，每组 30 只。固定组术后使骨折端固定。微动组使外固定架中间杆有 0.5mm 的轴向移动，术后动物自由行走，依靠体重使外固定架产生微动。利用双能 X 线骨密度测量仪测定两组动物骨痂的骨密度。资料如表 9-18 所示。请问：表编制得是否正确？

表 9-18　术后不同时间两组骨密度值及骨密度比率

分组	骨密度值（g/cm^2）					骨密度比率（%）				
	14d	21d	28d	42d	56d	14d	21d	28d	42d	56d
固定组	0.039 ± 0.005	$0.115 \pm 0.013^{**}$	$0.215 \pm 0.019^{**}$	$0.307 \pm 0.020^{**}$	0.348 ± 0.021	12.1 ± 1.6	$35.3 \pm 3.5^{**}$	$65.9 \pm 4.1^{**}$	$94.2 \pm 5.1^{**}$	106.6 ± 4.4
微动组	0.042 ± 0.006	$0.133 \pm 0.017^{**}$	$0.260 \pm 0.018^{**}$	$0.349 \pm 0.023^{**}$	0.342 ± 0.025	12.2 ± 1.7	$40.5 \pm 3.1^{**}$	$79.9 \pm 5.5^{**}$	$107.4 \pm 4.0^{**}$	104.7 ± 5.6

注：两组比较，$^{**}P < 0.01$。

【辨析与释疑】 上表编制不够正确，存在的主要问题是：①未说明表中数据是 "$\bar{x} \pm s$" 还是 "$\bar{x} \pm s_{\bar{x}}$"，读者无法知道表中数据的具体含义；②用 "分组" 作为横标目的总称，具有误导作用，因此，编制统计表时，不宜用 "组别""（试验）分组""（试验）处理" 等模糊、抽象的词语作为横标目的总称；③在表中标注了统计分析的结果，而这样做无法说明研究者所采用的统计学分析方法是否正确，因此，最好是在表注部分或论文的其他部分清楚说明对该表资料所采用的统计学分析方法，并给出统计分析的详细结果（包括统计量的具体值及对应的具体的 P 值）；④未在表中给出样本含量。若上表中的数据为相应指标的均数和标准差，修改如下。

表 9-19　术后不同时间两组骨密度值及骨密度比率（$\bar{X} \pm s$，$n=30$）

是否固定	骨密度值（g/cm²）					骨密度比率（%）				
	(d)					(d)				
	时间（d）：14	21	28	42	56	时间（d）：14	21	28	42	56
固定	0.039 ± 0.005	0.115 ± 0.013**	0.215 ± 0.019**	0.307 ± 0.020**	0.348 ± 0.021	12.1 ± 1.6	35.3 ± 3.5**	65.9 ± 4.1**	94.2 ± 5.1**	106.6 ± 4.4
微动	0.042 ± 0.006	0.133 ± 0.017**	0.260 ± 0.018**	0.349 ± 0.023**	0.342 ± 0.025	12.2 ± 1.7	40.5 ± 3.1**	79.9 ± 5.5**	107.4 ± 4.0**	104.7 ± 5.6

四、统计表纵标目设置不合理

【例 9-16】　研究者对人成骨肉瘤细胞系 U2OS 细胞进行培养并分组，各组加入不同浓度的蟾酥水提取液，各组细胞（每组 1×10^5 个）用流式细胞仪进行分析，用方差分析进行统计学分析，试验结果如表 9-20 所示。

表 9-20　不同浓度蟾酥诱导 U₂OS 细胞 48h 后各周期百分比（$\bar{X} \pm s$,%）

浓度（μg/ml）	G_0/G_1 期	S 期	G_2/M 期	凋亡率
0	44.33 ± 4.44	39.4 ± 2.3	15.7 ± 0.8	2.1 ± 0.9
50	52.37 ± 4.30	30.5 ± 7.7	19.4% ± 2.4	9.4 ± 2.53
100	58.93 ± 6.64	35.3 ± 2.5	6.6 ± 2.4*	29.1 ± 4.89*
200	61.90 ± 5.14*	31.6 ± 1.2	6.3 ± 4.8*	34.7 ± 5.54*

注：*$P < 0.05$。

【辨析与释疑】　该统计表最主要的问题是表头和纵标目设置错误，使表中的内容含糊不清。另外还存在几个次要问题：小数点后保留位数不一致、数据错误、统计量标注不明。经过修改，正确的列表形式如表 9-21。

表 9-21　不同浓度蟾酥诱导 U₂OS 细胞处理 48h 后各周期百分比及细胞凋亡率（$\bar{X} \pm s$,%）

浓度（μg/ml）	各周期细胞百分比			凋亡率▲
	G_0/G_1 期*	S 期	G_2/M 期△	
0	44.33 ± 4.44	39.40 ± 2.30	15.70 ± 0.80	2.10 ± 0.90
50	52.37 ± 4.30	30.50 ± 7.70	19.40 ± 2.40	9.40 ± 2.53
100	58.93 ± 6.64	35.30 ± 2.50	6.60 ± 2.40	29.10 ± 4.89
200	61.90 ± 5.14	31.60 ± 1.20	6.30 ± 4.80	34.70 ± 5.54

注：经单因素 K 水平定量资料方差分析，*$P < 0.05$，△$P < 0.05$，▲$P < 0.05$。

【例9-17】 某文献研究目的为定量分析外固定器在体轴向加压时不同加压量、不同时期骨断端压力变化规律，动物被随机分为 A、B、C 3 组，分别施加 1.5、1、0.5 倍动物体重的加压量，给出了术后 15 天在体骨断端压力变化情况，见表 9-22。

表 9-22　每日恢复额定压力外固定器轴向加压术后 15d 在体骨断端压力变化（$\bar{X} \pm s$）

Times (d)	Group A		Group B		Group C	
	Pressure (kg)	Surplus rate (%)	Pressure (kg)	Surplus rate (%)	Pressure (kg)	Surplus rate (%)
1	1.12 ± 0.18	34	1.11 ± 0.15	53	1.00 ± 0.12	85
5	1.92 ± 0.32	58	1.49 ± 0.20	71	1.09 ± 0.13	93
10	2.80 ± 0.35	85	1.76 ± 0.24	84	1.12 ± 0.14	95
15	3.20 ± 0.43	96	2.02 ± 0.27	96	1.16 ± 0.14	98

【辨析与释疑】　一般来讲，表格的横标目应代表原因变量，而纵标目代表结果变量，而本例中轴向加压量为原因变量，压力为结果变量，该表的编制颠倒了纵、横标目，修改后统计表如下所示。

表 9-23　每日恢复额定压力外固定器轴向加压术后 15d 在体骨断端压力变化（$\bar{X} \pm s$）

轴向加压量	Pressure (kg)			
	Times (d)：1	5	10	15
Group A	1.12 ± 0.18	1.92 ± 0.32	2.80 ± 0.35	3.20 ± 0.43
Group B	1.11 ± 0.15	1.49 ± 0.20	1.76 ± 0.24	2.02 ± 0.27
Group C	1.00 ± 0.12	1.09 ± 0.13	1.12 ± 0.14	1.16 ± 0.14

第五节　统计图中存在的问题

一、统计图坐标轴刻度不符合数学原则

【例9-18】　在地塞米松对大鼠试验性神经根疼痛影响的时效性研究中，研究者用图 9-1 表达试验和统计结果。

【辨析与释疑】　从图 9-1 可以看出，横坐标轴上的刻度不符合数学原则，其代表的时间间隔从"1 天""2 天"到"7 天"不等，因此统计图上表达的曲线走势并不符合客观实际，从而掩盖了其真相。统计图在应用中，要求横纵坐标轴上的刻度等长的间隔应代表相等的数量。正确的做法是对横坐标轴刻度进行调整，使其符合数学原则（如果横坐标轴代表的时间跨度比较大，造成横坐标轴过长，可以把其截为两段并分别用统计图来表示）。

【例9-19】　《背根神经节内注射药物对髓核致炎作用的影响》一文，研究者用图 9-2 表达所得试验结果。

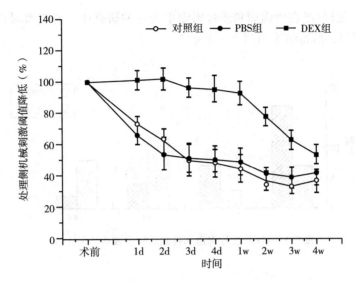

图 9-1 早期给药组大鼠处理侧机械刺激痛阈变化

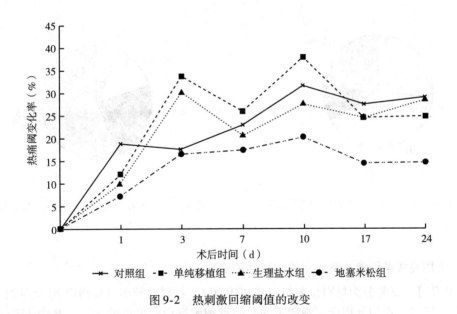

图 9-2 热刺激回缩阈值的改变

【辨析与释疑】 该统计图属于线图，它是以线段升降来表示连续性资料的变化。同样，横纵坐标轴要求相等间隔代表相同数量。该图横坐标上代表的时间刻度不符合数学原则，因此绘出来的图形不符合客观实际。

二、用复式条图表达适合用饼图或百分条图的资料

【例9-20】　在bFGF在骨肉瘤和软骨肉瘤中表达的研究中，研究者对骨肉瘤和软骨肉瘤各30例进行观测，所得结果用图9-3表示。

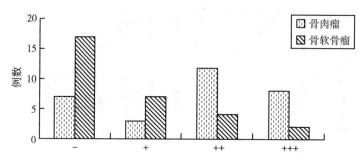

图9-3　bFGF在骨肉瘤和骨软骨瘤中表达结果比较

【辨析与释疑】　统计图有很多类型，要根据资料的性质来加以选择。本例试验分为两个组，观测指标是一个多值有序的变量。如果为了比较各组中bFGF表达结果的分布情况，更加直观的方法是选用百分条图或饼图。

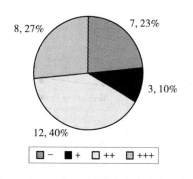

图9-4　bFGF在30例骨肉瘤中的表达结果

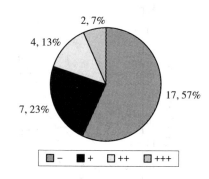

图9-5　bFGF在30例骨软骨瘤中的表达结果

三、误用复式条图表达适合用线图表达的资料

【例9-21】　试验分为材料试验组（G-PHB组）、材料对照组（G-PHB组及G组）和空白对照组。经过一系列处理后，观测不同时间点细胞蛋白合成值的含量。其中PHB代表聚羟基丁酸酯，G代表明胶，G-PHB代表明胶－羟基丁酸酯。在材料试验组（G-PHB组）、材料对照组（G-PHB组及G组）和空白对照组4种处理条件下测定了接种后第1、2、4、8天所测得的ALP水平，绘制成复式条图，见图9-6。

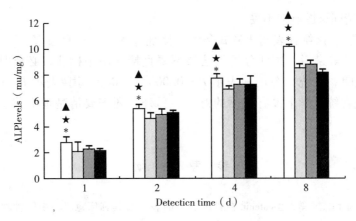

图 9-6 各组细胞 ALP 水平（$n=8$）

注：G-PHB 组与 PHB 组比较，$^*P<0.05$；与 G 组比较，$^\star P<0.05$；与空白组比较，$^\blacktriangle P<0.05$。

【辨析与释疑】 复式条图适合表达具有 1 个统计指标，2 个定性分组因素的资料。横轴上先安排其中 1 个分组因素，在其不同水平处再安排另一个因素。而本资料中的 1 个分组因素（即 4 种处理方法）是定性的，另一个分组因素（即接种后时间）却是定量的，是一连续型变量，因而不适合用复式条图来表达。当希望表达一个或多个事物或现象随着时间的推移，若想反映数量的增减幅度，宜用普通线图；若反映数量的变化速度，宜选用半对数线图。横轴通常表示时间，纵轴表示观察指标或其对数值。用复式条图来表达此资料就不太合适了，因为它割裂了各时间点之间的"连续性"。可根据不同的处理在图中绘出 4 条折线。因缺原始数据，修改后的结果从略。

四、统计图不规范

【例 9-22】 研究者在成年女性体表面积与骨质疏松患病率的关系研究中，用图 9-7 表

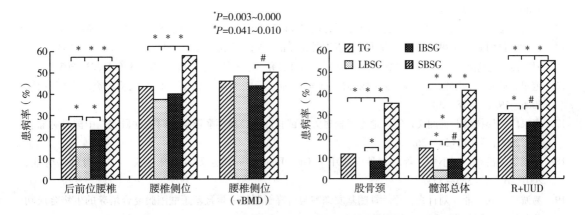

图 9-7 根据 WHO 标准各体表面积组不同骨骼部位骨质疏松患病率的比较

注：vBMD：体积骨密度；R+UUD：桡骨+尺骨远端；TG：总体受试者；LBSG：大体表面积组；IBSG：中等体表面积组；SBSG：小体表面积组。

示得到的结果，请问该图有何不妥？

　　【辨析与释疑】　该统计表属于复式条图，该统计图包含信息过多，看上去非常混乱，令人十分费解。一般来说，统计分析的结果不要直接在图中标注，必要时可以在统计图备注里作简要说明。该统计图用 * 表示 $P = 0.003 \sim 0.000$ ，用#表示 $P = 0.041 \sim 0.010$ ，选取的 P 的界值在统计学上没有实际的意义。另外，还需要清楚地交代所使用的统计分析方法。

参 考 文 献

1. 李成存，张栋，朱恒杰，等. β-catenin 在骨肉瘤中的表达及其临床意义. 中国骨肿瘤骨病，2008，7 (1)：26 – 28.

2. 肖德明，徐忠世，庾智文，等. 血清瘦素与骨质疏松关系的研究. 中国骨肿瘤骨病，2004，3 (6)：352 – 354.

3. 陆萌，吴苏稼，施鑫，等. 骨肉瘤患者肿瘤伴随抑制现象的临床研究. 中国骨肿瘤骨病，2008，7 (6)：343 – 345.

4. 王战朝，黄霄汉，杨明路. 经皮鱼嘴钳固定治疗胫骨平台骨折. 中国骨伤，2007，20 (1)：26 – 28.

5. 李振宙，侯树勋，董玲，等. 胶原酶对大鼠急性坐骨神经痛模型体内磷脂酶 A2 活性的影响. 中国骨肿瘤骨病，2008，7 (1)：9 – 10.

6. 武汉，王睿，尹飞，等. 分体式髌骨爪治疗髌骨骨折. 中国骨伤，2007，20 (5)：347 – 348.

7. 许超，张万忠，何滨，等. 可膨胀髓内钉治疗长骨骨干骨折19例. 中国骨伤，2006，19 (7)：430 – 431.

8. 张智勇. 复合降压麻醉在全髋人工假体置换术中的应用体会. 中国骨肿瘤骨病，2007，6 (2)：123 – 124.

9. 许歆，周秀芬，贺淑文. 产后妇女骨量和骨代谢生化指标的研究. 中国骨肿瘤骨病，2004，3 (6)：358 – 360.

10. 徐天同，夏英鹏，吕波，等. 骨疏康防治腰椎术后继发性骨质疏松的临床观察. 中国骨肿瘤骨病，2005，4 (1)：53 – 54.

11. 邓磊，刘沂，等. 全髋关节置换术的并发症及其处理（六）全髋关节置换术后下肢不等长. 中国骨肿瘤骨病，2004，3 (6)：366 – 361.

12. 云彩麟，苏伊新，陈瑞，等. 骨疏康对氢化可的松引起的大鼠骨丢失的影响. 中国骨肿瘤骨病，2004，3 (6)：21 – 22.

13. 胡勇，杨述华，谢辉，等. 人工寰齿关节设计依据及可行性分析. 中国骨伤，2007，20 (9)：587 – 591.

14. 乔林，侯树勋，张树明，等. 微动对骨折端骨密度的影响. 中国骨伤，2007，20 (9)：603 – 604.

15. 尹军强，沈靖南. 蟾酥水提取物抗骨肉瘤作用的体外研究. 中国骨肿瘤骨病，2004，3 (5)：303 – 305.

16. 范里，唐新宇，李家元，等. 外固定器在体轴向加压骨断端压力长期变化的试验研究. 中国骨伤，2006，19 (1)：28 – 30.

17. 唐家广，侯树勋，吴闻文，等. 地塞米松对大鼠试验性神经根疼痛影响的时效性研究. 中国骨肿瘤骨病，2009，8 (1)：24 – 26.

18. 徐朝健，吕智，刘小丽，等. 人骨肉瘤中 bFGF、Endostatin 表达及其临床意义. 中国骨肿瘤骨病，2007，6 (6)：355 – 357.

19. 易诚青，刘建湘，刘日光，等. 骨髓基质细胞与可降解明胶 – 聚羟基丁酸酯膜复合培养的生物合成功能分析. 中国骨伤，2006，19 (7)：413 – 416.

20. 刘石平，伍贤平，廖二元，等. 成年女性体表面积与不同骨骼部位骨密度关系及其患骨质疏松的风险. 中国骨质疏松杂志，2005，11 (3)：306 – 608.

第十章 试验设计错误辨析与释疑

本书第 2 章从正面介绍了试验设计的概念和要点，系统地阐述了试验设计的"三要素""四原则"和"试验设计类型"。本章将通过列举大量的试验设计错误案例，并进行辨析与释疑，帮助读者加深对试验设计的理解，从而在工作中避免重蹈覆辙。

第一节 与试验设计三要素有关的错误辨析与释疑

一、受试对象选取不当

【例 10-1】 某项关于 HSP_{70} 和 Survivin 在骨肉瘤中的表达的研究，研究者取本院骨肉瘤切除组织标本 34 例，以正常骨组织 15 例作为对照组（年龄和部位与骨肉瘤相仿），进行 HSP_{70} 和 Survivin 的表达情况检测。主要结果如见表 10-1，10-2 所示。结论是骨肉瘤 HSP_{70} 和 Survivin 阳性表达率高于正常对照组，差异非常显著（$P < 0.01$）。

表 10-1　HSP_{70} 在骨肉瘤和正常组织中的表达情况

组别	总例数	HSP_{70} 表达（例数）				阳性率（%）
		－	＋	＋＋	＋＋＋	
骨肉瘤	34	4	6	12	12	88.2
正常骨	15	0	0	0	0	0

注：经统计学处理，两组差异非常显著（$P < 0.01$）。

表 10-2　Survivin 在骨肉瘤和正常组织中的表达情况

组别	总例数	Survivin 表达（例数）				阳性率（%）
		－	＋	＋＋	＋＋＋	
骨肉瘤	34	6	5	10	13	82.4
正常骨	15	0	0	0	0	0

注：经统计学处理，两组差异非常显著（$P < 0.01$）。

【辨析与释疑】 从试验设计的角度来看，对照组设计不是很合理，比较正确的做法是让肿瘤组织和正常组织均来自相同的个体，这样的比较结果更加有说服力。从表中数据可以看出，正常对照组两项检测指标均无表达，我们有理由怀疑对照组样本量是否足够大？或者该两项指标在正常组织是不是根本不表达呢？另外，如果正常对照组两项检测指标均无表达，那表格中"－"所对应的列上正常组的频数应该是15，此处为0，很可能数据本身存在错误。如果是这样的话，进行统计分析就失去了意义。在统计表达和描述方面，不能含糊和笼统地说"经统计学处理，两组差异非常显著"，一定要交待清楚所使用的统计方法，就这个资料而言可以用的统计方法有几种：秩和检验、Ridit分析、有序变量的logistic回归。

二、受试对象选取不具备独立性

【例10-2】　某项奇正青鹏膏剂治疗膝骨关节炎的随机对照临床研究，研究者在2004年10月至12月共收治了72例膝骨关节炎患者，共91个膝关节，单侧53例，双侧19例。假设将91个膝关节随机分成两组，分别给以奇正青鹏膏剂和双氯芬酸二乙胺乳剂治疗，比较两种药物疗效之间的差异是否存在统计学差异。这样的做法合理吗？

【辨析与释疑】　本研究中，有的患者有一个患侧，有的患者是两个患侧，将所有的患侧作为受试对象，通过完全随机的方法来分组。来自同一个患者的两个患侧之间存在一定的内在关联，不能视为独立样本，两个患侧的观察结果很可能不独立。根据研究者的研究目的，可以将72例患者进行随机分组（最好根据年龄、病情等采用分层随机分组），对于双侧患病的患者在评价疗效时不能对两个患侧分别给出评价，应将此患者看作受试对象，对患者两个患侧的治疗情况给出整体的评价。

三、试验因素安排不合理

【例10-3】　某研究为了探讨联合应用藻酸盐敷料（alginate dressing）与冻干鼠表皮生长因子（mouseepidermal growth factor，mEGF）对难愈性创面碱性成纤维细胞生长因子（basic fibroblast growth factor，bFGF）表达的影响，并评价其疗效。选择经常规换药抗炎治疗1个月创面仍未愈合的患者18例，年龄18~61岁，男12例，女6例，足部伤11例，小腿3例，手4例。随机分成3组，每组6例，A组：藻酸盐敷料与mEGF联合治疗组（将mEGF以100 IU/cm^{2}创面均匀喷洒于合适大小藻酸盐敷料上后覆盖）；B组：mEGF治疗组（用普通纱布代替藻酸盐敷料）；C组：常规治疗组（用凡士林纱布贴敷创面）。治疗7、14、21、28天后评价创面愈合指数，在第7和14天时行活组织检查常规病理学观察，免疫组织化学SP法评定bFGF表达阳性细胞数目。用SPSS 12.0软件对数据进行统计学处理，采用单因素方差分析及q检验，计数资料用多个独立样本秩和检验。结果为A、B组创面愈合均明显，A组较B组突出（$P<0.05$）。3个组的bFGF表达均有上调，但以A组最为显著（$P<0.05$）。结论：藻酸盐敷料与mEGF联合应用治疗难愈性创面，能协同两者优势，较单用mEGF疗效更佳。资料见表10-3。

表10-3　不同时相创面愈合指数变化（%，$\bar{X} \pm s$）

组别	7d	14d	21d	28d
A	37.83 ± 4.22	85.00 ± 9.10	94.33 ± 6.28	99.17 ± 1.00
B	32.17 ± 4.49	73.17 ± 7.44	85.17 ± 9.13	95.50 ± 5.54
C	23.83 ± 5.27	54.83 ± 8.45	64.83 ± 6.11	85.00 ± 7.80

【辨析与释疑】 该研究的主要目的是藻酸盐敷料与 mEGF 联合应用对难愈性创面的治疗效果的评价，涉及到因素之间交互作用的问题。由文中描述可知，创面的愈合程度不仅受治疗方法的影响，而且受患者的年龄、受伤部位、其他代谢性疾病等其他因素的影响。从分组情况来看，A、B、C 三组实际上涉及到两个试验因素，一个是"是否用 mEGF"，另一个是"纱布的类型"。正确的试验设计如表 10-4 所示，如果表中"XX"的数据是全的，由于每一个患者在治疗 7、14、21、28 天后被重复观测了 4 次，因此该试验设计应为具有一个重复测量的三因素试验设计，时间是一个重复测量因素，"是否用 mEGF"和"纱布的类型"是两个试验因素，分别有 2 个水平和 3 个水平，应该有 2×3＝6 个组。而该研究只观测了其中的 3 个组，不是一个标准的能考察交互作用的试验设计，因此无法考察"是否用 mEGF"和"纱布的类型"是否有交互作用，也就不能得出"藻酸盐敷料与 mEGF 联合应用治疗难愈性创面，能协同两者优势，较单用 mEGF 疗效更佳"的结论。总之，该研究错误地安排试验因素，致使试验研究不能回答想要解决的两因素交互作用的问题。

表 10-4　不同时相创面愈合指数变化（%，$\bar{X} \pm s$）

纱布类型	是否用 mEGF	愈合指数变化			
		7d	14d	21d	28d
藻酸盐辅料	是（A）	37.83±4.22	85.00±9.10	94.33±6.28	99.17±1.00
	否	XX	XX	XX	XX
普通纱布	是（B）	32.17±4.49	73.17±7.44	85.17±9.13	95.50±5.54
	否	XX	XX	XX	XX
凡士林纱布	是	XX	XX	XX	XX
	否（C）	23.83±5.27	54.83±8.45	64.83±6.11	85.00±7.80

第二节　与试验设计四原则有关的错误辨析与释疑

一、试验设计违反重复原则

【例 10-4】 某项关于强骨宝方提取液对成骨细胞增殖功能影响的研究中，试验动物选取 1～2 日龄 SD 乳鼠 5 只。颅骨成骨细胞的分离与培养：取 2 只 1～2 日龄 SD 乳鼠颅盖骨，先以 0.25% 胰酶溶液振荡消化……以后每 2～3d 换液 1 次，细胞汇合后进行消化传代。分组：取 5～8 代成骨细胞，2×10^4/ml 的细胞密度接种于 96 孔培养板，经同步化后，分为对照组与 4 个试验组，共 5 组。资料见表 10-5。

【辨析与释疑】 原文试验购进乳鼠 5 只，只用了 2 只，而后所培养传代的细胞均来自于这 2 只乳鼠，培养的细胞分到 96 孔板，而后试验分 5 组，每组样本含量（n）＝6。作者这种做法违反了试验设计的重复原则，96 孔并非是样本含量，而乳鼠数量 2 才是真正的样本含量，试验 5 个分组样本均来自于 2 只乳鼠，这样的试验代表性不够好，应该增加样本数量。

表 10-5　不同浓度的强骨宝方提取液对成骨细胞增殖功能影响的比较（$\overline{X} \pm s$，$n=6$）

组别	成骨细胞分泌 ALP 值	
	时间（h）：　48	72
100μg/ml 组	0.3677±0.0129	0.5763±0.0327
50μg/ml 组	0.3993±0.0315	0.6250±0.0201
10μg/ml 组	0.3713±0.0183	0.5620±0.0436
5μg/ml 组	0.3495±0.0204	0.5284±0.0293
对照组	0.3550±0.0198	0.5137±0.0176

【例 10-5】　某研究者用出生 1 个月的新西兰幼兔 1 只来制备骨髓基质干细胞（marrow-stromal cells，MSC）。将生长良好的第 3～4 代骨髓基质干细胞，按 1×10^4 个/孔随机接种于 4 块 24 孔培养板，14 h 后细胞完全贴壁，换新鲜含 10% FCS 的 DMEM。按压力施加类型不同分为持续性和间歇性压力，每块培养板的细胞为 1 个大组，随机将 4 块培养板分为 4 个大组：对照组及 20、60、100 kPa 间歇组。每大组按观察期分 4 个小组：1、3、5、7 d 组。每小组样本（细胞）为 6 孔。对照组不予加压，20、60、100 kPa 间歇组分别每日施以 20、60、100 kPa 的压力 5 min 2 次。该试验设计是否正确？

【辨析与释疑】　该试验设计不正确。研究者误将"重复取样"当作"独立重复试验"，致使试验设计违背重复原则。研究者在整个研究过程中所用到的骨髓基质干细胞只来自同一只出生 1 个月的新西兰幼兔，也就是说，只用了 1 只兔的骨髓基质干细胞来做试验，即样本含量 $n=1$。由于生物体个体差异的客观存在，样本含量 $n=1$ 的样本是不具有代表性的，无法真实地反映总体的情况。

【例 10-6】　某项尺骨相对桡骨位移的试验研究中，取 2 个肱骨中段以上的上肢标本，去除所有的前臂伸屈肌腱，前臂中立位下固定桡骨，对尺骨小头施加 20 N 的掌背侧拉力，测量尺骨相对于桡骨的位移。然后先后切断背侧和掌侧桡尺韧带，相同的作用力下测量尺骨相对于桡骨的位移（DRUJ）。结果：在 20N 拉力作用下，切断背侧桡尺韧带（DRUL），保持完整的掌侧桡尺韧带（PRUL），尺骨相对桡骨的背侧位移明显；切断掌侧桡尺韧带，保持完整的背侧桡尺韧带，尺骨相对桡骨的掌背侧位移都明显增加；而掌背侧桡尺韧带（DPRUL）都切断导致 DRUJ 明显下降。

【辨析与释疑】　该研究违反了重复原则，致使研究结果科学性不强，结论部分的证据不足。在大多数情况下，我们要在相同试验条件下做足够多次的独立重复试验，来找出比较可靠的客观规律。原文试验只取了 2 个样本，试验涉及"是否切断 DRUL""是否切断 PRUL" 2 个试验因素和"在背侧还是掌侧测量位移"这样一个重复测量因素，只利用 2 个样本完成三因素研究，严重违反试验的重复原则，对照、随机、均衡原则也无从谈起，使得原文的此项研究结论"苍白无力"。原文这项研究可形成具有一个重复测量的三因素设计，试验设计及数据记录格式如表 10-6 所示。表中的每个"×"代表每个试验点下所得数据，最少应在每个试验点下做 2 次以上的重复试验，也就是说这项研究要得到比较准确的结果，至少需要 8 个标本（样本），当然也可以在每个试验点多做几次独立重复试验。

表 10-6　切断 DRUL、PRUL 对 DRUJ 的影响

是否切断 DRUL	是否切断 PRUL	尺骨相对桡骨的位移（mm）	
		背侧	掌侧
是	是	XX	XX
	否	XX	XX
否	是	XX	XX
	否	XX	XX

二、试验设计违反随机原则

【例 10-7】　某文对手术治疗踝关节骨折的疗效进行回顾性分析。将随访资料完整的 187 例踝关节骨折患者作为研究对象，男 106 例，女 81 例；年龄 13～63 岁。按照 Lauge-Hansen 分型，旋后外旋型 131 例，旋前外旋型 33 例，旋后内收型 16 例，旋前外展型 7 例。所有病例均行开放复位内固定。术后随访时间为 6～36 个月。该研究的试验设计正确吗？

【辨析与释疑】　此研究的试验设计不正确，违反了随机性原则。研究者选取研究对象时，只是将随访资料完整的 187 例纳入研究，这样做使得受试对象不具备代表性，所得结论不具备可推广性。

【例 10-8】　研究者为观察不同治疗方法对不同类型桡骨远端骨折的临床治疗效果，将在 1999 年 6 月到 2003 年 1 月院内收治的 198 例桡骨远端骨折患者按 Cooney 桡骨远端骨折的国际分类系统分为 Ⅰ～Ⅳ型，然后采用随机分组抽签法把每型患者分为手术治疗组和保守治疗组（如 Ⅰ 型分组，编制 50 枚号签，充分混合后取 25 枚为手术治疗组，剩下 25 枚为保守治疗组，编号以入院时间的先后为依据），各型组间年龄（t 检验）及性别（卡方检验）无统计学差异（$P > 0.05$）。经过相应治疗和出院后随访，观测相关指标来评价两种疗法的优劣。原文在对患者分组时有问题吗？

【辨析与释疑】　原文在各型分组时，按入院顺序采取抽签法随机将各型患者分为两组，采取的是完全随机化。实现完全随机化有多种，可以查"随机数字表""随机排列表"和用计算机产生的"伪随机数字表"等。随机化的作用是使样本具有极好的代表性，使各组受试对象在重要的非试验因素方面具有较好的均衡性，提高试验资料的可比性和结论的说服力。原文在随机化分组和控制重要的非试验因素方面考虑欠缺，患者个体间差异比较大，这种完全随机的分组方法可能使一些非试验因素造成较大的影响，从而影响最终结论。哪些非试验因素可能对观测结果影响较大，需要从专业上考虑，如年龄、性别、病情、病程、营养状况等，原文涉及的非试验因素只有年龄和性别，考虑的不够完善。该试验分组可以用"最小不平衡指数法"，这是临床试验中常用的随机化分组方法，新的受试对象进入哪一组，要看进入哪一组计算出的"不平衡指数"最小，从而在分组时就对这些非试验因素进行了合理控制，达到组间比较均衡性要求。

【例 10-9】　某临床研究中选取 2003 年 3 月至 2004 年 11 月，均为本院骨伤科腰腿疼专科门诊确诊的急性 L4，5 节段腰椎间盘突出症患者 98 例。全部患者按入组先后分成治疗组

与对照组。这样分组合理吗?

【辨析与释疑】　在选取受试对象或对其分组时必须采用随机化方法,如"随机数字表"、查"随机排列表"、用计算机产生"伪随机数字",这样做可使样本具有代表性,并尽可能使组间均衡,即尽量使已知或未知的重要非试验因素对试验因素各水平组的影响保持一致,否则得出的结论没有说服力。在该研究设计中,原作者将先入组的患者分入治疗组,后入组的患者分入对照组,是不符合随机原则的。因为这样分组很可能掩盖了"病情轻重不等"这一重要非试验因素对结果产生的影响。在具体实施时,可采用"不平衡指数最小的原则"进行分层随机化。

【例 10-10】　某项股骨头缺血坏死 MRI 表现分析,为观察系列 MRI 上股骨头坏死的坏死信号和面积比例变化,根据股骨头坏死的诊断标准,对 10 例(20 髋)具有 2 次以上 MRI 成像的股骨头坏死患者进行研究,其中男 8 例,女 2 例,年龄 24 ~ 58 岁,两次 MRI 成像平均相差 18.1 个月。结果:第 1 次 MRI 检查时的平均坏死面积比例为(52.62 ± 17.90)%,第 2 次 MRI 检查时的平均坏死面积比例为(52.24 ± 19.39)%,两者差异无统计学意义($P = 0.684$)。结论:股骨头坏死的坏死面积比例不随病程的延长及临床分期的进展而改变。

【辨析与释疑】　该研究受试对象不是随机选择的,而是便于研究,根据做过 2 次以上的 MRI 成像的 10 例作为受试对象,违反了随机原则。随机原则确保每个对象都有相等的机会进入试验,这样产生的样本才具有代表性,而该研究排除了很多对象的入选资格,选出的样本不具有代表性,得出的结论科学性也不强。正确的做法是,采用随机化方法选择受试对象分析,才有可能得到具有普遍意义的结论。

三、试验设计违反对照原则

【例 10-11】　某文探讨 CT 引导下经皮空心钛合金拉力螺钉内固定治疗骶髂关节损伤的临床疗效。受试对象为骶髂关节损伤患者 36 例,其中男 26 例,女 10 例,年龄 19 ~ 68 岁。按 Tile 分类:B_1 型 6 例,B_2 型 16 例,B_3 型 4 例;C_1 型 4 例,C_2 型 3 例,C_3 型 3 例。采用 CT 引导下经皮空心钛合金拉力螺钉内固定术治疗,硬膜外麻醉下共置入 48 枚空心钛合金拉力螺钉。术后随访 3 ~ 27 个月。依据骨盆创伤治疗标准,影像学评价优 29 例,良 6 例,差 1 例;临床评价优 23 例,良 13 例。并发症包括轻度下腰痛 1 例,骶尾部痛 1 例。结论是:CT 引导下经皮空心钛合金拉力螺钉内固定治疗骶髂关节损伤,置钉精确,安全有效,并发症少。

【辨析与释疑】　该研究的结论不可信。因为此研究中的 36 例骶髂关节损伤患者全部接受的是 CT 引导下经皮空心钛合金拉力螺钉内固定术治疗,没有患者接受其他方案的手术治疗,研究缺少可作比较的对照组。因此,研究结论缺乏说服力。评价一种新的治疗方法,通常情况下要和当前公认的、惯用的治疗方法进行比较,只有经过比较才能做出合理的评价。此外,该研究中受试对象的性别分布、年龄跨度、骶髂关节损伤类型、以及术后随访时间等非试验因素,很可能对疗效产生影响,因此,在试验设计时要尽量保证非试验因素在各组中的均衡。

【例 10-12】　研究者为了探讨中心减压自体骨与骨形态发生蛋白(bone morphogenic

protein，BMP）植入治疗缺血性股骨头坏死的临床疗效，对 1996 年 4 月至 2002 年 4 月应用中心减压自体骨与牛骨提纯骨形态发生蛋白植入治疗缺血性股骨头坏死患者 36 例 41 髋（男 25 例 29 髋，女 11 例 12 髋；年龄 31～69 岁，平均 45.5 岁。有饮酒嗜好者 15 例，服用激素者 10 例，饮酒并服用激素者 4 例，无明显诱因者 7 例。按 Ficat 分期：0 期 3 髋，Ⅰ 期 19 髋，Ⅱ 期 13 髋，Ⅲ 期 6 髋）的疗效进行了回顾分析。结果 36 患者均获随访，随访时间 2～63 个月，平均 41 个月。疗效评价结果：优 21 例，良 8 例，可 4 例，差 3 例。结论：此术式可有效降低骨内压，改善股骨头血供，植入自体松质骨对关节软骨起到有效支撑防止塌陷的作用。BMP 诱发组织修复，加快了股骨头骨质修复的过程，适于 Ficat 分期 0～Ⅱ 期的早期患者。此研究结论可信吗？

　　【辨析与释疑】　此研究结论不可信。首先，未设置对照组，本研究仅涉及 1 组患者，而且所有患者都是接受中心减压自体骨与 BMP 植入术治疗，因此，本研究缺少对照组，违背了试验设计的对照原则。没有对照就没有比较的基础，所得出的结论就没有说服力。其次，受试对象不独立且同质性差。本研究中，有的患者有 2 个患侧，而有的患者只有 1 个患侧，如果用患侧作为研究对象的话，则研究对象之间不独立。本文结论可信度是可想而知的，不具有推广性和应用价值。

　　【例 10-13】　某项髓核成形术治疗腰椎间盘突出症的作用机制研究中，选择 64 例单节段腰椎间盘突出症患者，男 37 例，女 27 例；年龄 26～60 岁，平均 42.9 岁；病程 1～30 年，平均为 4.2 年。L4、5 突出 30 例，L5S1 段突出 34 例，根据椎间盘造影分为 Ⅰ 型 39 例，Ⅱ 型 25 例。于髓核成形术前后测定椎间盘内压，观察其变化，同时行椎间盘造影，判断椎间盘突出类型，并于术后 6 个月评价其疗效。结果：Ⅰ 型患者疗效：优 23 例，良 12 例，可 4 例，差 0 例，优良率 89.74%。Ⅱ 型患者疗效：优 7 例，良 9 例，可 5 例，差 4 例，优良率 64%。结论：作为一种新技术，髓核成形术能明显降低 Ⅰ 型患者椎间盘内压，改善其症状，是一种安全、有效的微创介入手术。

　　【辨析与释疑】　该研究的目的评价一种新的手术方法，试验设计时只是对这一种方法进行了研究，评价优良率，而并没有与目前其他同类方法进行对比，因此在试验设计上犯了缺乏对照的错误，方法评价结论只是一家之谈，并没有与其他方法作对比。并且在病例的选择上，年龄跨度过大，青年人和老年人治疗效果是不同的，病程（1～30 年）也对疗效有影响，仅有 1 个治疗组，无法排除这些重要非试验因素对观测结果的影响，使结论的可信度大打折扣。

　　【例 10-14】　某临床研究中选取 1996 年 6 月至 2003 年 10 月四肢长骨良性肿瘤并发骨折患者 25 例，男 16 例，女 9 例，年龄 10～79 岁。根据骨折移位情况分：轻度 14 例，中度 8 例，重度 3 例。进行 Ⅰ 期外固定，Ⅱ 期肿瘤刮除植骨术方法治疗。结果发现：25 例中，行 Ⅰ 期外固定、Ⅱ 期肿瘤刮除植骨术 13 例，骨折均 Ⅰ 期愈合，复发 1 例，再骨折 1 例。

　　【辨析与释疑】　该研究未遵循"对照"原则。欲考察一种疗法的疗效如何，必须设立对照组，因为没有比较就没有鉴别。而在该研究中只选用了一种治疗方法（Ⅰ 期外固定，Ⅱ 期肿瘤刮除植骨术），描述 25 例患者采用该方法进行治疗后骨折的愈合情况，这并不能说明采用上述治疗方法效果的优劣，因为对于四肢长骨良性肿瘤并发骨折的治疗方法有多种，而该研究没有以标准或公认的疗法作为对照。另外，在该研究中，选取的受试对象年龄跨度很大，其病情、病程及预后情况应该相差比较大，因此，不能认为他们来自同一总体，盲目地将他们归入一个试验组不妥。可见该项研究在设计上违反了对照和均衡的原则，因而结论的可信度较低。

【例 10-15】　某临床研究选择 35 例颈椎病患者，男 23 例，女 12 例；年龄 47～68 岁，平均 56.4 岁。34 例脊髓型颈椎病，1 例为颈椎术后翻修，椎管矢状径 4.6～9.3 mm；椎管矢状面狭窄率达 39%～84%，平均 49.3%；减压节段 C3-C5 9 例，C3-C6 20 例，C4-C7 6 例。采用 Cervifix 固定，垂直水平悬吊保持开门状态治疗。结果优 28 例，良 4 例，差 3 例。JOA 评分术前平均 8.0 分，术后平均 15.7 分。结论为：Cervifix 固定垂直水平悬吊改良单开门椎管成形术操作简单、安全，维持开门效果好，术后患者颈部症状恢复快、效果满意，是治疗多节段颈椎病及颈椎管狭窄症的一种有效可行的方法。

【辨析与释疑】　此研究的目的是评价 Cervifix 固定垂直水平悬吊改良单开门椎管成形术的疗效，其疗效评定标准是按 JOA 评分方法计算出患者术后改善率，然后按照 JOA 评分术后改善率将疗效分为优、良、可、差 4 个等级。目前应用最多的术式是采用粗丝线通过棘突根部的预穿孔将开门后椎板缝合悬吊于同节段的小关节囊和周围韧带上，术后围领制动 1～3 个月，这种方法导致许多患者存在术后颈部长期疼痛等问题。文章中提出的方法就是为了解决这些问题，所以，该研究应该将应用最多的术式设置为对照，这里违反了对照原则，错误类型为缺乏对照。在未设置对照、没有进行假设检验的情况下，对此法做出"简单、安全，维持开门效果好，术后患者颈部症状恢复快、效果满意"的结论是没有说服力的。正确的做法是设立合理的对照，进行随访观察获得试验数据，通过恰当的统计分析方法对两种手术方法的疗效进行比较，这样得到的结论才是可信的。

【例 10-16】　某临床研究中选取多节段脊髓型颈椎病 38 例，男 29 例，女 9 例；年龄 35～78 岁，平均 56.5 岁；慢性发病 18 例，急性发病 9 例，轻度外伤或劳累后发病 11 例；病程 15 天～16 年，平均 31 个月；病变累及 2 个节段 19 例，3 个节段 14 例，4 个节段 5 例；曾行后路全椎板减压术 5 例，单开门 1 例。采用保留颈椎椎体后侧壁植骨融合的方法治疗以提高颈椎椎体结构的相对稳定及植骨融合率，减少并发症的发生。结果优 19 例，良 14 例，可 4 例，差 1 例。

【辨析与释疑】　该研究的目的是探讨经颈前路植骨融合治疗多节段颈椎病的临床疗效。研究者也没有设置必要的对照组，没有进行统计分析，只是根据采用保留颈椎椎体后侧壁植骨融合方法治疗的一组患者的治疗结果就得出最后的结论。可以考虑采用标准或公认的某种疗法作为对照，进行两组间的比较，进而对疗效作出科学的判定。同时也要考虑到年龄和病程等可能对结果产生影响的因素，在分组时最好按这些因素采用分层随机化。

四、试验设计违反均衡原则

【例 10-17】　研究者为了总结Ⅱ型浮膝损伤患者的治疗方法和手术后膝关节功能康复疗效，回顾分析经治的 68 例患者，男 57 例，女 11 例；年龄 17～60 岁。68 例共 74 侧肢体的Ⅱ型浮膝损伤－膝关节内骨折病例。根据患者骨折类型、是否存在开放性损伤、软组织损伤程度，分别采用内固定（髓内钉、解剖钢板）和支架外固定方法，术后均采用统一、系统的康复治疗……使用 χ^2 检验对两种固定方法治疗后膝关节功能康复效果差别进行显著性分析。所有病例均得到 1~4 年的随访。内固定组优良率 64.29%，支架外固定组优良率 80.43%。内固定组与支架外固定组比较，膝关节活动受限度指标有统计学差异（$P < 0.05$），说明 II 型浮膝损伤应当注重对关节内骨折的复位和减少对膝关节周围软组织的破坏。该研究的试验设计正确吗？

【辨析与释疑】 该研究的试验设计不正确。首先，研究者根据患者骨折类型、是否存在开放性损伤、软组织损伤程度，分别采用内固定和支架外固定方法治疗。内固定组与支架外固定组除了固定方法不同外，骨折类型、开放性损伤情况、软组织损伤程度也不同，两个组是不可比的；其次，由于 68 例患者性别分布，年龄跨度，骨折类型、开放性损伤情况、软组织损伤程度以及随访时间等因素均存在差异，所以该试验设计违背了均衡原则，从而影响了研究结果的代表性。

【例 10-18】 关于高龄股骨粗隆间骨折治疗方法的选择的研究，受试对象为某医院骨科 1997 年 6 月至 2003 年 7 月间收治的高龄股骨粗隆间骨折患者 115 例。按 Evans 分型：I 型 22 例，II 型 24 例，III 型 34 例，IV 型 27 例，V 型 8 例。根据骨折类型及患者意愿，分别采用骨牵引、多枚折尾钉内固定及动力髋螺钉（DHS）内固定等方法治疗，其中不愿接受内固定治疗者采用骨牵引法治疗（A 组），Evan I、II 型骨折者采用闭合复位多枚折尾钉内固定法治疗（B 组），Evan III、IV、V 型骨折者采用动力髋螺钉内固定法治疗（C 组）。经 12~34 个月（平均 22 个月）随访，共有 94 例获完整随访资料，均骨折愈合，依据疗效标准，A 组优 2 例，良 6 例，可 5 例，差 2 例，合计 15 例；B 组优 11 例，良 17 例，可 4 例，合计 32 例；C 组优 18 例，良 22 例，可 6 例，差 1 例，合计 47 例。对 3 个组疗效的比较采用 χ^2 检验。该研究的试验分组正确吗？

【辨析与释疑】 此研究的试验分组是不合理的。3 组患者在病情分型上（A 组为不愿接受内固定治疗者；B 组为 Evan I、II 型骨折者；C 组为 Evan III、IV、V 型骨折者）明显是不具有可比性的，更不用说 3 组患者在性别构成、年龄构成等其他方面到底是否具有可比性了。本例中，试验设计违背了均衡原则，组与组之间没有可比性，所得出的结论的可信度大打折扣。

【例 10-19】 为了探讨腓骨固定在严重胫腓骨粉碎性骨折治疗中的作用，研究者于 1998 年 1 月至 2003 年 1 月手术治疗严重胫腓骨粉碎骨折 80 例（男 54 例，女 26 例；年龄 12~76 岁，平均 34.5 岁；闭合骨折 44 例，开放骨折 36 例），其中 42 例仅固定胫骨，38 例同时固定胫腓骨。所有病例术后随访 2~6 年，平均 3.7 年。结果 42 例仅固定胫骨者的平均骨折愈合时间为 7.3 个月，发生并发症 16 例，患肢膝、踝关节功能优良率分别为 78.6% 和 71.4%；38 例固定胫腓骨者的平均骨折愈合时间为 3.8 个月，发生并发症 2 例，患肢膝、踝关节功能优良率分别为 85.9% 和 94.5%。两组比较，差异均有显著性意义（$P < 0.01$），结论是：对严重胫腓骨粉碎性骨折，固定胫腓骨可简化手术，促进骨折早期愈合，减少畸形愈合，降低并发症和获得更好的患肢功能。

【辨析与释疑】 没有交代患者进入不同治疗组的原则、方法及最终形成的两组患者在各个重要非试验因素方面的具体情况。因此，两个治疗组的骨折患者在年龄构成、性别构成、骨折类型构成、骨折严重程度、从骨折到得到治疗的时间间隔等重要非试验因素方面的情况差别可能很大，致使两个治疗组不均衡、不可比，最终得出的结论缺乏说服力。

【例 10-20】 某项脊髓型颈椎病远期预后的相关影响因素的研究，其目的是探讨年龄、病程、脊髓受压程度、皮层诱发电位（CSEP）变化对脊髓型颈椎病（CSM）手术预后的影响。方法：选择颈前路减压植骨整合钛制带锁螺钉钢板固定治疗 28 例 CSM 患者进行回顾性分析。年龄 35～71 岁，平均 49.6 岁；病程 4 个月～2 年，平均 18 个月。分别依患者的年龄、病程、MRI（脊髓受压程度及有无信号异常）和皮层诱发电位等因素进行分组，根据日本矫形外科学会（JOA）制定的脊髓功能评分标准评价患者术后脊髓功能状态，分析各因素与脊髓型颈椎病手术预后的关系。结果：随访 1.5～3 年，平均 2.3 年。年龄 >60 岁与年龄 ≤60 岁患者术后 JOA 评分差异有统计学意义（$P < 0.05$），病程 >6 个月与病程 ≤6 个月患者术后 JOA 评分差异有统计学意义（$P < 0.05$），脊髓受压 <1/3 与脊髓受压 ≥1/3 者术后 JOA 评分差异有统计学意义（$P < 0.05$）。CSEP 正常者与异常者术后 JOA 评分差异无统计学意义（$P > 0.05$）。数据见表 10-7。结论：观察患者的年龄、病程、脊髓受压程度、髓内有无信号异常有助于预测 CSM 脊髓功能的预后，而不能仅依 CSEP 判断脊髓的功能状态。

表 10-7　按不同因素分组 CSM 患者手术前后 JOA（%，$\bar{X} \pm s$）

组别	例数	术前	术后
年龄			
≤60 岁	15	11.36 ± 1.45	13.92 ± 1.37
>60 岁	12	10.16 ± 1.82	12.16 ± 1.41
病程			
≤6 个月	12	11.46 ± 1.82	13.13 ± 1.07
>6 个月	16	10.73 ± 1.16	11.26 ± 0.94
脊髓受压程度			
≥1/3	11	10.39 ± 1.21	12.13 ± 1.47
<1/3	17	11.53 ± 1.54	13.26 ± 1.63
皮层诱发电位			
正常	9	10.87 ± 1.41	14.02 ± 1.47
异常	19	10.18 ± 2.37	13.16 ± 1.79

【辨析与释疑】 该研究的主要目的是探讨年龄、病程、脊髓受压程度、皮层诱发电位（CSEP）变化对脊髓型颈椎病（CSM）手术预后的影响。分别按患者的年铃、病程、MRI（脊髓受压程度及有无信号异常）和皮层诱发电位等因素进行分组，根据日本矫形外科学会

（JOA）制定的脊髓功能评分标准评价患者术后脊髓功能状态，分析各因素与脊髓型颈椎病手术预后的关系。这样做看似可以分析每一个因素对脊髓型颈椎病（CSM）手术预后的影响，但是，这些因素是共同作用于患者的，也就是说它们之间并不是独立的，如果单纯地按某一因素进行分组，并考查这一因素的影响，那么其他因素的作用将会混在其中（即组间在许多重要非试验因素方面均衡性很差），必然影响结果的真实性。因此该研究的试验设计违背了均衡原则，这样进行单因素分组比较时，由于组间不均衡、不可比，故不能排除其他因素对观测结果的影响。正确的做法是将 28 例患者的数据以数据库的形式列出，其结果可根据术后改善率分为几个等级，如"好、差"或"好、一般、差"。这样可以采用结果变量为二值变量的多重 Logistic 回归或结果变量为有序变量的多重 Logistic 回归进行分析，由此，不但可以分析上述全部影响因素（包括某些因素之间的交互作用项）是否对术后预后有影响，而且对其影响的大小也可以进行比较。

第三节　与试验设计类型有关的错误辨析与释疑

【例 10-21】　某文研究杜仲腰痛丸对大鼠非压迫性髓核突出神经根损伤的组织形态学影响，将 50 只大鼠随机分为 5 组（A、B、C、D、E），每组 10 只，假手术组（A 组）未建立模型，而其余 4 组都经手术建立了模型，其中 C、D、E 三组在建模的基础上分别使用了伸筋丹胶囊、含生药 0.8g/kg 和 0.4g/kg 的杜仲腰痛丸；A、B 组用生理盐水灌胃。具体分组情况整理如表 10-8 所示。该试验设计的类型是什么？

表 10-8　50 只大鼠试验分组情况

编号	组别	例数
A 组	假手术组	10
B 组	模型组	10
C 组	伸筋丹组	10
D 组	杜仲腰痛丸高剂量组	10
E 组	杜仲腰痛丸低剂量组	10

【辨析与释疑】　这种类型的资料常常被误认为"单因素 5 水平设计"，进而选择单因素 5 水平设计定量资料的方差分析来处理。实际上该研究包含 3 个试验因素，即"是否建立模型"、"药物种类（用伸筋丹、用杜仲腰痛丸）"和"剂量（高、低）"。在已安排的 5 个组中，没有将上述诸因素各水平做全面组合，而只是实施了其中的一部分，所以，本例属于多因素非平衡组合试验，不是一个标准的多因素设计。

对于这种资料，需要结合专业知识，将"组别"拆分成几个不同的组合。拆分的依据是所形成的每一种组合在专业上能解释得通，在统计学上又有相应的标准设计与之相对应。拆分结果有以下 4 种情况。

组合1：A组与B组；

组合2：B组、C组与D组；

组合3：B组、C组与E组；

组合4：B组、D组与E组。

组合1属于成组设计；组合2与组合3是单因素3水平设计，相应的试验因素为"药物种类"，B组可作为其他两组的对照组；组合4也是单因素3水平设计，因素为"药物剂量"，具体剂量分别为0、0.8g/kg和0.4g/kg。对上述4种组合，若观测结果为定量资料，应先检查定量资料是否满足参数检验的前提条件，再根据具体情况，选用相应设计定量资料的参数检验法（如t检验、方差分析，定量资料满足参数检验的前提条件）或非参数检验法（如秩和检验，定量资料不满足参数检验的前提条件）。

【例 10-22】　研究者欲研究颈胸段脊柱肿瘤在T_1椎体全脊椎切除术后，前路、后路或者前后联合内固定重建方法的生物力学的优缺点。若采用6具成人新鲜颈胸段脊柱标本，模拟临床上因为肿瘤不同破坏程度，而采取不同的颈胸段脊柱的内固定重建方式：①完整标本；②椎体切除+前路钢板固定（先钛网重建，后同）；③全脊椎切除+前路钢板固定；④全脊椎切除+另切除T_1的肋椎关节以模拟椎旁肋椎关节破坏+前路钢板固定；⑤全脊椎切除+前路钢板固定+后路颈胸椎弓根固定+单节段固定；⑥全脊椎切除+前路钢板固定+后路颈胸椎弓根固定+双节段固定；⑦全脊椎切除+后路颈胸椎弓根固定+双节段固定；⑧全脊椎切除+后路颈胸椎弓根固定+单节段固定。这样的试验分组是否合适？

【辨析与释疑】　要比较不同内固定重建方法的生物力学的优缺点，最好应对试验因素的各水平进行全面组合。此试验涉及"脊椎切除方法"（含不切除、椎体切除、全脊椎切除、全脊椎切除+另切除T_1的肋椎关节）、"前路钢板固定用否"、"后路颈胸椎弓根固定用否"及"后路颈胸椎弓根固定方式"（含单节段固定、双节段固定）4个因素，各自包含的水平数分别为4、2、2、2，其全面组合应为32个试验分组。若需考察各因素之间的交互作用，必须在每种水平组合下做两次或两次以上独立重复试验。上述分组显然不是4个试验因素各水平的全面组合，故该研究不是一个标准的试验设计。当然，若有专业依据不想考察各因素的全面组合，只考察部分试验因素的低阶交互作用，可借助一些特殊的试验设计来实施，如正交设计、分式析因设计等。

【例 10-23】　某试验研究中分为5个组：对照组、模型组、中药组、基因组和综合组。动物模型制作：除对照组外，模型组、中药组、基因组和综合组均按文献方法造模。造模成功后，对照组、模型组用生理盐水25g/kg灌胃，每天2次。中药组用上述中药液25g/kg灌胃每天2次。基因组将重组 pcDNA/VEGF$_{121}$质粒髋关节腔内注射，每只200μg，每2周1次；股动脉注射，每只200μg，每4周1次。综合组为中药灌胃+基因治疗，共治疗8周。数据见表10-9，原文采用SPSS12.0统计软件包进行各组间方差分析及t检验。

表 10-9   各组分区血管计数情况

组别	动物数	血管计数	
		区域：A 区	B 区
对照组	8	3.96 ± 1.12	10.56 ± 2.87
模型组	8	3.18 ± 1.07	6.43 ± 2.25
中药组	8	3.25 ± 0.93	8.24 ± 1.88
基因组	8	3.84 ± 1.22	10.03 ± 3.54
综合组	8	4.37 ± 1.85	10.82 ± 3.69

【辨析与释疑】 该试验涉及 3 个因素，即"是否建模"、"是否用中药液灌胃"、"是否注入基因组质粒"，每个因素有 2 个水平，三个因素各水平有 8 种组合。作者只列出 5 个组，因此，该试验为多因素非平衡组合试验，作者将 5 个组（综合组为中药组 + 基因组）列为一个因素 5 个水平，采用单因素 5 水平设计，这样设计试验分组是不准确的。如果再考虑到血管计数区域这个因素的话，本试验还涉及一个重复测量因素。对于多因素非平衡组合试验应采取"拆分"的方法来处理。对上述 5 组进行"拆分"，对"是否中药灌胃"和"注入基因组质粒"两个因素可采用具有一个重复测量的三因素设计（"区域"是一个重复测量因素），见表 10-10：

表 10-10   各组分区血管计数情况

是否用中药液灌胃	是否注入基因组质粒	动物数	血管计数	
			区域：A 区	B 区
是	是	8	4.37 ± 1.85	10.82 ± 3.69
	否	8	3.25 ± 0.93	8.24 ± 1.88
否	是	8	3.84 ± 1.22	10.03 ± 3.54
	否	8	3.18 ± 1.07	6.43 ± 2.25

"是否建模"这一因素可选择具有一个重复测量的两因素设计（"区域"是一个重复测量因素），见表 10-11：

表 10-11   各组分区血管计数情况

是否建模	动物数	血管计数	
		区域：A 区	B 区
对照组	8	3.96 ± 1.12	10.56 ± 2.87
模型组	8	3.18 ± 1.07	6.43 ± 2.25

【例 10-24】　某项补肾益骨方对去势大鼠血生化、骨量和骨力学性能的影响的研究，将 40 只 Wistar 雌性大鼠，随机分为模型组（A）、治疗组（B）、阳性对照组（C）、正常对照组（D）4 组，每组 10 只，D 组行假手术（单纯剖腹关闭），余 3 组行完整双侧卵巢摘除术，术后常规饲养 12 周。A、D 组以蒸馏水 10 ml/kg 灌胃，B 组以 10 ml/kg 补肾益骨方提取液灌胃，C 组以 10 ml/kg αD3 胶丸水溶液灌胃，用药 12 周后观测某些相关指标。计量资料的比较采用单因素方差分析，现摘录部分观测数据见表 10-12。

表 10-12　补肾益骨方提取液对建模大鼠右股骨上端骨密度变化的影响（$\bar{X}\pm s$, $n=10$）

组别	BMC（g）	BMD（g/cm²）
A	0.0023 ± 0.0019 ••	0.0066 ± 0.0058 ••
B	0.0216 ± 0.0048 ▲▲	0.0513 ± 0.0123 ▲▲
C	0.0196 ± 0.0077 ▲▲	0.0533 ± 0.0209 ▲▲
D	0.0181 ± 0.0052 ▲▲	0.0494 ± 0.0150 ▲▲

注：与 A 组比较，▲▲ $P<0.01$；•• 与 B 组比较，$P<0.01$。

【辨析与释疑】　表中"组别"下的"A、B、C、D"4 组，容易被看作一个因素的 4 个水平组，把本试验当作单因素 4 水平设计。但分析试验分组情况就可以看到，本试验涉及两个因素，一个因素是"是否建模"，有"是"和"否"两个水平，另一个因素是用何种药物灌胃，有"用蒸馏水灌胃""用补肾益骨方提取液灌胃"和"用 αD3 胶丸水溶液灌胃"3 个水平，希望考察这两个因素的主效应及因素间的交互作用，应该选用析因设计。析因设计是将试验中涉及的试验因素各水平全面组合形成试验条件，在各试验条件下，做多次独立重复试验。一个 2 水平试验因素和一个 3 水平试验因素全面组合，应该有 6 个试验条件，每个条件下至少做 2 次重复试验，即"建模与否"和"用何种药物灌胃"全面组合形成 6 个试验组：①"建模 + 蒸馏水灌胃组"；②"建模 + 补肾益骨方灌胃组"；③"建模 + αD3 胶丸水溶液灌胃组"；④"不建模 + 蒸馏水灌胃组"；⑤"不建模 + 补肾益骨方灌胃组"；⑥"不建模 + αD3 胶丸水溶液灌胃组"。用析因设计的标准型表格表达资料。结合表 10-12 来看原文分组情况，可以看到原文试验设计时少了⑤和⑥两个对照组，属于对照不全，根本原因在于不熟悉试验设计类型，未进行周密的科研设计，误用单因素多水平设计代替析因设计，由此产生的问题是：①收集资料不全面，不能准确达到试验目的；②分析结果不严密、不能令人信服；③本来仅用 12 个样本的试验，就能得到关于两因素及其交互作用对结果影响的评价，却用了 40 个样本，还仅能得到残缺不全的信息和证据不足的结论。正确的设计见表 10-13。

表 10-13 补肾益骨方提取液对建模大鼠右股骨上端骨密度变化的影响（$\bar{X} \pm s$, $n=10$）

灌胃药物	BMC（g）		BMD（g/cm²）	
	建模	不建模	建模	不建模
蒸馏水	0.0023 ± 0.0019	0.0181 ± 0.0052	0.0066 ± 0.0058	0.0494 ± 0.0150
补肾益骨方液	0.0216 ± 0.0048	XX	0.0513 ± 0.0123	XX
αD3 胶丸水溶液	0.0196 ± 0.0077	XX	0.0533 ± 0.0209	XX

参 考 文 献

1. 吕智，刘小丽，卫小春，等. HSP₇₀ 和 Survivin 在骨肉瘤中的表达及其临床意义. 中国骨肿瘤骨病，2004，3（1）：51 – 53.

2. 郑昱新，詹红生，张琥，等. 奇正青鹏膏剂治疗膝骨关节炎的随机对照临床研究. 中国骨伤，2006，19（5）：316 – 317.

3. 毕擎，夏冰，朱丹杰，等. 藻酸盐敷料与 mEGF 联合应用对难愈性创面 bFGF 影响的随机对照试验. 中国骨伤，2007，20（10）：659 – 662.

4. 苏友新，郑良朴，陈智能，等. 强骨宝方对体外培养成骨细胞影响的试验研究. 中国骨伤，2007，20（6）：394 – 396.

5. 彭磊，胡蕴玉，徐华梓，等. 间歇性压力培养环境对兔骨髓基质干细胞增殖的影响. 中国骨伤，2007，20（2）：92 – 93.

6. 周祖彬，曾炳芳. 三角纤维软骨复合体解剖及生物力学研究. 中国骨伤，2006，19（11）：666 – 667.

7. 陈金栋，侯树勋，李文锋. 踝关节骨折手术治疗的综合分析. 中国骨伤，2007，20（9）：592 – 593.

8. 闫合德，高伟阳，李志杰，等. 桡骨远端骨折的个体及其临床意义. 中国骨伤，2006，19（4）：211 – 213.

9. 黄仕荣，詹红生，石印玉. 单穴电针对腰椎间盘突出症患者腰腿痛及外周血血栓素 B2、前列环素的影响. 中国骨伤，2006，19（7）：398 – 400.

10. 苏佳灿，管华鹏，张春才，等. 冲击载荷作用下骨盆三维有限元分析及其生物力学意义. 中国骨伤，2007，20（7）：455 – 457.

11. 赵凤朝，李子荣，张念非，等. 股骨头缺血坏死 MRI 表现分析. 中国骨伤，2006，19（11）：668 – 670.

12. 李明，李开凡，徐荣明，等. CT 引导下经皮空心拉力螺钉固定治疗骶髂关节损伤. 中国骨伤，2006，19（9）：526 – 528.

13. 赵建彬，张洪磊，魏鑫. 中心减压自体骨与 BMP 植入治疗缺血性股骨头坏死. 中国骨伤，2006，19（2）：83 – 84.

14. 蒋林，陈庆. 离子体髓核成形术的疗效观察. 中国骨伤，2006，19（3）：134 – 136.

15. 李东升，张志勇，黄满玉，等. 四肢长骨良性肿瘤并发骨折的手术时机. 中国骨伤，2006，19（7）：401 – 402.

16. 蓝树华，叶方，池永龙，等. Cervifix 颈椎后路杆固定系统垂直水平悬吊改良单开门椎管成形术. 中国骨伤，2006，19（8）：464 – 466.

17. 占蓓蕾，叶舟. 保留椎体后侧壁植骨治疗多节段脊髓型颈椎病. 中国骨伤，2006，19（8）：467 – 468.

18. 万春友，金鸿宾，王敬博，等. II型浮膝损伤术后膝关节功能康复. 中国骨伤，2006，19（9）：537 – 539.

19. 唐吉平，蒋顺琬，曾强，等. 高龄股骨粗隆间骨折治疗方法的选择. 中国骨伤，2006，19（2）：67 – 69.

20. 丁国正，姜宗圆，刘平. 腓骨固定在严重胫腓骨粉碎性骨折治疗中的作用. 中国骨伤，2006，19（2）：81 – 82.

21. 苗胜，龚维成，秦宏敏，等. 影响脊髓型颈椎病远期预后的相关因素分析. 中国骨伤，2007，20（10）：666 – 668.

22. 赵继荣，张思胜. 杜仲腰痛丸对大鼠非压迫性髓核突出神经根损伤的组织形态学研究. 中国骨伤，2007，20（1）：34 – 36.

23. 滕红林，肖建如，王健，等. 脊柱颈胸段全脊椎切除术内固定重建的生物力学. 中国骨伤，2006，19（5）：287 – 290.

24. 李峻辉，吴亚玲，叶建红，等. 活血化瘀中药联合血管内皮生长因子基因转移促进股骨头坏死处新生血管形成的试验研究. 中国骨伤，2007，20（6）：391 – 393.

25. 杨林，姚新苗，黄竞，等. 补肾益骨方对去势大鼠血生化、骨量和骨力学性能的影响. 中国骨伤，2007，20（4）：224 – 226.

第十一章　定量资料统计分析错误辨析与释疑

本书第 3 章介绍了定量资料的统计分析的要点，本章将结合实例探讨定量资料分析中常犯的统计学错误。常见的错误有：忽视 t 检验和方差分析应用的前提条件；误用 t 检验进行多组间均数的两两比较；误用单因素设计定量资料分析方法处理多因素设计定量资料及各种方差分析方法的混用等。概括起来，主要是错在误判了定量资料所对应的设计类型，以及未考虑参数检验方法应用的前提条件。

第一节　忽视应用参数检验的前提条件

【例 11-1】　某项治疗胫骨平台骨折的研究，应用撬拨复位、经皮鱼嘴钳固定的方法治疗胫骨平台骨折 83 例，随访其中 81 例，得到膝关节功能评价结果见表 11-1。统计学处理部分描述如下：用单因素方差分析法计算治疗前后评分的均数和标准差，统计结果用 $\bar{x} \pm s$ 表示。用 F 检验分析治疗前后各指标差异的显著性意义，显著性水平 $\alpha = 0.01$。请问采用的统计分析是否合理？

表 11-1　治疗前后膝关节功能结果（$\overline{X} \pm s$，分）

时间	疼痛	行走能力	伸膝	关节活动度	关节稳定性	膝关节功能总分
治疗前	0.2 ±0.4	0.2 ±0.4	0.4 ±0.8	1.0 ±0.8	1.3 ±1.3	2.7 ±2.0
治疗后	5.2 ±1.1	5.0 ±1.2	5.5 ±1.1	5.1 ±1.1	5.1 ±1.1	26.0 ±4.7

【辨析与释疑】　本例在统计描述与表达方面是有问题的，均数和标准差是可以根据数据直接计算，而不是使用单因素方差分析法计算而来的。本例资料如果同一观察对象治疗前后的数据能够对应起来，那么应该属于自身配对设计。这种资料如果满足参数检验的条件，应该使用配对设计定量资料的 t 检验；若不满足，则可以对治疗前后的差值进行变量变换，或选用配对设计定量资料的符号秩和检验。

查看表中数据可以发现，部分数据明显不符合正态分布。一般来说，这种评分得到的资料往往是不服从正态分布的。因此，本资料应该采用配对设计定量资料的符号秩和检验，而不能采用单因素方差分析。

【例 11-2】　在一项化疗对骨肉瘤整合素 α v、PCNA 表达的影响的研究中，研究者将 24 只 Wistat 大鼠随机分为生理盐水（NS）组和三磷酸腺苷（ATP）组，每组 12 只。进行脊髓损伤试验后 2 周进行行为学检查（斜板试验和 Gale 评分），试验结果见表 11-2 所示，采用 t 检验进行分析。结论是：运动功能测定 ATP 组优于 NS 组（$P < 0.05$）。请问这样的

统计分析是否存在问题？

表 11-2　脊髓损伤后 2 周 Gale 评分及斜板维持率　（ $n=12$ ）

大鼠编号	Gale 评分*		斜板维持率**	
	NS 组	ATP 组	NS 组	ATP 组
1	3	4	0.351	0.425
2	3	3	0.342	0.417
3	3	3	0.321	0.406
4	3	5	0.361	0.517
5	2	3	0.307	0.483
6	3	3	0.369	0.397
7	3	3	0.379	0.436
8	3	4	0.392	0.459
9	3	4	0.381	0.483
10	3	5	0.312	0.491
11	4	3	0.463	0.406

与 NS 组相比，$^*P<0.05$，$^{**}P<0.05$。

【辨析与释疑】　该试验只涉及一个试验分组因素和两个定量观测指标，原文把两项观测指标进行分别比较，试验设计类型属于成组设计一元定量资料。分析这种资料时，两组均值的比较可以选用参数或非参数的方法，要根据资料的具体情况加以选择。参数检验的前提条件是两组资料符合正态分布，其次要看两组资料总体方差情况，总体方差相等与否采用的统计量也是不同的。本例中两组 Gale 评分的结果都不符合正态分布，因此统计分析时要采用非参数检验的方法（如 Wilcoxon 秩和检验），笔者通过验算得出 Wilcoxon 秩和检验结果：$Z=-2.0342$，$P=0.0419$，拒绝原假设，两组 Gale 评分不相等，可以认为 ATP 组高于 NS 组。

第二节　误用 Friedman 秩和检验

【例 11-3】　某项关于地塞米松对大鼠试验性神经根疼痛影响的时效性研究，共对 52 只成年雄性大鼠进行建模，然后随机分为早期给药组和晚期给药组。早期给药组建模后立即给药，晚期给药组建模后 3 周开始给药。给药方式是每天给药一次，从给药开始连续两天给药。两组内再根据用药不同分为三组：PBS 组、DEX 组和空白对照组。一共有 6 个试验组：早期给药 PBS 组（8 只）、早期给药 DEX 组（10 只）、早期给药空白对照组（8 只）、晚期给药 PBS 组（8 只）、晚期给药 DEX 组（10 只）、晚期给药空白对照组（8 只）。试验过程中对大鼠双侧足底（手术侧和非手术侧）分别进行机械刺激阈定量测量，早期组在术前、1 天、2 天、3 天等 9 个时间点上测量，晚期组在术前、3 周（给药前）、22 天（给药 1 天）、23 天（给药 2 天）。统计分析：组内差异采用 Friedman 检验，组间差异采用两因素方差分析。请问统计分析是否存在问题？

【辨析与释疑】　原文对试验分组和试验设计的概念比较含糊，把各组内不同时间点的测量当作"组内差异"，统计方法用的是 Friedman 秩和检验；把各组之间的比较当作"组间差异"，用了两因素方差分析，这样的做法是非常不恰当的。该试验设计比较复杂，涉及的因素比较多，共有个四个试验因素："用药种类""用药时间早晚""测量时间（它是 1 个重复测量因素）"、"测量部位（手术侧和非手术侧足底，构成了另 1 个重复测量因素）"。

Friedman 秩和检验适合于分析随机区组设计定量资料，属于非参数检验，原文中的试验设计不符合该方法的应用条件。而且由于原文并未给出试验数据，因此我们无法判断资料是否符合参数检验的前提条件。

第三节　误用 t 检验处理单因素多水平设计定量资料

【例 11-4】　在古方豨莶丸对膝骨性关节炎模型家兔关节液中 IL-1β、TNF-α 含量影响的研究中，32 只家兔共分为 4 组，其中正常对照组不造模，其余三个组制作动物模型。芬必得组和豨莶丸组分别在饲料中添加芬必得和豨莶丸，正常组、模型组只给普通饲料，试验结果如表 11-3 所示。采用成组设计定量资料的 t 检验对关节液中 IL-1β、TNF-α 含量进行统计学分析。结果：与正常组比较，模型组关节液中 IL-1β 和 TNF-α 的含量明显升高，差异有显著性意义（$t = 15.06$ 及 $t = 8.04$，$P < 0.01$）。芬必得组与模型组比较差异有显著性意义（$t = 5.078$ 及 $t = 3.45$，$P < 0.01$）。豨莶丸组较模型组关节液中 IL-1β 和 TNF-α 含量降低，有统计学意义（$t = 2.75$ 及 $t = 2.60$，$P < 0.01$）。这样做合理吗？为什么？

表 11-3　古方豨莶丸对家兔膝骨性关节炎模型关节液中 IL-1β、TNF-α 含量的影响（$\bar{X} \pm s$）

组别	动物数（n）	IL-1β 含量（ng/ml）	TNF-α 含量（ng/ml）
正常组	8	3.00 ± 2.79	0.11 ± 0.03
模型组	8	31.17 ± 4.50	38.39 ± 13.46
芬必得组	8	18.51 ± 5.43	19.06 ± 8.38
豨莶丸组	8	24.02 ± 5.81	24.26 ± 7.38

【辨析与释疑】　该试验中涉及"建模与否"和"用药种类"两个试验因素，前者有两个水平，后者有三个水平，在已设计的 4 个组中，没有将上述诸因素各水平进行全面组合，而只是实施了其中的一部分，所以，本例属于多因素非平衡组合试验。对于这种资料，需要结合专业知识，将"组别"拆分成几个不同的组合。我们最关心的一个组合——模型组、芬必得组、豨莶丸组，构成了一个单因素三水平设计定量资料，原文采用多次 t 检验来分析，这种做法是不正确的。因为多次使用 t 检验会增加犯假阳性错误的概率，因而，针对该

类型资料在符合独立性、正态性、方差齐性后应对其采用方差分析。方差分析可得到多组之间的差别是否具有统计学意义，但是对于每两组间差别是否显著尚不能作出结论。对各组均数进行两两比较方法颇多，常用 SNK（Student-Newman-Keuls）法，即 q 检验。

第四节　误用 t 检验处理析因设计定量资料

【例 11-5】　在一项 iNOS 和 HIF-1α 在骨肉瘤中的表达及其与血管生成的关系研究中，获得表 11-4 所示试验结果，原文采用 t 检验进行统计分析。结论是：iNOS 表达阳性者其 MVD 明显高于表达阴性者，差别有非常显著性意义（$t = 6.75$，$P < 0.01$）；HIF-1α 表达阳性者其 MVD 亦明显高于表达阴性者（$t = 7.81$，$P < 0.01$）；iNOS 与 HIF-1α 共同阳性者 MVD 最大，两者共同阴性者 MVD 最小，差别有非常显著性意义（$t = 7.52$，$P < 0.01$）

表 11-4　iNOS、HIF-1α 表达与 MVD 的关系

表达情况	例数	MVD（$\overline{X} \pm s$）	P 值
iNOS　阳性	45	30.25 ± 7.62	< 0.01
iNOS　阴性	19	15.54 ± 8.76	
HIF-1α 阳性	41	32.43 ± 8.32	< 0.01
HIF-1α 阴性	23	16.67 ± 6.56	
两者均阳性	28	37.24 ± 8.82	< 0.01
两者均阴性	11	14.62 ± 7.38	

【辨析与释疑】　本例资料涉及两个因素——iNOS 和 HIF-1α 表达情况，它们各自有两个水平，两因素各水平形成了完整的组合，每个组合下有若干个独立重复试验，因此该试验属于两因素析因设计分析时应采用两因素析因设计定量资料方差分析来处理。原文把一个完整的析因设计进行分割并用 t 检验来处理，这样做是不正确的，因为 t 检验只能用来处理单因素设计中的单组设计、配对设计和成组设计定量资料。经过修改，正确的列表形式如下：

表 11-5　iNOS 和 HIF-1α 表达与 MVD 值的关系

iNOS 表达结果	MVD 值（$\overline{X} \pm s$）		
	HIF-1α 表达结果	阳性	阴性
阳性		37.24 ± 8.82	XXX
阴性		XXX	14.62 ± 7.38

注：XXX 表示原文未列出数据。

第五节 误用 t 检验分析具有一个重复测量的两因素设计定量资料

【例11-6】 某项研究所得到的试验结果如表11-6所示。研究者对术后各时间点的骨密度（BMD）和骨矿含量（BMC）采用配对 t 检验分析，结果试验组均高于对照组，两组差异有统计学意义。

表 11-6 术后各时间点两组骨密度及骨矿含量比较（ $n=6$, $\bar{X} \pm s$, g/cm^2 ）

组别	4 周		8 周		12 周	
	BMD	BMC	BMD	BMC	BMD	BMC
试验组	0.058 ± 0.005	0.044 ± 0.011	0.171 ± 0.029	0.110 ± 0.022	0.224 ± 0.102	0.201 ± 0.049
对照组	0.039 ± 0.009	0.025 ± 0.006	0.087 ± 0.009	0.075 ± 0.012	0.171 ± 0.022	0.129 ± 0.017

【辨析与释疑】 该研究中各组所有观测对象都在不同时间点进行了重复测量，因此时间因素是一个重复测量因素，该资料设计类型属于具有一个重复测量的两因素设计。原文对各时间点进行分割，然后采用配对 t 检验是不正确的，因为这样做割裂了各时间点上数据之间的联系。另外，如果骨密度和骨矿含量这两个观测指标具有相关性，可以把它们结合在一起分析，资料类型变为具有一个重复测量的两因素设计二元定量资料，分析起来稍微复杂一些。

第六节 误用 t 检验处理具有一个重复测量的三因素设计定量资料

【例11-7】 有一项干扰电疗法治疗腰椎间盘突出症疗效的研究，研究者欲评价牵引加干扰电疗法治疗腰椎间盘突出症的临床效果，并与单纯牵引疗法相比较。选取180例腰椎间盘突出症患者，考虑到病程的影响，采用分层随机分组的方法，将180例患者分入牵引加干扰电疗法治疗组（B组）和单纯牵引治疗组（A组）。对治疗效果采用日本矫形外科学会制订的"腰椎疾患治疗成绩评分表"进行评分，分别记录患者在治疗前、治疗7d及治疗14d后的疗效评分，结果见表11-7。若对各病程、各时间点上的数据分别采用成组设计定量资料的 t 检验进行分析，妥否？

表 11-7 两组不同病程治疗效果（ $\bar{X} \pm s$, 分）

组别	病例数	<2 个月			2 个月~2 年			>2 年		
		治疗前	治疗7d	治疗14d	治疗前	治疗7d	治疗14d	治疗前	治疗7d	治疗14d
A组	89	13.6 ± 2.44	23.8 ± 2.45	28.3 ± 1.57	13.4 ± 2.41	21.8 ± 2.25	26.4 ± 1.55	12.8 ± 2.61	20.1 ± 2.33	25.4 ± 1.44
B组	91	13.2 ± 2.37	26.1 ± 2.19	29.4 ± 1.42	13.6 ± 2.27	24.0 ± 2.16	27.7 ± 1.62	12.3 ± 2.34	21.2 ± 2.06	26.2 ± 1.71

【辨析与释疑】 研究者欲评价牵引加干扰电疗法与单纯牵引疗法治疗腰椎间盘突出症的临床效果，分组时考虑到病程的影响，采用分层随机分组的方法，并记录每位患者在治疗前、治疗 7d、治疗 14d 三个不同的时间点上的疗效评分。本研究中涉及到的因素有三个，分别为治疗方法、患者病程及观测时间。其中，同一患者在三个不同的时间点上分别被观测其疗效评分，因此观测时间应为重复测量因素。所以，此资料对应的设计类型应为具有一个重复测量的三因素设计，可选用具有一个重复测量的三因素设计定量资料方差分析。当然，若以治疗前疗效评分为"基础值"，采用具有一个重复测量的三因素设计定量资料的协方差分析更佳。

此外，表 11-7 在表达资料时存在一些不足。观测指标在表中没有直接地体现出来，且病程占据了总纵标目的位置，标目设置不当。A 组的 89 例患者应为此组中三个病程患者例数之合计，B 组亦是如此，但该表目前的表述会使读者误以为 A 组每个病程的患者都为 89 例，B 组每个病程的患者也均为 91 例。本资料表达的"标准型"见表 11-8，其中 $n_1 - n_6$ 分别代表 A、B 两组不同病程的患者例数，由于从表中无法获取其具体数值，故以符号代替。

表 11-8　两种疗法治疗不同病程腰椎间盘突出症患者的效果

治疗方法	病程	病例数	疗效（$\overline{X} \pm s$，分）		
			观察时间：治疗前	治疗 7d	治疗 14d
单纯牵引疗法	<2 个月	n_1	13.60±2.44	23.80±2.45	28.30±1.57
	2 个月~2 年	n_2	13.40±2.41	21.80±2.25	26.40±1.55
	>2 年	n_3	12.80±2.61	20.10±2.33	25.40±1.44
牵引加干扰电疗法	<2 个月	n_4	13.20±2.37	26.10±2.19	29.40±1.42
	2 个月~2 年	n_5	13.60±2.27	24.00±2.16	27.70±1.62
	>2 年	n_6	12.30±2.34	21.20±2.06	26.20±1.71

第七节　误用 t 检验处理具有协变量的成组设计一元定量资料

【例 11-8】 某项骨松宝胶囊治疗老年人胸腰椎压缩性骨折疗效的研究，试验共分为两组，分别服用骨松宝胶囊和维生素 AD 胶丸，治疗前后分别测量两组患者的骨密度。试验结果见表 11-9 所示。研究者采用"配对样本 t 检验"处理是否正确？为什么？

表 11-9　治疗前后两组患者的骨密度（m/sec）测量结果（$\overline{X} \pm s$，$n=25$）

口服药物	治疗前	治疗后
骨松宝胶囊	3950±40.39	3843±35.15
维生素 AD 胶丸	3881±31.69	3622±25.20

【辨析与释疑】　不正确。表 11-9 资料所对应的试验设计类型是具有一个重复测量的两因素设计，原作者采用配对设计定量资料的 t 检验处理，是不合适的。对于表中资料，若满足参数检验的前提条件，可以进行成组设计定量资料的一元协方差分析：将治疗前的骨密度值作为协变量来处理，扣除其对治疗后骨密度值的影响，从而获得分组因素对结果变量影响的真实情况。当然也可以将治疗前后的骨密度差值或比值作为统计指标，在满足参数检验的前提条件下，采用成组设计 t 检验来处理。

第八节　误用 t 检验处理带有协变量且具有一个重复测量的两因素设计一元定量资料

【例 11-9】　某项骨疏康冲剂与钙剂联合应用治疗绝经后骨质疏松症的临床研究，试验结果如表 11-10 所示，研究者对治疗前后及组间差异进行 t 检验。结论是：联合用药治疗 3 个月后临床症状积分显著减少（$P<0.01$），但组间无显著性差异，至 6 个月时组间对比则有明显差异（$P<0.01$）；单用钙剂治疗前后临床症状积分无显著性差异。

表 11-10　各组治疗前后骨质疏松常见临床症状积分均值结果比较（$\bar{X} \pm s$）

组别	例数	治疗前	治疗后 3 个月	治疗后 6 个月
联合用药组	23	42 ± 0.26	3.28 ± 0.22 *	2.35 ± 0.24 * △
单用骨疏康组	20	4.75 ± 0.25	3.232 ± 0.21 *	3.25 ± 0.22 *
单用钙剂组	19	4.80 ± 0.23	4.52 ± 0.25	4.65 ± 0.23

* 治疗前后比较，$P<0.01$　△ 联合用药组与单用骨疏康组组间比较，$P<0.01$。

【辨析与释疑】　该试验涉及两个因素，一是用药种类，它有三个水平；二是时间因素，由于各时间点上是对相同患者进行的重复观测，时间便成为一个重复测量因素。要注意的是各组治疗前的数据可以作为协变量来处理，协变量是指用来校正因变量的数值型变量，采用协变量分析的优点是用方差模型进行各组数据比较时，消除了基线水平不同造成的影响，提高了检验效率。该资料属于具有一个重复测量因素的两因素设计一元协方差定量资料，最合理的做法是采用与试验设计相对应的方差分析来处理。原文用 t 检验分析的做法是错误的。另外还有一个错误，表中的数据应该保留相同的小数位数，这是统计表非常基本的要求。

第九节　误用 t 检验处理具有协变量的成组设计多元定量资料

【例 11-10】　在一项治疗腰椎间盘突出症的临床研究中，研究者将 233 例腰椎间盘突出症患者随机分为两组：陆文整骨手法组（研究组）122 例，热敷牵引组（对照组）111 例。分别记录患者手术前和手术后疼痛、腰部活动度（LVM）、直腿抬高高度（SLR）及症状、体征和日常生活活动能力情况。其中，疼痛状况采用疼痛视觉模拟评分法（VAS）进行评估，症状、体征和日常生活活动能力状况采用改良日本骨科学会下腰痛功能评价表（M-JOA）进行评估。试验结果见表 11-11，若对两组患者在治疗前及治疗后 VAS、LVM、SLR、M-JOA 的差异分别采用成组设计定量资料的 t 检验进行分析，是否正确？

表 11-11　治疗前后临床体征改善情况

组别	例数	手术前				手术后			
		VAS	LVM	SLR	M-JOA	VAS	LVM	SLR	M-JOA
研究组	122	8.3±1.2	133.7±56.3	42.7±16.1	20.7±5.7	2.4±1.9	211.6±39.3	68.1±9.6	7.8±4.7
对照组	111	7.7±2.0	134.2±55.0	44.8±18.7	19.4±6.4	3.1±2.3	196.2±48.3	66.8±11.0	9.2±5.3

【辨析与释疑】　研究者欲研究陆文整骨手法与热敷牵引疗法在治疗腰椎间盘突出症的体征改善方面是否存在差异。试验因素为"是否采用陆文整骨手法"或"治疗方法"，受试对象为腰椎间盘突出症患者，观测指标为疼痛、腰部活动度的评分，症状、体征和日常生活活动能力的评分及直腿抬高高度。本研究中，研究者在治疗前分别测量了两组患者的有关指标情况，为平衡两组患者在治疗前测量指标取值上的差异，可以治疗前这些指标的数值作为"基础值"，采用相应设计类型定量资料的协方差分析。233 名腰椎间盘突出症患者被随机分为两组，分别接受两种不同的方式治疗，其试验设计类型应为成组设计定量资料或称单因素两水平设计定量资料，考虑到治疗前观测指标取值这个定量的影响因素的存在，对此资料选用成组设计定量资料的协方差分析为宜。若分别对两组患者在治疗前、治疗后每个观测指标的取值采用成组设计定量资料的 t 检验进行分析，认为"若两组患者在治疗前某指标的取值上无统计学差异，而在治疗后两组患者此指标的取值上有了统计学差异，所以可判定两种治疗方法的疗效之间的差异有统计学意义"，则是没有注意到在治疗前和治疗后测自同一患者的某指标的两个观测值之间存在内在的联系，可能会得出错误的结论。

第十节　误用 SNK 法处理具有一个重复测量的两因素设计定量资料

【例 11-11】　为了研究骨折端微动时应力对骨密度的影响。研究者将 60 只新西兰大白兔随机分为微动组与固定组，每组 30 只。固定组术后使骨折端固定；微动组使外固定架中间杆有 0.5mm 的轴向移动，术后动物自由行走，依靠体重使外固定架产生微动。利用双能 X 线骨密度测量仪测定两组动物骨痂的骨密度。资料如表 11-12 所示。研究者采用 SNK（Student-Newman-Keuls）检验法进行统计分析是否正确，为什么？

表 11-12　术后不同时间两组骨密度值及骨密度比率

分组	骨密度值（g/cm²)					骨密度比率（%)				
	14d	21d	28d	42d	56d	14d	21d	28d	42d	56d
固定组	0.039 ± 0.005	0.115 ± 0.013 **	0.215 ± 0.019 **	0.307 ± 0.020 **	0.348 ± 0.021	12.1 ± 1.6	35.3 ± 3.5 **	65.9 ± 4.1 **	94.2 ± 5.1 **	106.6 ± 4.4
微动组	0.042 ± 0.006	0.133 ± 0.017 **	0.260 ± 0.018 **	0.349 ± 0.023 **	0.342 ± 0.025	12.2 ± 1.7	40.5 ± 3.1 **	79.9 ± 5.5 **	107.4 ± 4.0 **	104.7 ± 5.6

注：两组比较，** $P < 0.01$。

【辨析与释疑】　不正确。表 11-12 资料所对应的试验设计类型为具有一个重复测量的两因素设计，有两项统计指标。原作者没有正确判断表 11-12 资料所对应的试验设计类型，采用了用于单因素多水平设计定量资料两两比较的方法——SNK 法或 q 检验法来分析资料，误用单因素多水平设计定量资料的分析方法处理多因素设计定量资料，割裂了整体设计，不但不能分析因素之间的交互作用，而且降低了资料信息的利用率，增加了犯假阳性错误的概率，降低了结论的可靠性，因此，这样做是不合适的。

若资料满足参数检验的前提条件，对于表中的每一项统计指标来说，宜采用具有一个重复测量的两因素设计定量资料的一元方差分析处理；若资料不满足参数检验的前提条件，可先对资料进行某种变量变换，使变换后的新变量满足参数检验的条件，然后再对新变量采用前述参数检验法处理。

第十一节　误用单因素方差分析处理具有一个重复测量的两因素设计定量资料

【例 11-12】　某项细胞周期蛋白激酶抑制剂（FP）诱导尤文肉瘤细胞凋亡作用的机制的研究，按照不同浓度的 FP 分为三组，分别在培养 24h、48h 和 72h 时对尤文肉瘤细胞的凋亡率进行测量，试验结果见表 11-13，研究者采用的是单因素方差分析。请问这种做法是否合理？

表 11-13　FP 对尤文肉瘤细胞的抑制率（%，$\overline{X} \pm s$)

浓度（nmol/L)	培养 24h	培养 48h	培养 72h
75	13.18 ± 6.45	23.29 ± 5.22 *	31.17 ± 8.19 #
150	28.54 ± 3.33 *	46.79 ± 4.72 *#	58.84 ± 2.30 *#
300	48.15 ± 6.45 *△	65.35 ± 4.17 *#	78.21 ± 3.23 *#△▲

注：与 75 nmol/L 相比，* $P < 0.05$；与 150 nmol/L 相比，△$P < 0.05$；与培养 24 小时相比，#$P < 0.05$；与培养 48 小时相比，▲$P < 0.05$。

【辨析与释疑】 试验中各组中的每个细胞进行了多个时间点上的重复观测，同组细胞不同时间点上的观测结果之间存在着联系，因此时间可作为一个重复测量因素，该资料设计上属于具有一个重复测量的两因素设计定量资料。分析这种资料应该采取与试验设计相对应的分析方法，即具有一个重复测量的两因素设计定量资料方差分析。原文中对重复测量因素和分组因素进行分割然后进行多次比较，这种做法是错误的。

🌾 第十二节 误用单因素方差分析处理具有两个重复测量的两因素设计定量资料

【例 11-13】 在一项几种寰枢椎后路内固定方式的试验研究中，研究者采用 10 具新鲜人体寰枢椎标本（$C_0 \sim C_3$），制成寰枢椎齿状 II 型骨折试验模型，使每个模型在不同固定方式下（Apofix 椎板夹固定、4 点固定、Magerl-Gallie 法固定、寰枢椎侧块螺钉加钢板固定）模拟人体寰枢椎的三维运动（前屈、后伸、左右侧屈、左右旋转），并选用应变传感器对运动范围的角度进行测量研究。试验数据见表 11-14。原文采取单因素方差分析进行处理，请问这样做是否合理？

表 11-14 不同固定方式的 C_1、C_2 在 1.53Nm 载荷下三维运动范围（$\overline{X} \pm s$,°）

固定方式	运动范围					
运动方式：	前屈	后伸	左侧屈	右侧屈	左旋转	右旋转
模型	33.1 ± 3.5	16.9 ± 3.4	11.1 ± 1.8	11.4 ± 3.0	41.3 ± 5.3	41.2 ± 6.0
Apofix	3.0 ± 1.0	4.1 ± 1.8	3.6 ± 1.3	3.5 ± 1.3	11.7 ± 3.6	11.5 ± 4.0
4-point	1.8 ± 0.7	2.0 ± 0.6	1.2 ± 0.6	1.1 ± 0.4	3.2 ± 1.0	3.0 ± 0.8
Magerl-Gallie	3.6 ± 0.7	3.4 ± 0.7	1.9 ± 1.2	1.7 ± 0.8	3.7 ± 1.2	3.9 ± 1.1
Screw-Plate	4.3 ± 1.6	4.8 ± 1.8	2.2 ± 0.5	2.2 ± 0.8	5.7 ± 1.5	5.5 ± 1.3

【辨析与释疑】 每个人体寰枢椎齿状 II 型骨折试验模型在不同固定方式下模拟人体寰枢椎的三维运动，就是说每个人体模型都要分别在五种固定方式下（含模型，即不固定）测量其运动范围，那么"固定方式"就是重复测量因素。同时，每个人体模型都要被测量其在六种运动方式下的运动范围，因此"运动方式"也是重复测量因素。所以，此资料类型应为具有两个重复测量的两因素设计，可采用具有两个重复测量的两因素设计定量资料的方差分析进行处理。

🌾 第十三节 误用两因素析因设计定量资料方差分析处理具有一个重复测量的三因素设计定量资料

【例 11-14】 在大鼠骨质疏松模型中血清瘦素与钙磷含量相关性研究中，研究者把 80 只 SD 大鼠随机分为 4 组，通过手术建立骨质疏松模型，分别于术后 2、3、4、5、6 个月进行各项指标观测。部分结果见表 11-15，原文采取两因素方差分析进行处理：组间 $F = 28.624$，$P = 0.000 < 0.01$；月间 $F = 19.683$，$P = 0.000 < 0.01$，均有统计学差异。请问统计分析是否存在问题？

表 11-15　试验大鼠血清 Ca^{2+} 含量测定值（mmol/L，$\bar{X} \pm s$，$n = 20$）

组别	2 个月	3 个月	4 个月	5 个月	6 个月
正常体重去势组	2.5000 ± 0.1058	2.5280 ± 0.0445	2.5940 ± 0.0266	2.6330 ± 0.0250	2.7410 ± 0.0315
肥胖去势组	2.4800 ± 0.0445	2.5150 ± 0.0437	2.7450 ± 0.0295	2.9080 ± 0.0494	3.1900 ± 0.0744
肥胖对照组	2.6350 ± 0.0288	2.6940 ± 0.0438	2.7380 ± 0.0250	2.7950 ± 0.0331	2.8440 ± 0.0327
正常体重对照组	2.5030 ± 0.0421	2.5300 ± 0.0257	0.5500 ± 0.0289	2.5700 ± 0.0115	2.5800 ± 0.0470

【辨析与释疑】　该试验各组中每个观测对象均在不同的时间点上进行了重复测量，因此时间是一个重复测量因素，另外分组因素有体重（正常和肥胖）和去势（建模与否），它们各自有两个水平，因素的各水平之间形成了完整的组合，因此该试验设计属于具有一个重复测量的三因素设计定量资料。分析这种资料应该采取与试验设计相对应的分析方法，即具有一个重复测量的三因素设计定量资料方差分析。原文试验设计类型认识有误，选择了错误的统计分析方法。

第十四节　误用单因素多水平设计定量资料方差分析处理析因设计或嵌套设计定量资料

【例 11-15】　在某项酒精性骨质疏松症造模鼠的骨与生化代谢特征研究中，研究目的为观察酒精中毒引发骨质疏松造模鼠的骨与生化代谢变化特征，将 120 只大鼠随机分为 3 组，试验组 A、B 分别给予不同剂量的酒精，对照组以生理盐水灌胃。分别于 8、16、24 周后处死取材。全身骨密度（BMD）含量变化情况见表 11-16。统计分析时研究者采用 F 检验及 q 检验，是否合理？

表 11-16　不同时期全身骨骼 BMD 含量变化（$\bar{X} \pm s$，g/cm^2）

Groups	BMD 含量		
	Time（weeks）：8	16	24
Experiment group A	0.258 ± 0.012	0.198 ± 0.002★▲	0.163 ± 0.014★▲
Experiment group B	0.260 ± 0.022	0.223 ± 0.004※	0.194 ± 0.015★
Control group	0.278 ± 0.025	0.269 ± 0.001	0.257 ± 0.017

注：※ 与对照组相比，$P < 0.05$，★ 与对照组相比，$P < 0.01$，▲ 与试验组 B 相比，$P < 0.05$。

【辨析与释疑】　本例中的一个试验因素为酒精剂量，对照组的酒精剂量可以被认为是0，与上例不同的是，时间在这里并非重复测量因素，因为原文中"8、16、24 周后处死取材"一句说明不同时间点的测量结果取自不同的动物，而每只动物只在某一个时间点进行测量，这点要特别引起注意。如果酒精剂量和时间这两个因素对观测指标的影响是同等重要的，即因素之间在专业上是地位平等的，那么本例为两因素析因设计；如果两个试验因素对观测指标的影响有主次之分，则该试验为系统分组设计（也称嵌套设计）。

原文中只提到"行 F 检验及 q 检验"，却并未对试验设计的类型做出说明，不同的设计类型在统计分析时所选用的方差分析模型是不同的。此外，在对某一个因素的不同水平进行两两比较时，首先要考虑两个因素之间的交互作用，如果存在明显的交互作用，那么接着对单个因素的各水平进行两两比较是没有意义的。本文没有阐述对交互作用的分析，直接使用 q 检验进行两两比较，这样做显然是不合适的。应该先分析交互作用，如果不存在交互作用的影响，继而就可以进行某一因素不同水平平均值之间的两两比较。

【例 11-16】　在一项丹参对骨骼肌缺血再灌注损伤低氧诱导因子-1αmRNA 表达和血液流变学影响的研究中，研究者将 66 只 SD 大鼠随机抽取 6 只作为正常组，对照组（即模型组）和丹参组各 30 只，此两组造模后分别取 10、20、40、60、90min 5 个时点进行观测，每个时间点上 6 只，处死后测量相应的指标，丹参对骨骼肌缺血再灌注损伤肌肉肿胀系数的影响见表 11-17。原文采取单因素方差分析进行处理，请问这样做是否合理？

表 11-17　丹参注射液对骨骼肌缺血再灌注损伤肌肉肿胀系数的影响（$n=6$，$\overline{X} \pm s$）

组别	肌肉肿胀系数				
处死时间：	10 min	20 min	40 min	60 min	90 min
对照组	1.334 ± 0.274	1.227 ± 0.095	1.283 ± 0.083	1.332 ± 0.016	1.344 ± 0.149
丹参组	1.184 ± 0.107	1.270 ± 0.109	1.278 ± 0.108	1.156 ± 0.125	1.168 ± 0.137

【辨析与释疑】　对照组和丹参组在每个时间上分别处死 6 只大鼠，所以在五个时间点上测量的数据没有内在关联，此资料不是重复测量设计定量资料。如果不考虑正常组，表 11-17 是两个试验因素（"是否用丹参"和"处死时间"）各水平的全面组合，若无专业依据认为两个试验因素对观测指标"肌肉肿胀系数"的影响存在主次之分，则此资料应为两因素析因设计定量资料，在资料满足方差分析的前提下，可采用两因素析因设计定量资料方差分析处理此数据，当资料不满足方差分析的前提时，可进行适当的变量变换。若有专业依据认为两个试验因素对观测指标"肌肉肿胀系数"的影响存在主次之分，则此资料应为两因素嵌套设计定量资料，在资料满足方差分析的前提下，可采用两因素嵌套设计定量资料方差分析处理此数据，当资料不满足方差分析的前提时，可进行适当的变量变换。

【例 11-17】　某研究为了探索中药恒古骨伤愈合剂对兔坏死股骨头内 VEGF 基因表达的影响，将成年新西兰大白兔分为 4 组：A 组（空白对照组）、B 组（正常兔服用恒古骨伤愈合剂）、C 组（造模后不喂恒古骨伤愈合剂）、D 组（造模后喂恒古骨伤愈合剂），每组

24 只，进行相应处理，于喂药至第 4、8、12 周时每组各杀死 8 只观察兔股骨头内 VEGF 基因表达的变化。实时荧光定量 PCR 结果见表 11-18。采用单因素方差分析进行组间数据的比较。结果：D 组在服药后第 4、8 周时与 C 组比较，股骨头内 VEGF mRNA 表达量差别均无统计学意义（$P > 0.05$），服药后第 12 周，差别有统计学意义（$P = 0.042 < 0.05$）。统计分析方面是否合理？

表 11-18　C 组和 D 组 VEGFmRNA 表达量（$\overline{X} \pm s$，$n=8$）

组别	4 周	8 周	12 周
C 组	6.02 ± 1.18	7.37 ± 0.76	7.44 ± 1.00
D 组	5.98 ± 0.81	6.86 ± 0.91	8.52 ± 1.06

【辨析与释疑】　单就表 11-18 资料而言，涉及 "是否喂恒古骨伤愈合剂" 和 "时间" 两个因素，原文采用单因素设计定量资料方差分析不合适，即在固定一个因素于某个水平下观测另一个因素的作用，这种做法割裂了试验设计的整体性。这两个实验因素构成 2×3 析因设计，可用析因设计定量资料的方差分析处理，既可考察 2 个因素的主效应，也可以考察两个因素的交互效应。当然，如果再考虑到 "是否建模" 这个因素，该实验应为三因素析因设计。

第十五节　错误地处理多因素非平衡组合试验定量资料

【例 11-18】　在一项 RANKL 在佐剂性关节炎大鼠滑膜中的表达及亚砷酸对其影响的研究中，研究者将 40 只大鼠随机等分成 4 组：正常对照组、模型组、低剂量亚砷酸组、高剂量亚砷酸组，观察大鼠滑膜 RANKL 蛋白及 RANKLmRNA 的表达。试验结果见表 11-19，若采用 t 检验处理此资料，正确吗？

表 11-19　各组大鼠滑膜 RANKL 蛋白及 RANKLmRNA 的表达（$\overline{X} \pm s$，$n=10$）

组别	RANKL 蛋白	RANKL mRNA
正常对照组	88.9 ± 4.5	70.1 ± 6.8
模型组	192.6 ± 8.2	198.31 ± 5.0
低剂量亚砷酸组	161.7 ± 6.7	138.6 ± 8.6
高剂量亚砷酸组	89.0 ± 6.2	74.5 ± 7.9

【辨析与释疑】　表中 "组别" 下的四个试验组实际上涉及到两个因素，"造模与否" "亚砷酸给药剂量"（零剂量、低剂量、高剂量），其全面组合应有六个试验组，所以本试验缺少了 "正常 + 低剂量亚砷酸组" "正常 + 高剂量亚砷酸组"，其资料类型应为多因素非平衡组合试验定量资料。当然，依据专业知识或研究目的可能认为上述两组试验没有必要

进行。那么，是否就可以用 t 检验处理此资料呢？答案是否定的。对于多因素非平衡组合试验定量资料，通过多次 t 检验来进行两两比较，会增大犯 I 类错误的概率，降低统计结论的说服力。正确的做法应该是依据专业知识和统计知识对四个试验组进行适当的拆分，再对拆分后的资料根据其设计类型采用相应的统计分析方法进行处理。

本资料可拆分为组合 1：模型组、低剂量亚砷酸组、高剂量亚砷酸组，为单因素三水平设计定量资料，在资料满足方差分析的前提条件下，可采用单因素三水平设计定量资料的方差分析处理此资料，否则应进行相应的变量变换或直接采用秩和检验分析此数据；组合 2：正常对照组、模型组，为成组设计定量资料，可根据资料是否满足 t 检验的前提条件而选择成组设计定量资料 t 检验或秩和检验。

【例 11-19】　在某项醒髓汤对试验性大鼠脊髓损伤组织中降钙素基因相关肽的影响的研究中，研究者将 48 只大鼠随机分为 3 组，空白对照组 20 只，模型组 8 只，醒髓汤组 20 只，用改良 Allen's 法造脊髓损伤模型。空白对照组仅咬除棘突，剥离椎板，正常饲养；模型组造模后灌生理盐水；醒髓汤组灌中药醒髓汤。并于手术后 2、6、24h 取脊髓匀浆，测量脊髓中降钙素基因相关肽（CGRP）的含量。试验结果见表 11-20。请问：若采用单因素三水平设计定量资料方差分析处理此资料，是否合适？

表 11-20　降钙素基因相关肽含量测定结果 ($\overline{X} \pm s$)

组别	鼠数	含量（pg/ml）			
		测量时间：术前	术后 2h	术后 6h	术后 24h
空白组	8	65.10 ± 1.22	64.47 ± 2.49	64.52 ± 2.79	63.79 ± 3.39
模型组	20	64.26 ± 2.92	29.83 ± 2.32	31.34 ± 1.92	34.19 ± 2.11
醒髓汤组	20	63.52 ± 1.95	32.60 ± 1.48	33.02 ± 2.23	41.56 ± 1.89

【辨析与释疑】　对于每一只试验大鼠来说，在 4 个时间点上被重复观测其降钙素基因相关肽的含量，因此"观测时间"这个因素是一个重复测量因素。表 11-20 中的"组别"因素是一个"多因素非平衡的组合因素"，因为它是"是否造模"和"是否用醒髓汤"两个因素各水平的非全面组合。所以，此资料类型为多因素非平衡组合试验定量资料，若采用单因素三水平设计定量资料方差分析处理此资料则不太合适，它割裂了同一只大鼠在不同时间点上观测获得的降钙素基因相关肽含量的内在关联。正确的做法是通过"对号入座"及"拆分"的辨析方法，将上述资料拆分为组合 1：空白组、模型组；组合 2：模型组、醒髓汤组。组合 1 和组合 2 的资料类型均为具有一个重复测量的两因素设计定量资料，可以术前的观测值为"基础值"，采用具有一个重复测量的两因素设计定量资料的一元协方差分析处理此资料。

【例 11-20】　某研究者欲研究乳宁方及其拆方药物血清对体外细胞侵袭能力的影响，选用 SD 大鼠 24 只，等分成六组：正常对照组、乳宁方治疗组（可拆解为温肾方 + 疏肝活血方）、温肾方治疗组、疏肝活血方治疗组、三苯氧胺治疗组、环磷酰胺治疗组，分别接受相应药物的灌胃或注射，然后在末次给药后进行主动脉采血，制成相应药物的血清。进行体外 MDA-MB-435 细胞侵袭能力试验，见表 11-21。若采用单因素六水平定量资料方差分析处理此资料，正确吗？

表 11-21　各药物血清对体外 MDA-MB-435 细胞侵袭的影响（$\bar{X} \pm s$）

组别	n	细胞数
正常对照组	4	105.25 ± 10.05
乳宁方治疗组	4	67.00 ± 9.97
温肾方治疗组	4	86.00 ± 4.69
疏肝活血方治疗组	4	101.25 ± 12.71
三苯氧胺治疗组	4	95.50 ± 9.40
环磷酰胺治疗组	4	72.25 ± 11.09

【辨析与释疑】　表中"组别"看上去像一个试验因素，共有六个水平，其实是错误的。因为乳宁方可拆解为温肾方 + 疏肝活血方，所以试验涉及"温肾方用否"、"疏肝活血方用否"、"三苯氧胺用否"、"环磷酰胺用否"这样 4 个试验因素，而表 11-21 中的六个组并非是这 4 个试验因素的全面组合。因此，本定量资料应为多因素非平衡组合试验定量资料，直接使用单因素多水平设计定量资料方差分析对其进行处理是错误的，应根据专业知识和统计知识对"组别"进行合理拆分。

本资料可拆分为组合 1：正常对照组、乳宁方治疗组、温肾方治疗组、疏肝活血方治疗组；组合 2：正常对照组、乳宁方治疗组、三苯氧胺治疗组、环磷酰胺治疗组。组合 1 为析因设计，可根据资料是否满足方差分析的前提条件选用两因素析因设计定量资料方差分析或对原始定量资料进行变量变换。组合 2 为单因素四水平设计，可根据资料是否满足方差分析的前提条件选用单因素四水平设计定量资料方差分析处理或对原始定量资料进行变量变换或直接采用单因素四水平设计定量资料秩和检验。

【例 11-21】　在一项田胡止痛颗粒对大鼠椎间盘磷脂酶 A_2 及神经根炎性细胞的影响的研究中，试验目的为应用自体椎间盘移植的动物模型探讨田胡止痛颗粒治疗腰椎间盘突出症的相关机制。72 只大鼠随机分为假手术组（SG）、模型对照组（CG）、芬必得组（FG）、田胡止痛颗粒组（TG），每组 18 只，制备大鼠腰椎间盘突出的非压迫性动物模型。各组大鼠于术后 1 d 开始灌胃，SG 和 CG 组用蒸馏水，FG 和 TG 组分别应用芬必得和田胡止痛颗粒的悬浊液，并分别于术后的 7、14、28 d 处死动物，检测原移植椎间盘磷脂酶 A2 的活性，对 L5 神经根进行病理切片检查和炎性细胞计数。组间分析应用单因素 4 水平方差分析中的 LSD 法或 Dunnett's 法（方差不齐）进行两两比较。结果：TG 组椎间盘磷脂酶 A_2 的活性在用药 7d 后与 CG 组相比有统计学差异（$P < 0.05$），14 及 28 d 后比较有统计学差异，见表 11-22。结论：田胡止痛颗粒能够降低大鼠突出椎间盘磷脂酶 A2 的活性，减轻神经根的炎性反应，并且起效快，促进神经功能的恢复。

表 11-22　不同药物在不同时间段的 PLA$_2$ 和炎性细胞浸润数目的比较（$\bar{X} \pm s$）

组别	PLA$_2$ 活性（U）			炎性细胞数（个数/HP）		
时间：	7d	14d	28d	7d	14d	28d
SG	3.968 ± 0.186	4.120 ± 0.414	3.917 ± 0.258	7.50 ± 1.049	4.67 ± 1.033	3.33 ± 0.816
CG	9.845 ± 0.218	8.903 ± 0.389	9.131 ± 0.262	18.67 ± 2.066	16.17 ± 1.169	15.50 ± 1.049
FG	5.797 ± 0.261	5.301 ± 0.295	4.818 ± 0.265	9.367 ± 2.160	9.33 ± 4.033	5.00 ± 1.414
TG	8.293 ± 0.765	5.452 ± 0.347	4.973 ± 0.484	14.67 ± 1.211	10.33 ± 1.751	5.50 ± 1.049

【辨析与释疑】　本试验将 72 只大鼠随机分为 4 个组，其中假手术组（SG）未建立模型，而其余 3 组都经手术建立了模型，其中 FG、TG 两组在建模的基础上分别使用了田胡止痛颗粒和芬必得；SG 组用蒸馏水灌胃。这种资料的试验设计类型常被误认为"单因素 4 水平设计"，进而选择单因素 4 水平设计定量资料的方差分析来处理。但实际上本试验包含 3 个试验因素，即"是否建立模型""在模型基础上药物种类（田胡止痛颗粒、芬必得）"和"术后时间（7 d、14 d、28 d）"。在已设计的 4 个组中，没有将上述诸因素各水平进行全面组合，而只是实施了其中的一部分，所以，本例属于多因素非平衡组合试验。对于这种资料，需要结合专业知识，将"组别"拆分成几个不同的组合。拆分的依据是所形成的每一种组合在专业上能解释得通，在统计学上又有相应的标准设计与之相对应。拆分结果有以下 2 种情况。组合 1：SG 组与 CG 组；建模与否对应的检测指标平均值之间的差别是否有统计学意义。组合 2：CG 组、FG 组与 TG 组；建模基础上用不同药物后，对应的检测指标平均值之间的差别是否有统计学意义。由于各组都是在 3 个不同的时点处死动物，所以在上述 2 种组合下还有一个时间因素，在不知分组因素和时间因素对观测结果影响是否有主次之分的前提下，上述 2 种组合都可视为两因素析因设计，组合 1 为 2×3 析因设计，组合 2 为 3×3 析因设计，应采用相应设计定量资料方差分析。因此原作者将这些组放在一起比较，并用单因素 4 水平方差分析进行分析是不正确的，不仅不能对每个因素的效应大小作出合理评价，而且还无法考查"时间"因素与"组别"两因素之间的交互作用。原作者在进行组间比较时，应用单因素 4 水平设计定量资料方差分析中的 LSD 法或 Dunnett's 法进行两两比较。由于本试验进行两因素析因设计定量资料方差分析和单因素 4 水平设计定量资料方差分析的水平数不同，从而误差项的自由度也不同，所以有可能会导致结论的不一致。

【例 11-22】　某项关于铸骨胶囊对去势大鼠骨质疏松症的疗效研究。选用雌性 6 月龄 SD 大鼠 60 只，随机分为 I、II、III、IV、V、VI 组（分别为假手术组，模型组，模型 + 骨疏康颗粒组，模型 + 铸骨胶囊高、中、低剂量组），I 组在双侧卵巢位置切除与卵巢同等大小的脂肪块，其他组（II ~ VI）切除双侧卵巢造成绝经后骨质疏松症动物模型。I、II 组按 1 ml/100 g 体重灌胃（1.33% 的 β 环糊精水溶液），III 组按 2.7 g/kg 体重灌胃（骨疏康颗粒水溶液），IV、V、VI 组分别按 400、200、100 mg/kg 体重灌胃（铸骨胶囊水溶液）。给药 3 个月后，检测各组动物的左侧股骨及第 2 腰椎骨密度（BMD）。试验数据见表 11-23，组间比较用单因素方差分析法（One way ANOVA）。结果为切除雌性大鼠双侧卵巢 3 个月后，腰椎及股骨 BMD 明显降低，与Ⅰ组比差异有统计学意义（$P < 0.05$），提示绝经后骨质疏松症动物模型复制成功。铸骨胶囊各组（Ⅳ、Ⅴ、Ⅵ）与Ⅰ组比较，Ⅳ组腰椎和股骨 BMD 增加，差异有统计学意义（$P < 0.05$、$P < 0.01$）。结论：铸骨胶囊可以增加切除双侧卵巢大鼠的 BMD，提高骨的力学性能降低骨折的发生率，对去势大鼠有一定的抑制骨丢失作用。请问统计分析方面是否合理？

表 11-23　各组动物腰椎和股骨的骨密度（$\bar{X} \pm s$, g/cm²）

组别	鼠数	治疗前		治疗后	
		腰椎	股骨	腰椎	股骨
假手术组（Ⅰ）	9	0.3082 ± 0.0290	0.2315 ± 0.0213	0.1200 ± 0.0133	0.1622 ± 0.0072
模型组（Ⅱ）	9	0.272 ± 0.0252	0.2124 ± 0.0471	0.1096 ± 0.0050	0.1437 ± 0.0036
模型 + 骨疏康颗粒组（Ⅲ）	9	0.2728 ± 0.0191	0.2053 ± 0.0192	0.1098 ± 0.0088	0.1523 ± 0.0092
铸骨胶囊高剂量组（Ⅳ）	10	0.2817 ± 0.0309	0.2114 ± 0.0165	0.1190 ± 0.0071	0.1544 ± 0.0105
铸骨胶囊中剂量组（Ⅴ）	10	0.2821 ± 0.0284	0.2137 ± 0.0182	0.1168 ± 0.0054	0.1511 ± 0.0070
铸骨胶囊低剂量组（Ⅵ）	10	0.2842 ± 0.0271	0.2068 ± 0.0218	0.1124 ± 0.0022	0.1508 ± 0.0069

【辨析与释疑】 从分组上来看，表 11-23 是该研究的表现型。这种定量资料所对应的试验设计类型常被误认为"单因素 6 水平设计"，进而选择单因素 6 水平设计定量资料方差分析处理。但实际上，本试验的分组中包含 3 个试验因素，即"是否建立模型"药物种类（骨疏康、铸骨胶囊）和"剂量（高、中、低）"。在已设计的 6 个组中，没有将上述诸因素全部水平进行全面组合，而只是实施了其中的一部分，所以，本例属于多因素非平衡组合试验，不是一个标准的多因素设计。对于这种定量资料，需要结合专业知识，将"组别"拆分成几个不同的组合。拆分的依据是所形成的每一种组合在专业上能解释得通，在统计学上又有相应的标准设计与之相对应。

拆分有以下 3 种情况。组合 1：Ⅰ组与Ⅱ组，仅两组而言，这是单因素两水平（是否建模）设计，回答建模是否成功。组合 2：Ⅱ、Ⅲ、Ⅵ组，仅 3 组而言，这是单因素三水平（在建模基础上，考察 3 种药物的疗效，Ⅱ组可视为"建模 + 安慰剂"）设计，回答 3 种药物疗效之间的差别是否具有统计学意义。组合 3：Ⅱ、Ⅳ、Ⅴ、Ⅵ组，仅 4 组而言，这是单因素四水平（在建模基础上，考察铸骨胶囊 4 个剂量的疗效，Ⅱ组可视为"建模 + 铸骨胶囊 0 剂量"）设计，回答铸骨胶囊 4 个剂量的疗效之间的差别是否具有统计学意义。由于治疗前后及测量部位的数据都是来自于同一个个体，所以它们是两个重复测量因素，因此对于表 11-23 应采用具有两个重复测量的三因素设计定量资料方差分析。

第十六节　误用 χ^2 检验处理定量资料

【例 11-23】 有一项治疗青少年特发性僵硬型胸椎侧凸的研究中，青少年特发性僵硬型胸椎侧凸 34 例，均采用经前路松解植骨融合联合后路三维矫形内固定治疗。术前术后均观测 Cobb 角、顶椎旋转度等指标，见表 11-24。采用 SPSS 12.0 统计软件，手术前后 Cobb 角矫正与椎体旋转度的比较采用 t 检验，Cobb 角矫正率的比较采用 χ^2 检验。请问，该资料适合用 χ^2 检验分析吗？

表 11-24　手术前后 Cobb 角变化和椎体旋转角度变化（$\bar{X} \pm s$）

项目	术前	术后	矫正率（%）
Cobb 角（°）	82.76 ± 16.10	16.15 ± 11.46	80.62
顶椎旋转度（°）	3.10 ± 0.58	1.15 ± 0.16	62.91
下融合椎旋转度（°）	1.82 ± 0.58	0.95 ± 0.16	47.60

【辨析与释疑】　一提到"率"，人们通常以为是相对数，属于定性资料，其实是不一定的，这要看"率"是怎么得到的。原文指出表 11-26 中的"矫正率 =［（术前度数 – 术后度数）/术前度数］×100%"，可见"矫正率"是从每名患者身上测得、经过计算得到具体数据，而不是根据患者人数计数得到的，很明显是定量资料。而且，表中的 3 个矫正率应分别代表 3 个观测指标的平均矫正率，还缺少与其对应的标准差数值。χ^2 检验是处理定性资料的统计分析方法，用定性资料的分析方法来处理定量资料显然不合适。本文对患者手术前后 Cobb 角的差异采用配对设计定量资料的 t 检验分析，其实相当于对 Cobb 角矫正率的分析，而再对 Cobb 角矫正率行 χ^2 检验则似有画蛇添足之嫌。

第十七节　未进行任何统计分析

【例 11-24】　某研究为了探索补肾中药对大鼠成骨细胞 VDR、Cbfα_1 mRNA 表达的影响，选取 6 月龄 SD 大鼠 70 只，随机分为 7 组：正常组、生理盐水组、固本壮骨胶囊、金匮肾气丸、补肾益精方、知柏地黄丸、萌格旺组，进行相应处理。RT – PCR 结果表明，在大鼠成骨细胞中，固本壮骨胶囊、金匮肾气丸、西药萌格旺上调 VDR、Cbfα_1 mRNA 表达，知柏地黄丸下调 VDR、Cbfα_1 mRNA 表达，不同药物对于 VDR、Cbfα_1 mRNA 表达的影响存在着差异。VDR、Cbfα_1 mRNA 基因的表达结果见表 11-25。试问统计分析是否合理？

表 11-25　补肾中药干预后 VDR mRNA 与 Cbfα_1 mRNA 的相对表达量

项目	正常组	生理盐水组	固本壮骨组	金匮肾气丸组	补肾益精方组	知柏地黄丸组	萌格旺组
VDR mRNA	0.6481	0.6371	0.6870	0.7154	0.6173	0.5974	0.7562
Cbfα_1 mRNA	0.7569	0.8452	0.8510	1.0636	0.8022	0.7081	0.8512

【辨析与释疑】　首先，表 11-25 中的每个数据是一个测定值还是一组测定的值的平均值，并未交代清楚。假定资料给定的是平均值，却未给出标准差，说明资料表达不够完善。原文未对资料进行任何统计分析，仅凭观察结果得到结论，这样的做法是不合理的。因为，

再做一次试验就未必能得到类似结果，也就是说单凭一次试验的观察不经过统计分析是不能作出结论的。该资料属于单因素多水平设计二元定量资料，可以用单因素多水平设计定量资料的二元方差分析处理，分析 7 个水平组 VDR、Cbfα₁ mRNA 的表达差异是否具有统计学意义，然后还可以进行组间的两两比较。

参 考 文 献

1. 王战朝，黄霄汉，杨明路. 经皮鱼嘴钳固定治疗胫骨平台骨折. 中国骨伤，2007，20（1）：26 – 28.

2. 黄云鹏，林建华，林志雄，等. 化疗对骨肉瘤整合素 α v、PCNA 表达的影响. 中国骨肿瘤骨病，2006，5（1）：30 – 33.

3. 唐家广，侯树勋，吴闻文，等. 地塞米松对大鼠试验性神经根疼痛影响的时效性研究. 中国骨肿瘤骨病，2009，8（1）：24 – 27.

4. 郭礼跃，胡慧华，米健田. 古方豨莶丸对膝骨性关节炎模型家兔关节液中 IL-1β、TNF-α 含量及关节软骨细胞形态学的影响. 中国骨伤，2006，19（6）：377 – 378.

5. 茅文斌，邵增务，等. iNOS 与 HIF-1α 在骨肉瘤中的表达及其与血管生成的关系. 中国骨肿瘤骨病，2006，5（4）：210 – 212.

6. 滕寿发，林月秋，徐永清，等. 近交系猪皮质骨复合骨髓基质干细胞及 BMP 修复兔大段骨缺损. 中国骨肿瘤骨病，2007，6（2）：80 – 84.

7. 何杰民，许杰，唐勇，等. 干扰电疗法治疗腰椎间盘突出症疗效的对照研究. 中国骨伤，2006，19（12）：708 – 710.

8. 汤勇智，杨俊龙. 骨松宝胶囊治疗老年人胸腰椎压缩性骨折疗效分析. 中国骨伤，2007，20（9）：644 – 645.

9. 陈志信，徐香玖，黄刚，等. 骨疏康冲剂与钙剂联合应用治疗绝经后骨质疏松症的临床研究. 中国骨肿瘤骨病，2004，3（1）：18 – 20.

10. 陈建华，孙波，吴云定，等. 陆文整骨三步五法治疗腰椎间盘突出症临床规范化研究. 中国骨伤，2006，19（12）：705 – 707.

11. 乔林，侯树勋，张树明，等. 微动对骨折端骨密度的影响. 中国骨伤，2007，20（9）：603 – 604.

12. 李旭，范姝丽，李岩，等. 细胞周期蛋白激酶抑制剂诱导尤文肉瘤细胞凋亡作用的机制. 中国骨肿瘤骨病，2007，6（1）：11 – 13.

13. 吴斌，何姗，林仲可，等. 几种寰枢椎后路内固定方式的试验研究. 中国骨伤，2006，19（5）：284 – 286.

14. 陈蓟，肖德明，林博文，等. 大鼠骨质疏松模型中血清瘦素与钙磷含量相关性研究. 中国骨肿瘤骨病，2006，5（4）：233 – 235.

15. 齐振熙，王明千. 酒精性骨质疏松症造模鼠的骨与生化代谢特征. 中国骨伤，2006，19（1）：31 – 33.

16. 张莉，鲁力，李楠，等. 丹参对骨骼肌缺血再灌注损伤低氧诱导因子 – 1α mRNA 表达和血液流变学的影响. 中国骨伤，2007，20（5）：298 – 301.

17. 赵宏斌，胡敏，王维琦，等. 恒古骨伤愈合剂对激素性坏死股骨头内 VEGF 基因表达的影响. 中国骨伤，2007，20（11）：757 – 759.

18. 李龙，周忠启，曾家顺. RANKL 在佐剂性关节炎大鼠滑膜中的表达及亚砷酸对其影响. 中国骨伤，2007，20（5）：292 – 294.

19. 张晓艳，周鹏，姬军风. 醒髓汤对试验性大鼠脊髓损伤组织中降钙素基因相关肽的影响. 中国骨伤，200，20（5）：304 – 306.

20. 胡良平，高辉. 如何正确运用单因素多水平设计定量资料方差分析. 中西医结合学报，2008，6（3）：

　　316－319.

21. 翁凤泉，康乐，黄经光，等. 田胡止痛颗粒对大鼠椎间盘磷脂酶 A_2 及神经根炎性细胞的影响. 中国骨伤，2007，20（3）：176－179.

22. 易诚青，刘建湘，刘日光，等. 骨髓基质细胞与可降解明胶－聚羟基丁酸酯膜复合培养的生物合成功能分析. 中国骨伤，2006，19（7）：413－416.

23. 陈爱民，胡素敏，张建军，等. 铸骨胶囊对去势大鼠骨质疏松症的治疗作用. 中国骨伤，2006，19（10）：598－601.

24. 闫伟强，贺西京. 前后路联合三维矫形手术治疗青少年特发性僵硬型胸椎侧凸. 中国骨伤，2007，20（4）：247－250.

25. 魏义勇，石印玉，詹红生，等. 补肾中药对成骨细胞 VDR、$Cbf\alpha_1$ mRNA 表达的影响. 中国骨伤，2006，10（11）：659－661.

第十二章　定性资料统计分析错误辨析与释疑

本书第五章和第六章介绍了定性资料的统计分析的要点，本章将结合实例探讨定性资料分析中常犯的统计学错误。定性资料的结果变量一般分为"二值变量"、"多值有序变量"和"多值名义变量"三类。在分析列联表资料时人们常犯的错误类型有：所选择的统计分析方法与研究目的不符、忽视统计方法应用的前提条件、对高维列联表分割后进行统计分析等。

第一节　误用两总体率 Z 检验

【例12-1】　在紫杉醇治疗软组织肉瘤的临床疗效研究中，研究者对40例软组织肉瘤患者进行分组化疗，紫杉醇治疗组和对照组各20例。疗程结束后进行手术治疗，比较各组疗效。主要结果见表12-1。两治疗组间率的比较采用两样本率的 u 检验。请问统计方法的选择是否正确？

表12-1　软组织肉瘤化疗效果评估

组别	保肢手术成功率（%）	术后复发率（%）	复发时间（月）	远处转移率（%）	转移时间（月）
对照组	30（6/20）	60（12/20）	4.3（2~6）	35（7/20）	6.5（2~8）
试验组	90（18/20）*	10（2/20）*	5.5（3~7）	5（1/20）*	8.1（3~12）

* 试验组和对照组对比，$P < 0.05$。

【辨析与释疑】　研究者对样本量均为20的两个样本进行率的比较，采用的是两样本率的 u 检验，这样做不太恰当。当结果变量为二值变量时，两样本率的比较用 u 检验是有前提条件的，那就是：样本量 n 要足够大（通常要求大于50），而且样本率 p 和（$1-p$）均不太小。这时样本率近似服从正态分布，两样本率的差也服从正态分布，可以基于正态分布原理进行统计推断。本例数据比较合理的处理方法是一般卡方检验或 Fisher 精确检验。

另外，表中数据含义比较模糊，没有规范地交待数据代表的意义。比如对照组复发时间 4.3（2~6），其中 4.3 既可能是均值，也可能是中位数、众数等统计指标；（2~6）既可能是最大和最小值范围，也可能是95%置信区间。

第二节　误用一般卡方检验代替秩和检验

【例12-2】　在葡萄糖转运蛋白-1（GLUT-1）在不同骨肿瘤中的表达的研究中，试验结果见表12-2，研究者用卡方检验进行统计分析，结果为：GLUT-1表达强度，骨肉瘤组明显高于其余 3 组（$\chi^2 = 1.622$，$P = 0.009$；$\chi^2 = 34.667$，$P < 0.001$；$\chi^2 = 40.000$，$P < 0.001$）。请问统计分析是否存在不妥？

表 12-2　不同骨肿瘤中 GLUT-1 的表达强度

分组	（－）	（＋＋）	（＋＋＋）	（＋＋＋＋）
骨肉瘤	0	2	12	16
骨巨细胞瘤	1	4	9	1
骨样骨瘤	8	2	0	0
正常骨组织	10	0	0	0

【辨析与释疑】　该资料中结果变量"GLUT-1 表达强度"是一个多值有序变量，原因变量是一个多值名义变量，因此资料类型属于结果变量为多值有序变量的单向有序 $R \times C$ 列联表。这种类型的列联表资料一般采取秩和检验或 Ridit 分析，它们能解决各组在结果变量取值上的整体情况是否相同的问题。卡方检验或 Fisher 精确检验只能解决各组结果变量的频数分布是否相同的问题。本例用卡方检验是不合适的，要分析四组之间 GLUT-1 表达强度的差别是否具有统计学意义，应该采用秩和检验或 Ridit 分析。另外，即便是可以采用卡方检验，如果要对任意两组的分布情况进行比较，也需要进行两两比较，不能直接把列联表进行分割然后多次比较，因为这样做会增大犯假阳性错误的概率。两两比较的方法有很多，比较常见的有调整显著性水准或调整显著性界值等。

第三节　误用一般卡方检验代替配对卡方检验

【例 12-3】　为了探讨骨巨细胞瘤样本中 PTEN、MMP-7 基因蛋白表达的关系，研究者进行了一系列试验，并得到表 12-3 所示结果。经过 χ^2 检验分析后，得到 $\chi^2 = 18.838$，$P = 0.001$。结论是：结果表明 PTEN 和 MMP-7 的表达存在明显负相关。请问统计分析方法与研究目的是否相符？

表 12-3　PTEN、MMP-7 蛋白在骨巨细胞瘤中表达的相关性

PTEN（例数）	MMP-7（例数）	
	＋	－
＋	19	18
－	28	0

【辨析与释疑】　本例资料是以配对四格表的形式呈现的，两个变量（PTEN 和 MMP-7 表达）均为二值定性变量。这种配对四格表资料可以采用 Kappa 检验或 McNemar 卡方检验。考察两种蛋白表达结果一致性部分是否有统计学差异可选择 Kappa 检验；考察两种蛋

白表达结果不一致性部分是否有统计学差异可选择 McNemar 卡方检验。原文采用一般 χ^2 检验是不正确的，而且卡方检验结果无法解释两变量相关性的问题。

第四节　误用一般卡方检验代替 Fisher 精确检验

【例 12-4】　在骨肉瘤中 BMP-2、OPN、VEGF 表达及与肺转移的关系的研究中，研究者分别对不同类型各组的 BMP-2、OPN、VEGF 表达情况进行卡方检验，主要的试验结果如表 12-4 所示。请问统计分析上有何不妥？

表 12-4　BMP-2、OPN、VEGF 在骨肉瘤中的阳性表达与其临床病理特征的关系

组织学分型（WHO）	例数	BMP-2	χ^2 值	P 值	OPN	χ^2 值	P 值	VEGF	χ^2 值	P 值
成骨细胞型	21	16			12			17		
成软骨细胞型	17	9			7			11		
成纤维细胞型	12	6	3.15	>0.05	6	1.29	>0.05	7	3.87	>0.05
小细胞型	3	2			2			1		

注：由于原表较大，故仅截取其中一部分内容。

【辨析与释疑】　该资料中原因变量是多值名义的，三个结果变量均为二值变量，因此列联表类型上属于 R×2 列联表，这时可以采用卡方检验或 Fisher 精确检验。但应用卡方检验时，要注意其前提条件，那就是不能有理论频数 <1，并且理论频数 <5 的格子数不超过总格子数的 1/5。理论频数可以通过该单元格所在的行合计与列合计的乘积除以总合计来计算。本例资料就不满足卡方检验的前提条件，因为理论频数 <5 的格子数超过了总格子数的 1/5，故此处应该用 Fisher 精确检验来处理。此外，统计量和相应的 P 值作为统计分析的结果最好在表外进行陈述。

【例 12-5】　在骨形态发生蛋白在骨肉瘤中的表达情况的研究中，研究者分别对不同 BMP 表达情况时，碱性磷酸酶、X 线诊断以及肺转移情况进行卡方检验，试验结果如表 12-5 所示。请问统计分析是否合理？

表 12-5　BMP 表达和骨肉瘤临床因素的关系

BMP 表达	AKP[①]		X 线诊断[②]		肺转移[③]	
	升高	正常	成骨性	非成骨性（溶骨性、混合性）	有	无
阳性	19（95%）	5（45%）	15（88%）	9（65%）	18（90%）	6（55%）
阴性	1（5%）	6（55%）	2（12%）	5（35%）	2（10%）	5（45%）
合计	20（100%）	11（100%）	17（100%）	14（100%）	20（100%）	11（100%）

注：[①] $\chi^2 = 9.965$，$P = 0.0016$；[②] $\chi^2 = 2.5190$，$P = 0.1121$；[③] $\chi^2 = 5.1029$，$P = 0.0238$。

【辨析与释疑】　该统计表涉及三项观测指标，以 BMP 的表达为原因变量，以各观测指标作为结果变量，资料就构成了 3 个四格表资料。对于这种资料可以采用一般卡方检验来分析，但当总例数 $N < 40$，或有理论频数 $T < 1$ 时，需要改用 Fisher 精确检验方法。本例资料总例数 $N = 33$，不满足一般卡方检验的应用条件，因此均需要采用 Fisher 精确检验法。

【例 12-6】　在某项膝骨关节炎治疗的随机对照临床研究中，研究者将收治的 72 例膝关节炎患者，随机等分成两组，A 组（试验组给予奇正青鹏膏剂）男 12 例，女 24 例；年龄 40 ~ 65 岁，平均（51.06 ± 6.62）岁。B 组（对照组给予双氯芬酸二乙胺乳剂）男 9 例，女 27 例；年龄 41 ~ 67 岁，平均（52.78 ± 7.17）岁。治疗前两组患者的性别组成、年龄、病程、症状总积分经统计分析，两组差异无显著性差异。所有 72 例患者均进行 3 周的随访，结果见表 12-6。请问：若比较两组间频数分布是否存在差异，采用一般卡方检验是否妥当？若比较两组疗效间是否存在差异，应如何进行统计分析？

表 12-6　A、B 两组患者症状总积分的疗效评价情况比较（例）

组别	例数				合计
疗效：	痊愈	显效	有效	无效	
A 组	2	12	21	1	36
B 组	0	8	24	4	36

【辨析与释疑】　计算上表中各格子的理论频数，可发现超过 1/5 的格子理论频数小于 5，此时采用一般 χ^2 检验就不太适合了，应采用 Fisher 精确检验来检验两组患者频数分布之间的差异是否有统计学意义。资料类型属于结果变量为有序变量的单向有序 2 × 4 列联表，要分析此资料两组疗效间是否存在差异，可选用秩和检验、Ridit 分析或有序变量的 Logistic 回归分析。

第五节　统计分析方法与研究目的不相符

【例 12-7】　在严重跟骨骨折手术时机选择的临床研究中，研究者收治 Sanders Ⅱ、Ⅲ、Ⅳ型跟骨骨折 71 例（76 足），其中男 49 例，女 22 例；根据 Sanders 分类：Ⅱ型 23 例（24 足），Ⅲ型 36 例（38 足），Ⅳ型 12 例（14 足），均行切开复位、自体骨植骨加跟骨钢板内固定；分别于伤后 8h 内、8h ~ 7d、7 ~ 14d 不同时期进行手术并比较手术疗效，结果见表 12-7。各组（根据伤后手术时间分组）患者在年龄、性别及骨折类型的分布之间的差异无统计学意义。不考虑试验设计中同质性方面存在的问题，请问可以采用哪些统计方法来处理该资料？

表 12-7　三组患者术后疗效比较

手术时间	例数（足）	例数			
		疗效: 优	良	可	差
8h 内	29（31）	17	12	2	0
8h~7d	16（17）	5	6	5	1
7~14d	26（28）	12	14	2	0

【辨析与释疑】　该表中原因变量为"伤后手术时间"，结果变量为"疗效"，二者均为有序变量且属性并不相同，因此该资料属于双向有序且属性不同的 3×4 列联表资料。这种资料分析时，要结合列联表类型和分析目的来选择统计分析方法。若希望考察各组的频数分布是否相同，应将此资料视为双向无序的 3×4 列联表资料，结合表中的理论频数有超过 1/5 的格子小于 5 的情况，可选用 Fisher 精确检验。若希望考察各组间疗效的差异是否存在统计学意义，应将此资料视为结果变量为有序变量的单向有序 3×4 列联表，可选用秩和检验、Ridit 分析或有序变量的 Logistic 回归分析。若希望考察两个有序变量之间的相关关系有无统计学意义，可采用 Spearman 秩相关分析。若两个有序变量之间的相关关系有统计学意义，研究者希望进一步考察两者之间的变化关系是呈直线关系还是呈某种曲线关系时，宜选用线性趋势检验。

【例 12-8】　在一项治疗腰椎间盘突出的临床研究中，研究者将 233 例腰椎间盘突出症患者随机分为两组：陆文整骨手法组（研究组）122 例，热敷牵引组（对照组）111 例。分别记录患者手术前和手术后疼痛、腰部活动度（LVM）、直腿抬高高度（SLR）及症状、体征和日常生活活动能力情况。其中，疼痛状况采用疼痛视觉模拟评分法（VAS）进行评估，症状、体征和日常生活活动能力状况采用改良日本骨科学会下腰痛功能评价表（M-JOA）进行评估，研究者同时采用改良日本骨科学会下腰痛功能评价表（M-JOA）对疗效进行比较分析。以改善率表示，定义改善率＝［（治疗前分值－治疗后分值）/治疗前分值］×100%，改善率≥75% 为优，≥50%、<75% 为良，≥30%、<50% 为可，<30% 为差。其中，优、良、可评定为有效，差评定为无效，结果见表 12-8。若欲比较两组患者有效率之间的差异是否有统计学意义，应如何分析？若欲比较两组患者整体疗效之间的差异是否有统计学意义，应如何分析？

表 12-8　临床疗效的 M-JOA 评价

组别	病例数	优	良	可	差	有效率
研究组	122	36	53	19	14	88.5%
对照组	111	22	34	27	28	74.8%

【辨析与释疑】　若比较两组患者有效率之间有无统计学差异，需将 M-JOA 疗效评价为优、良、可的患者例数合并，与疗效评价为差的患者例数一起重新列表，见表 12-9，此资

料应为队列研究设计的 2×2 表资料。欲比较两个治疗组有效率之间的差异是否有统计学意义，首先应将此资料视为横断面研究设计的 2×2 表资料进行处理，因为表中任一格子的理论频数均大于 5，故可采用 χ^2 检验比较两组患者有效率之间有无统计学差异；若得到两组患者有效率之间的差异有统计学意义时，再计算相对危险度 RR 值，然后采用 $MH\chi^2$ 检验来分析总体 RR 值与 1 之间的差异是否有统计学意义。另外，若比较两组患者整体疗效之间有无统计学差异，则此资料应视为结果变量为有序变量的 2×4 列联表，可采用秩和检验或 Ridit 分析处理此资料。

表 12-9　临床疗效的 M-JOA 评价

治疗方法	例数（人）		
	疗效:	有效	无效
陆文整骨手法		98	14
热敷牵引疗法		83	28

【例 12-9】　研究者欲探讨经股骨大转子弧形向上后方延长至条索状切口手术治疗臀肌挛缩症的疗效，选取 78 例患者进行手术并随访 6 ~ 36 个月观察其疗效。其中，优 58 例，良 14 例，差 4 例，优良率为 95%。其中，年龄不超过 10 岁的 9 例患儿疗效均为优；11 ~ 15 岁患儿疗效优 39 例，良 6 例；患者中有 8 例病情较重，年龄均超过 15 岁，4 例疗效差，4 例疗效良。结果如表 12-10 所示。若不考虑病情在三个年龄组（<10 岁、11 ~ 15 岁、>15 岁）中可能存在的不均衡，请问：若采用一般卡方检验分析能否达到研究目的？

表 12-10　不同年龄组臀肌挛缩症患者手术疗效结果

年龄（岁）	例数（人）		
	疗效:	优	良	差
<10		9	0	0
11 ~ 15		39	6	0
>15		10	8	4
合计		58	14	4

【辨析与释疑】　由表 12-10 可以看出，此资料中原因变量为"不同年龄组"，结果变量为"疗效"，二者均为有序变量但本质属性不同，所以此资料为双向有序且属性不同的 3×3 表资料。分析此资料需结合分析目的和列联表类型来选择统计分析方法。若希望考察各组的频数分布是否相同，应将此资料视为双向无序的 3×3 表资料；因表中有超过 1/5 的格子的理论频数小于 5，应选用 Fisher 精确检验。若希望考察各组间整体疗效之间的差异是否有统计学意义，应将此资料视为结果变量为有序变量的单向有序列联表资料，可选用秩和检验或 Ridit 分析。若希望考察两个有序变量之间的相关关系有无统计学意义，可采用

Spearman 秩相关分析。若希望进一步考察两变量之间的变化关系是否为直线关系时，可选用线性趋势检验。

第六节 对 R×2 列联表进行分割做多次一般卡方检验

【例 12-10】 在骨软骨瘤和骨恶性肿瘤 KAI-1 和 OPN 的表达情况研究中，主要的试验结果见表 12-11，研究者采用卡方检验和 Fisher 精确检验进行分析，结论是：组织学分级 Ⅰ级 KAI-1 表达阳性率明显高于组织学分级 Ⅱ 级、Ⅲ 级病例；组织学分级 Ⅰ 级 OPN 表达阳性率明显低于组织学分级 Ⅲ 级病例。请问该例统计分析是否合理？

表 12-11 骨恶性肿瘤临床病理特征与 KAI-1 和 OPN 表达的关系

临床病理特征	例数	KAI-1 阳性病例数（%）	OPN 阳性病例数（%）
病理类型			
骨肉瘤	30	17（56.7）	19（63.3）
软骨肉瘤	15	7（46.7）	8（52.9）
其他	10	4（40.0）	3（30.0）
组织学分级			
Ⅰ 级	20	16（80.0）	8（40.0）
Ⅱ 级	18	7（38.8）*	8（44.4）
Ⅲ 级	17	5（29.4）**	14（82.3）*
转移状况			
无转移	17	13（76.5）	6（35.5）
有转移	38	15（39.4）*	24（63.1）*

注：与组织学分级 Ⅰ 级或无转移病例比较，$*P<0.05$，$**P<0.01$。

【辨析与释疑】 该资料中组织学分级为多值名义变量，结果变量（KAI-1 和 OPN 表达结果）均为二值变量，因此该资料属于 R×2 列联表资料，如果要比较三组之间 KAI-1 和 OPN 表达的阳性率是否相同，可以采用卡方检验或 Fisher 精确检验，在对三组做整体比较有统计学意义的基础上，若想对每两组做比较需进行两两比较。原文对原列联表进行分割后采用多次 2×2 列联表卡方检验，这样做将会明显增大犯假阳性错误的概率。

【例 12-11】 研究者欲探讨不同固定方法治疗儿童移位肱骨髁上骨折临床疗效及其临床适应证，选用 137 例移位肱骨髁上骨折的儿童，分别采用交叉克氏针内固定（A 组，38 例），小夹板外固定（B 组，67 例），石膏托外固定（C 组，32 例）。观察 3 组肘内翻的发生率，结果见表 12-12。请问：可否采用 χ^2 检验对三组患者肘内翻的发生率进行两两比较？

表 12-12　3 组患者肘内翻的发生情况

组别	病例数（例）	例数	发生率（%）
		肘内翻	
克氏针内固定组	38	2	5.26
夹板固定组	67	6	8.96
石膏固定组	32	10	31.25

【辨析与释疑】　表中总纵标目的设置不妥，对其进行修改，见表 12-13。本资料原因变量为"固定方式"，结果变量为"肘内翻否"，前者为多值名义变量，后者为二值变量，资料类型为 3×2 列联表资料。欲考察三组患者肘内翻发生率之间的差异有无统计学意义，正确的做法是选用 χ^2 检验（本资料满足 χ^2 检验应用的前提条件）来分析此 3×2 列联表资料，若得到三组患者肘内翻发生率之间的差异确实有统计学意义，可采用独立分割法进行两两比较，也可采用 Bonferroni 法或 Sidak 法等调整两两比较的显著性水准。若直接采用 χ^2 检验进行两两比较，就像用 t 检验进行单因素多水平设计定量资料的两两比较一样，增大了犯假阳性错误的概率。

表 12-13　3 组患者肘内翻的发生情况

固定方式	例数（人）	
肘内翻否：	是	否
克氏针内固定	2	36
夹板固定	6	61
石膏固定	10	22

第七节　对高维列联表进行分割做多次一般卡方检验

【例 12-12】　在一项创伤性上颈椎损伤早期漏诊原因分析的研究中，研究者对 1994 年至 2003 年治疗的 58 例上颈椎患者进行回顾性分析，其中男 35 例，女 23 例，接受手术治疗或非手术治疗，假设两治疗组患者在年龄、性别构成上无统计学差异，经检验两治疗组患者在损伤类型的构成上也无统计学差异。治疗结果见表 12-14。请问：能否以"损伤类型"为分组变量，将此资料切割成多个二维列联表，分别采用秩和检验进行分析？或者通过求和，将"损伤类型"这个变量合并掉，采用秩和检验进行分析？

表 12-14 上颈椎损伤类型及治疗结果（例）

损伤类型	治疗方式	例数		
		疗效: 优	良	差
齿状突骨折	非手术治疗	5	1	3
	手术治疗	5	2	4
Hangman 骨折	非手术治疗	3	1	0
	手术治疗	1	0	0
寰椎骨折	非手术治疗	6	2	2
	手术治疗	8	3	3
寰椎横韧带断裂	非手术治疗	0	1	0
	手术治疗	2	1	0
寰枢椎旋转半脱位	非手术治疗	0	2	0
	手术治疗	1	0	0
枕骨踝骨折	非手术治疗	1	1	0
	手术治疗	0	0	0

【辨析与释疑】 该资料原因变量有两个，分别为"损伤类型"和"治疗方式"，均为名义变量，结果变量为"疗效"，因此该资料为结果变量为多值有序变量的三维列联表。以"损伤类型"为依据，人为地将此资料切割成多个二维列联表，采用秩和检验分别进行分析，这是用单因素分析法来处理同时受多因素影响的资料，割裂了多个因素之间的相互联系，易得出错误的结论。通过求和，将"损伤类型"这个变量合并掉，采用秩和检验进行分析，这是对高维列联表的"压缩"。但这种"压缩"不是随意的，仅当被合并掉的那个变量与保留下来的变量之间都是相互独立的关系时，这种"压缩"才不会得出错误的结论。实际上对此资料可采用有序变量的多重 logistic 回归分析或 CMH 校正的秩和检验。

【例 12-13】 在肱骨髁上骨折手法复位穿针和夹板固定的疗效比较的研究中，研究者将 240 例患者随机等分为 2 组：夹板组和穿针组。其中，夹板组 Gartland Ⅱ型 65 例，Gartland Ⅲ型 55 例，穿针组 Gartland Ⅱ型 65 例，Gartland Ⅲ型 55 例。两组患者治疗结果见表 12-15。请问：分别对 Gartland Ⅱ型和 Gartland Ⅲ型的两组患者采用 χ^2 检验，分析两种治疗方式的疗效之间的差异是否有统计学意义，这样做正确吗？

表 12-15 伸直型肱骨髁上骨折夹板组和穿针组的疗效

分型	治疗方法	病例数	优	良	差	优良率
Gartland Ⅱ	夹板组	65	47	9	9	86.2%
	穿针组	65	52	7	6	90.8%
Gartland Ⅲ	夹板组	55	48	4	3	94.5%
	穿针组	55	45	6	4	92.7%

【辨析与释疑】　本资料原因变量有两个，分别为"疾病分型"和"治疗方法"，均为二值变量，结果变量为"疗效"，是多值有序变量。因此，本资料应为结果变量为多值有序变量的三维列联表资料。若分别对 Gartland Ⅱ型和 Gartland Ⅲ型的两组患者采用 χ^2 检验，比较两种治疗方式疗效之间的差异是否有统计学意义，实际上是将原本为一个整体的三维列联表资料切割成了两个二维列联表资料，然后采用二维列联表资料对应的统计分析方法处理数据，这是用单因素分析法来处理同时受多个因素影响的资料，割裂了多个因素之间的相互联系，易得出错误的结论。此外，切割后资料就转变为两个结果变量为有序变量的单向有序 2×3 列联表资料，分析两种治疗方法疗效之间的差异是否有统计学意义，也应选用秩和检验或 Ridit 分析而非 χ^2 检验。所以，这样随意拆分资料进行单独分析的做法是不可取的。正确的做法，应是采用 CMH 校正的秩和检验或有序变量的多重 logistic 回归分析来处理此资料。

第八节　对高维列联表进行分割做多次秩和检验

【例 12-14】　某研究的目的是评价活血止痛汤预防试验性椎板切除术后硬膜外瘢痕形成与粘连的疗效，将雄性 SD 大鼠 90 只随机分成空白对照组（A）、透明质酸钠组（B）、活血止痛汤组（C），每组 30 只，每组分别于术后 2、4、8 周末脱臼法各处死 10 只动物，测定其硬膜外瘢痕组织中羟脯氨酸（Hyp）含量，术后硬膜外瘢痕组织与周围组织的粘连分级数据见表 12-16，术后第 2 周由于粘连程度较轻故未评价，资料的分析采用多个独立样本秩和检验。请问统计分析是否合理？

表 12-16　术后第 4、8 周时各组粘连分级比较（例）

等级	4 周			8 周		
	A 组	B 组*	C 组**	A 组	B 组	C 组▲
级	0	0	0	0	0	0
Ⅰ级	1	3	2	0	1	1
Ⅱ级	2	5	6	1	4	5
Ⅲ级	7	2	2	9	5	4

注：与同期 A 组比较，* $P=0.038$，** $P=0.048$，▲ $P=0.021$。

【辨析与释疑】　本例中粘连分级为结果变量，药物类型和时间为原因变量，在使用列联表表达资料时，原因变量应该放在横标目的位置，结果变量则位于纵标目，原表中正好颠倒放置了，所以先对表 12-16 进行修改，修改结果见表 12-17。该资料中粘连程度为结果变量，属于结果变量为多值有序变量的高维列联表，可以使用 CMH 校正的秩和检验和有序变量的 Logistic 回归分析。仍然需要指出的是：对于时间因素而言，如果观察对象的粘连程度在不同时间点上进行了多次观察，则该资料是具有重复测量的定性资料；在本例中由于动物是在不同时间点被分别处死观察的，所以时间并非重复测量因素。考虑到受试对象首先按所接受的药物种类被分成 A、B、C 三组，然后，每组受试对象再按药物作用时间被分成 4 周与 8 周，故在表 12-17 中，若能先按"药物种类"划分后再按时间划分，则更符合资料收集的实际顺序。假如不存在时间这个因素，单就药物类型和粘连分级这两个变量来说，属于结果变量为有序变量的单向有序 3×4 表，则可以使用原文中提到的多个独立样本秩和检验来分析。

表 12-17　术后第 4、8 周时各组粘连分级比较（例）

时间	药物种类	例数			
		等级：　0 级	I 级	II 级	III 级
4 周	A 组	0	1	2	3
	B 组	0	3	5	2
	C 组	0	2	6	2
8 周	A 组	0	0	1	9
	B 组	0	1	4	5
	C 组	0	1	5	4

第九节　用一般卡方检验处理具有重复测量的列联表资料

【例 12-15】　在脊髓损伤患者无菌间歇导尿术的并发症及其预防的研究中，61 例脊髓损伤（SIC）患者随机分成两个组，分别进行常规无菌间歇导尿和改良无菌间歇导尿，并观察导尿前、导尿后、第 7 天、第 14 天的尿路感染（UTI）发生情况。结果见表 12-18，统计处理采用卡方检验。请问统计方法的选择是否合理？

表 12-18　常规和改进 SIC 组 UTI 发生率（例, %）

	病例数	导尿前	导尿后	7d	14d
常规 SIC 组	37	1（3）	1（3）	12（32）	18（49）
改进 SIC 组	24	3（12）	3（12）	4（17）	7（29）

【辨析与释疑】　从表中数据结构可以看出，两个组在不同时间点上进行某个定性指标的观测，不同时间点上的观测指标存在相关性，因此该试验在设计类型属于具有一个重复测量的两因素设计。原文将每个重复测量的时间点进行分割然后进行卡方检验，这样的做法是不合理的。正确的做法是选用与设计类型相对应的统计分析方法，例如加权最小二乘法，在 SAS 软件上可以用 CATMOD 过程来处理。另外，统计表的使用不太规范，对该表进行修改后见表 12-19。

表 12-19　常规和改进 SIC 组 UTI 发生率（%）

	病例数	导尿前	导尿后	导尿 7 天后	导尿 14 天后
常规 SIC 组	37	3.0%（1/37）	3.0%（1/37）	32.4%（12/37）	48.6%（18/37）
改进 SIC 组	24	12.5%（3/24）	12.5%（3/24）	16.7%（4/24）	29.1%（7/24）

【例 12-16】　在奇正青鹏膏治疗急性痛风关节炎的临床研究中，研究者选择符合 1977 年美国风湿病学会急性痛风关节炎诊断标准，受累关节为第 1 跖趾关节的患者 72 例，随机等分为两组：试验组局部外用奇正青鹏膏同时口服非甾体抗炎镇痛药奥贝 – 双氯酚酸钠；对照组仅口服奥贝 – 双氯酚酸钠。分别于治疗后 1d、3d、7d 对每位患者的临床疗效进行综合评价，结果见表 12-20。若对两组患者在治疗后 1d、3d、7d 三个时间点上临床疗效的数据分别采用 Wilcoxon 秩和检验，以判断两组患者在这三个时间点上临床疗效之间的差异是否有统计学意义，这样做是否合适？

表 12-20　两组患者临床综合疗效评价情况比较

组别	例数	治疗后 1d				治疗后 3d				治疗后 7d			
		无效	进步	有效	显效	无效	进步	有效	显效	无效	进步	有效	显效
试验组	36	9	25	2	0	0	12	10	14	0	0	15	21
对照组	36	17	19	0	0	0	27	6	3	0	4	18	14

【辨析与释疑】　本资料较为特殊，它包含了一个时间因素，研究者在治疗后 1d、3d、7d 三个时间点上分别对每位患者的临床疗效进行综合评价，因而这里的时间因素是一个重复测量因素，所以此资料应为具有重复测量的定性资料。若对两组患者在治疗后 1d、3d、7d 的临床疗效分别采用 Wilcoxon 秩和检验，则割裂了设计的整体性，可能会得出错误的结论，合适的做法是采用加权最小二乘法进行分析。另外，表 12-20 是资料表达的"原型"，没有展示出该资料重复测量设计的本质，表 12-21 是该资料的"标准型"。当然治疗前后的某种疗效组合可能并不存在，则相应例数为 0。如试验组和对照组治疗后 1d、3d、7d 的疗效分别为 1、1、1 的这种组合本资料并不存在，则其例数为 0。

表 12-21　两组患者临床综合疗效评价情况

奇正青鹏膏用否	疗效				例数
	时间:	治疗后 1d	治疗后 3d	治疗后 7d	
用		1	1	1	n_1
		1	1	2	n_2
		:	:	:	:
		4	4	4	n_{64}
否		1	1	1	n_{65}
		1	1	2	n_{66}
		:	:	:	:
		4	4	4	n_{128}

注：表体内"疗效"之下 1、2、3、4 分别代表无效、进步、有效、显效。

🌟 第十节　未进行任何统计分析

【例 12-17】　研究者为探讨髓核成形术治疗腰椎间盘突出症的作用机制并评价其疗效，选择 64 例单节段腰椎间盘突出症患者，根据椎间盘造影分为 I 型 39 例，II 型 25 例。于髓核成形术前后测定椎间盘内压，观察其变化，同时行椎间盘造影，判断椎间盘突出类型，并于术后 6 个月评价其疗效。I 型患者疗效：优 23 例，良 12 例，可 4 例，差 0 例，优良率 89.74%。II 型患者疗效：优 7 例，良 9 例，可 5 例，差 4 例，优良率 64%，见表 12-21 所示。结论：作为一种新技术，髓核成形术能明显降低 I 型患者椎间盘内压，改善其症状，是一种安全、有效的微创介入手术。

表 12-21　I、II 型椎间盘突出症患者治疗效果比较

造影分型	例数			
	疗效:	优	良	可	差
I 型	23	12	4	0
II 型	7	9	5	4

【辨析与释疑】　研究者评价两型（I 型，II 型）患者的疗效时未采用任何统计分析方法，只是直观地比较了优良率便下结论，这样使得结论的可信度很低。因为没有进行假设检验，便不知这样的结果是抽样误差造成的还是实际上的确如此。正确的统计分析方法如下：因为此处的效应指标为"疗效"，而且有"优、良、可、差"4 个水平，所以效应指标为等级变量（或多值有序变量）。因此，采用结果变量为有序变量的单向有序 2×4 列联表资料的秩和检验或 Ridit 分析（各型例数大于 100 时用更合适）处理，由于本例样本量较

小，因此应采用秩和检验分析，这样才能比较在该手术方法下，两种类型患者的治疗效果究竟如何。

【例 12-18】 在麦氏试验对半月板操作和膝关节间隙内疾病的诊断价值研究中，研究者回顾性分析 281 例膝关节疾患的患者麦氏试验及关节镜检查结果，以关节镜检查作为黄金标准，分别以麦氏试验对半月板损伤和膝关节间隙内疾病进行诊断，与关节镜检查结果对照，进行四格表法分析的统计学评估，对两组数据进行比较。结果如表 12-22 和表 12-23 所示。以 a/(a+c) 求得麦氏试验、关节镜检查对半月板损伤和膝关节内疾病的敏感度分别为 83%、78%，d/(b+d) 求得特异度分别为 71%、96%，a/(a+b) 求得阳性预测值分别为 53%、96%，d/(c+d) 求得阴性预测值 91%、77%，根据公式计算得到麦氏试验检查半月板损伤和膝关节内病症的各项指标后，讨论各指标的意义。请问这样的做法是否合理？

表 12-22　麦氏试验与关节镜检查对半月板损伤诊断的评价指标

麦氏试验	关节镜检查（例）	
	半月板损伤	非半月板损伤
阳性	67（a）	59（b）
阴性	14（c）	141（d）

表 12-23　麦氏试验与关节镜检查对膝关节间隙内疾病诊断的评价指标

麦氏试验	关节镜检查（例）	
	膝关节内疾病	非膝关节内疾病
阳性	121（a）	5（b）
阴性	35（c）	120（d）

【辨析与释疑】 表 12-22 和表 12-23 资料均属于四格表资料，表内各格数字为实际例数，但这仅是这次抽样的观察结果，必然存在抽样误差，也就是说原文直接用各个格子中的频数计算出的敏感度、特异度等指标实际是样本估计值，而我们关心的是样本率对应的总体率之间的差异是否有统计学意义，所以应当采用相应的假设检验方法处理。具体来看，由于关节镜检查结果是金标准，资料是具有金标准的配对四格表资料，可用 McNemar 卡方检验考察两种检查结果不一致部分的差异是否有统计学意义，然后进行讨论；还可对一致部分进行一致性检验，结合专业知识，对一致率的高低作出专业结论。

参 考 文 献

1. 朱夏，林建华，邓凌霄. 紫杉醇治疗软组织肉瘤的临床疗效. 中国骨肿瘤骨病，2008，7 (4)：214-216.

2. 裴洪，邵增务，熊晓芊，等. 葡萄糖转运蛋白-1 在不同骨肿瘤中的表达. 中国骨肿瘤骨病，2007，6（1）：7 – 9.

3. 陈述伟，杨述华，张劲松，等. PTEN、MMP-7 在骨巨细胞瘤中的表达及其意义. 中国骨肿瘤骨病，2006，5（4）：204 – 206.

4. 柴斌，杨述华，王渝，等. 骨肉瘤中 BMP-2、OPN、VEGF 表达及与肺转移的关系. 中国骨肿瘤骨病，2006，5（4）：214 – 216.

5. 万磊，牟善霄，范家伦. 骨形态发生蛋白在骨肉瘤中的临床意义及评价. 中国骨肿瘤骨病，2004，3（2）：87 – 89.

6. 郑昱新，詹红生，张琥，等. 奇正青鹏膏剂治疗膝骨关节炎的随机对照临床研究. 中国骨伤，2006，19（5）：316 – 317.

7. 张俊杰，田耜奇，张坚平，等. 严重跟骨骨折手术时机选择的临床研究. 中国骨伤，2007，20（5）：307 – 309.

8. 陈建华，孙波，吴云定，等. 陆文整骨三步五法治疗腰椎间盘突出症临床规范化研究. 中国骨伤，2006，19（12）：705 – 707.

9. 徐泽孔. 双侧臀肌挛缩症的手术治疗. 中国骨伤，2006，19（12）：715 – 716.

10. 许自力，杨竹林，王家让，等. 骨软骨瘤和骨恶性肿瘤 KAI-1 和 OPN 的表达及临床意义. 中国骨肿瘤骨病，2006，5（2）：111 – 113.

11. 方汉民，马少云，曹建斌，等. 三种固定方法治疗儿童肱骨髁上骨折的临床对照试验. 中国骨伤，2007，20（12）：823 – 825.

12. 杨礼庆，付勤，王海义. 创伤性上颈椎损伤早期漏诊原因分析. 中国骨伤，2006，19（5）：297 – 298.

13. 潘志雄，朱永展，张兆华，等. 肱骨髁上骨折手法复位穿针和夹板固定的疗效比较. 中国骨伤，2006，19（12）：719 – 721.

14. 夏志敏，周辉，赵万军，等. 活血止痛汤对硬膜外瘢痕组织中羟脯氨酸含量及其超微结构的影响. 中国骨伤，2007，20（8）：532 – 535.

15. 尤佳，杨艳平. 脊髓损伤患者无菌间歇导尿术的并发症及其预防. 中国骨肿瘤骨病，2007，6（6）：351 – 354.

16. 王吉波，谢荣爱，姜秀波，等. 奇正青鹏膏治疗急性痛风关节炎的临床观察. 中国骨伤，2006，19（12）：755 – 756.

17. 蒋林，陈庆. 离子体髓核成形术的疗效观察. 中国骨伤，2006，19（3）：134 – 136.

18. 田野，白伦浩，付勤. 麦氏试验对半月板操作和膝关节间隙内疾病的诊断价值比较. 中国骨伤，2007，20（11）：736 – 738.

第十三章 相关和回归分析错误辨析与释疑

在应用直线相关回归分析及多重回归分析时，应该注意这些方法的应用条件，比如要求资料满足正态性、因变量与自变量之间的关系为线性关系等。在具体的应用中，需要特别引起注意，否则会导致各种错误，造成结论不可信的局面。相关和回归分析常见的错误有：受试对象不具备同质性；对专业上不相关的变量进行相关与回归分析；不绘制散点图，或者散点图并不反映直线趋势，仍进行直线相关与回归分析；不考虑决定系数的大小就做出专业结论；未对多值名义的自变量赋哑变量；自变量筛选策略出现失误等。

第一节 散点图不呈直线变化趋势仍进行直线相关与回归分析

【例13-1】 为了探讨骨微损伤与骨形态指标的关系，研究者对 SD 大鼠的微破裂表面密度（CrSDn）和骨小梁厚度（Tb. Th）绘制散点图，如图13-1 所示。经过对两变量的直线相关和回归分析，得到相关系数 $r = -0.233$，$P = 0.048$，直线回归方程为：CrSDn = 52.417 -0.364Tb. Th。结论是：微破裂表面密度与骨小梁厚度存在负相关。请问该直线相关和回归分析的结果是否可信？

【辨析与释疑】 在进行直线相关分析时，首先要绘制散点图以了解两定量变量之间直线关系的密切程度和方向，将（X，Y）的 n 对数值绘在直角坐标系内，得到 n 个点，如果这 n 个点在不平行也不垂直于 X 轴的一条不太宽的长带内随机地分布着，且不存在明显的曲线趋势，才可以进一步做直线相关分析。由 CrSDn 与骨小梁厚度的散点图可以看出，这两个变量之间并不存在明显的直线变化趋势，所以不宜进行直线相关分析。另外，即使散点图呈明显直线趋势，由于相关系数 $r = -0.233$，决定系数（r^2）非常小，两变量的相关关系很可能没有太大的实际意义。

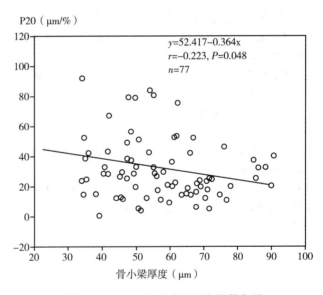

P20（μm/%）

$y=52.417-0.364x$
$r=-0.223, P=0.048$
$n=77$

骨小梁厚度（μm）

图 13-1 CrSDn 与骨小梁厚度的散布图

第二节 误用卡方检验结果解释相关关系

【例 13-2】 在 p53、p16 基因在骨肉瘤中表达及临床相关性研究中，研究者所得结果见表 13-1，其结论是：骨肉瘤中 p53 蛋白及基因的表达率明显高于骨软骨瘤（$P < 0.0005$），呈正相关；骨肉瘤中 P16 蛋白及 mRNA 的阳性表达率明显低于骨软骨瘤阳性表达率，两者之间有显著性差异（$P < 0.005，0.01$），呈负相关。

表 13-1　P53、P16 蛋白及 mRNA 在骨肉瘤和骨软骨瘤中的表达（%）

肿瘤类型	例数	P53 蛋白		P53 mRNA		P16 蛋白		P16 mRNA	
		阳性	%	阳性	%	阳性	%	阳性	%
骨肉瘤	85	55	64.7	56	65.9	45	52.9	46	54.1
骨软骨瘤	20	4	20.0	4	20.0	17	85.0	18	90.0
χ^2		13.1449		13.9146		6.8813		8.7586	
P		< 0.0005		< 0.0005		< 0.01		< 0.005	

【辨析与释疑】 该研究是为了比较两组的蛋白（或基因）阳性表达率是否相同，选择卡方检验或 Fisher 精确检验是可以的。但是卡方检验只能解释频数分布是否相同，不能用来解释两个因素间的相关性。两变量相关关系要通过相关分析来实现，如果是直线相关还要求变量均服从正态分布。文中提到的相关关系是就肿瘤类型和蛋白（或基因）表达而言的，它们都属于二值变量，不适合用来做相关分析。

第三节 未考虑决定系数的大小就做出肯定的相关结论

【例 13-3】 为了对骨巨细胞瘤中 P73 和 P15 蛋白表达的关系进行研究，研究者进行试验并得到表 13-2 数据，经过 Spearman 等级相关分析以后，得出结论：P73 和 P15 蛋白在巨细胞瘤中的表达呈正相关（$P < 0.05$）。

表 13-2　巨细胞瘤中 P73 和 P15 蛋白表达的关系

P73	P15				P
	−	+	++	+++	
−	11	3	3	1	
+	1	2	2	0	
++	1	0	1	2	0.003
+++	0	2	1	0	

注：Spearmen 相关性检验，$r = 0.389$。

【辨析与释疑】 本例资料中两个变量均为多值有序变量，采取 Spearmen 秩相关进行相关分析是可以的。但分析结果中相关系数 $r = 0.389$ 太小，尽管 $P < 0.05$，但是没有多大的实际意义。因为相关关系应该结合决定系数（r^2）来下结论，决定系数用来表示回归平方和在总的离均差平方和中所占的比例，用来说明两变量相关关系的实际意义。一般要求决定系数应大于 0.50，本例决定系数 $r^2 = 0.151$，远小于 0.50，因此两变量虽然存在相关性，但是相关关系的实际意义并不大，下结论时必须谨慎。

第四节   用 Spearmen 秩相关代替一致性检验

【例 13-4】 研究者为了探讨骨肉瘤组织中 PTEN 和 p53 表达的关系，进行了一系列试验并得到表 13-3 结果，采用 Spearmen 秩相关进行相关分析。结论是 PTEN 和 p53 的表达呈负相关（$r = -0.3710$，$P = 0.0189$）。

表 13-3   骨肉瘤组织中 PTEN 和 p53 表达的关系

PTEN	p53		合计
	+ ~ +++	−	
+ ~ +++	9	13	22
−	14	4	18
合计	23	17	40

注：Spearmen 等级相关系数，$r = -0.3710$，$P = 0.0189$。

【辨析与释疑】 本例中的资料是以配对四格表的形式呈现的，两个变量（PTEN 和 p53 表达）均为二值定性变量。若要考察骨肉瘤组织中 PTEN 和 p53 表达结果是否一致，可以对结果一致性部分作 Kappa 检验，或者对结果不一致部分作 McNemar χ^2 检验。Spearman 秩相关适用于不服从双变量正态分布的定量资料或等级资料，由于本例资料两个变量均为二值变量，因此用 Spearman 秩相关来分析是不正确的。

第五节   误用简单线性相关分析代替等级相关分析

【例 13-5】 在 Lenke Ⅰ型青少年特发性脊柱侧凸患者两侧肋骨长度的差异性研究中，研究者搜集了青少年特发性脊柱侧凸（AIS）患者 62 例，测量侧凸 Cobb 角，根据主弯侧 Cobb 角的大小把患者分为三组：A 组（Cobb 角 <40°）、B 组（40° < Cobb 角 <60°）、C 组（Cobb 角 >60°）。对每个患者的顶锥、顶锥上一锥体、顶锥下一锥体进行凸侧和凹侧肋骨长度测量。主要结果见表 13-4 所示。用配对资料 t 检验比较各锥体凸侧和凹侧肋骨长度差异，并对两侧肋骨长度差值与 Cobb 角采用两因素相关分析，结果认为两者之间存在显著正相关（$r = 0.324 \sim 0.429$，$P = 0.003 \sim 0.000$）。请问这种统计分析是否合理？

表 13-4 AIS 顶锥凸凹侧肋骨长度差异（cm, $\bar{X} \pm s$）

组别	例数	肋骨节段	凸侧肋骨长度	凹侧肋骨长度	t 值	P 值
A	28	顶锥上一锥体	26.4 ± 2.2	26.5 ± 2.4	-1.0	0.326
		顶锥	24.8 ± 3.0	25.3 ± 3.1	-5.0	0.000
		顶锥下一锥体	21.3 ± 4.3	21.7 ± 4.1	-4.7	0.000
B	25	顶锥上一锥体	26.6 ± 2.6	26.9 ± 2.5	-2.6	0.014
		顶锥	25.2 ± 3.4	25.8 ± 3.3	-4.5	0.000
		顶锥下一锥体	22.0 ± 4.3	22.6 ± 4.2	-4.8	0.000
C	9	顶锥上一锥体	25.0 ± 3.5	25.8 ± 3.5	-4.5	0.002
		顶锥	23.1 ± 3.8	24.7 ± 3.5	-5.8	0.000
		顶锥下一锥体	20.0 ± 4.4	21.3 ± 4.1	-3.4	0.010

【辨析与释疑】 该研究中对每个患者进行了 3 个锥体的凸侧和凹侧肋骨长度测量，因此对不同锥体测量是一个重复测量因素，从试验设计上来看该资料属于具有一个重复测量的两因素设计。原文采用两因素配对 t 检验和普通的直线相关分析均是错误的，如果要比较各组患者在不同锥体上的两侧肋骨长度差值是否具有统计学差异，可以选择具有一个重复测量的两因素设计方差分析；如果要考察 Cobb 角测量值和两侧肋骨长度差值是否具有相关性，需要绘制散布图观察两变量是否存在直线关系。若存在直线趋势，同时两变量都是随机变量且服从正态分布，可以做 Pearson 相关分析，否则要用 Spearman 秩相关分析。

第六节 用单变量分析代替多重 logistic 回归分析

【例 13-6】 在一项 Skp2 在骨肉瘤中的表达情况的研究中，主要的试验结果见表 13-5，研究者对每个相关因素采用卡方检验进行分析，结论是在骨肉瘤中，Skp2 蛋白在不同年龄、性别及组织类型中表达无显著性差异（$P > 0.05$），在不同病理分级、临床分期及远处转移组中，中低度分化组、Ⅱb ~ Ⅲ期组及有转移组分别明显高于高分化组、Ⅰ ~ Ⅱa 期组及无转移组（$P < 0.05$）。

表 13-5　Skp2 在骨肉瘤中的表达及其与临床指标的关系

项目	例数	Skp2 阳性（例,%）	P 值
男	27	12（44.44）	0.912
女	21	9（42.86）	
年龄＜18	29	13（44.83）	0.853
年龄＞18	19	8（42.11）	
组织类型			
骨母细胞型	17	7（41.18）	
软骨母细胞型	13	6（46.15）	0.967
纤维母细胞型	10	4（40.00）	
其他	8	4（50.00）	
高分化	18	4（22.22）	0.020
低分化	30	17（56.67）	
有肺转移	16	10（62.50）	0.030
无肺转移	32	11（34.38）	
临床分期			
Ⅰ～Ⅱa 期	20	5（25.00）	0.027
Ⅱb～Ⅲ期	28	16（57.14）	

【辨析与释疑】 该资料研究多个原因变量对一个结果变量的影响，由于结果变量是二值变量，因此可以采用多重 Logistic 回归的方法来处理，把所有变量一起纳入分析，建立最终的回归模型。原文对每一个影响因素进行单因素分析，然后根据其结果对每个因素的影响情况做出结论，这样的做法不够合理。单变量分析的结果在很多情况下是不可靠的，并不能反映其真实的效应，而且无法考察因素间的交互作用。

第七节　多重 logistic 回归分析中未明确定性变量的赋值方法

【例 13-7】 某研究考察一些相关因素对骨肉瘤复发的影响情况，原文的赋值情况见表 13-6。以骨肉瘤复发与否作为应变量，logistic 回归方程为 logit（P）＝－4.406＋1.376X1（χ^2＝6.084，P＝0.014），化疗后整合素 α v 表达是肿瘤复发的危险因素；以骨肉瘤侵袭与否作为应变量，logistic 回归方程为 logit（P）＝－128.387＋18.027X1＋37.153X7（χ^2＝30.126，P＝0.000），化疗后整合素 α v 表达与 Enneking 分期较高者为肿瘤侵袭的危险因素。

表 13-6　多因素分析骨肉瘤各变量赋值标准

变量	指标	赋值标准
X1	化疗后整合素 α v 表达	（－）、（＋）、（＋＋）
X2	化疗后整合素 PCNA 表达	（－）、（＋）、（＋＋）
X3	性别	女、男
X4	年龄	
X5	肿瘤发生部位	股骨、胫腓骨、其他
X6	肿瘤组织类型	骨母细胞型、软骨母细胞型、其他
X7	Enneking 分期	Ⅰ期、ⅡA期、ⅡA期、Ⅲ期
X8	手术方式	保肢手术、截肢手术
X9	侵袭周围组织	侵袭周围组织、未侵袭周围组织
X10	12 月内肿瘤复发	复发、未复发
X11	12 月内肿瘤转移	转移、未转移

【辨析与释疑】　本例是为了研究多个自变量对一个结果为二值的因变量的影响，因此可以进行多重 logistic 回归分析。进行该分析时，首先是要明确各因素的赋值标准，原文中虽然给出了各因素的赋值表，但实际上并没有清楚地交代因素各水平对应的取值情况，这样我们有理由对回归方程的可靠性产生怀疑。进行多重 logistic 回归分析时，自变量的种类可以是连续变量（定量）和分类变量（定性），对于连续变量的赋值，一般采用其原始值即可（也可以根据某项标准把定量变量转换成定性变量，然后把其当作定性变量来处理）。对于分类变量的赋值，二值变量一般对两个取值水平赋值 0 和 1；多值名义变量要赋哑变量；多值有序变量处理要根据具体情况来处理，办法有以下两种：一是将原等级数量化后直接引入分析，二是当作名义变量来赋哑变量。本例各因素的赋值情况如表 13-7 所示（仅供参考）。

表 13-7　多因素分析骨肉瘤各变量赋值标准

变量	指标	赋值标准
X1	化疗后整合素 α v 表达	（－）＝0、（＋）＝1、（＋＋）＝2
X2	化疗后整合素 PCNA 表达	（－）＝0、（＋）＝1、（＋＋）＝2
X3	性别	女＝0，男＝1
X4	年龄	取原始值
X5	肿瘤发生部位	股骨、胫腓骨、其他（引入 2 个哑变量）
X6	肿瘤组织类型	骨母细胞型、软骨母细胞型、其他（引入 2 个哑变量）
X7	Enneking 分期	Ⅰ期＝0、ⅡA期＝1、ⅡA期＝2、Ⅲ期＝3
X8	手术方式	保肢手术＝0、截肢手术＝1
X9	侵袭周围组织	侵袭周围组织＝0、未侵袭周围组织＝1
X10	12 月内肿瘤复发	复发＝0、未复发＝1
X11	12 月内肿瘤转移	转移＝0、未转移＝1

第八节　变量筛选策略失误

【例 13-8】　在骨巨细胞瘤（GCT）复发预后的影响因素的研究中，研究者收集了 146 例骨巨细胞瘤患者的临床资料，发现可能与 GCT 复发有关的临床因素有：性别、年龄、影像学 Campanacci 分级、病理学 Jaffe 分级、手术方式、局部处理、发病时间等 13 项临床因素。研究者首先进行单因素相关分析，然后以单因素分析有意义的 7 项临床因素作为自变量，以 GCT 是否复发作为应变量，进行 logistic 回归分析，变量筛选采用 Backward 法（后退法）。结果只有"手术方式"对 GCT 复发具有影响，回归系数为 −0.1976，$P = 0.1011$，$OR = 0.1377$，95% 可信区间（0.1178～0.1797）。请问该 logistic 回归分析过程是否正确？

【辨析与释疑】　原文中先对每个自变量进行了单因素分析，然后依据单因素分析的结果进行自变量的筛选，将 $P < 0.05$ 的自变量纳入到多重 logistic 回归分析中，这是一种不恰当的分析策略。由于自变量之间可能存在相互作用，单个自变量对因变量的贡献受到其他自变量是否参与的影响，也就是说单个自变量的作用与其他自变量是否被选入方程有关。依据单因素分析的结果筛选进入多重回归方程的自变量，这种做法的错误就在于它可能会漏掉某些"重要的自变量"，这些变量的特点是它们单独对因变量的贡献较小，但是一旦与某些变量同时在回归方程中时可能会发挥很大作用。

正确的变量筛选策略是：当自变量不是特别多时，应尽可能使全部自变量都有机会参与变量筛选过程；当自变量特别多且样本含量又不太大时（一般要求样本含量为自变量个数的 5～10 倍以上，回归分析的结果比较稳定），可以将单因素分析中 $P > 0.5$ 的那些自变量暂时不参与自变量的筛选过程，必要时可从其中随机抽取几个与拟参与自变量筛选的那些自变量一并考察。

本例中总的样本含量为 146 例，与死亡相关的危险因素有 13 个，样本含量为自变量个数的 11 倍，故可以考虑将所有自变量直接纳入多重 logistic 回归方程，然后在多重回归方程中进行自变量的筛选。值得肯定的是原作者在最后进行多重 logistic 回归分析时，使用了后退法进行变量筛选，当然这种做法还不够完善，得到的结果可能不是最理想的。多重回归分析中的每种变量筛选方法都有其优缺点，究竟哪一种筛选变量的方法最好，没有绝对的定论。后退法的局限在于剔除标准较大时，任何一个自变量都不能被剔除；剔除标准很严格时，开始被剔除的自变量后来在新条件下即使变得对因变量有较大的贡献了，也不能再次被选入回归方程并参与检验。最好，再增加几种其他筛选自变量的方法（如前进法、逐步法等）。当多种筛选变量的方法给出相同的结果时，可信度就比较高。否则，需要通过比较，从中选出相对好的结果作为最终结果。

【例 13-9】　为了分析影响人工全髋关节置换术（THA）后下肢深静脉血栓形成（DVT）的危险因素，研究者对 98 例（118 个关节）人工全髋关节置换术后 DVT 发生情况进行分析。对 17 项临床因素与人工关节置换术后 DVT 形成的相关性进行了分析。分类变量用卡方检验，多因素分析用 logistic 回归分析。资料及分析结果见表 13-8 和表 13-9。研究结论：年龄、肥胖及肢体延长大于 2cm 是人工关节置换术后发生 DVT 的危险因素，而硬膜外麻醉和踝泵练习是减少术后发生 DVT 的保护因素。请问：此研究结论可信吗？为什么？

表 13-8 临床分类变量与人工全髋关节置换术后 DVT 形成的单因素分析

临床相关因素	有 DVT (例)	无 DVT (例)	OR 值 (95% CI)	P 值	临床相关因素	有 DVT (例)	无 DVT (例)	OR 值 (95% CI)	P 值
年龄					激素				
41~60	12	31	1		无	34	55	1	
61~70	19	21	2.887 (1.135~7.346)	0.024	有	7	2	5.662 (1.111~28.857)	0.022
>70	10	5	5.167 (1.460~18.279)	0.008	静脉曲张				
性别					无	39	54	1	
男	18	37	1		有	2	3	0.923 (0.147~5.789)	0.932
女	23	20	2.364 (1.039~5.380)	0.039	手术入路				
BMI					后外侧	22	28	1	
<24	13	36	1		外侧	19	29	1.132 (0.518~2.472)	0.756
24~28	20	19	2.915 (1.194~7.116)	0.017	手术医生				
>28	8	2	11.077 (2.076~59.093)	0.001	甲	21	22	1	
OA					乙	24	35	0.718 (0.325~1.586)	0.412
否	17	29	1		骨水泥				
是	24	28	1.462 (0.651~3.286)	0.357	无	22	48	1	
RA					有	19	9	4.606 (1.799~11.792)	0.001
否	31	41	1		髋关节手术				
是	10	16	0.827 (0.330~2.069)	0.684	单	32	52	1	
糖尿病					双	9	5	2.925 (0.900~9.505)	0.066
无	35	53	1		麻醉				
有	6	4	2.271 (0.598~8.633)	0.219	全麻	35	38	1	
饮酒					硬膜外	6	19	0.343 (0.123~0.957)	0.036
无	26	50	1		肢体延长长度				
有	15	7	3.571 (1.270~10.042)	0.013	≤2cm	35	56	1	
吸烟					>2cm	6	1	9.600 (1.109~83.136)	0.015
无	33	52	1		踝泵练习				
有	8	5	2.521 (0.760~8.366)	0.122	无	31	22	1	
					有	10	35	0.203 (0.083~0.494)	0.000

表 13-9　临床分类变量与人工关节置换术后 DVT 形成的多因素分析

相关因素	回归系数 B	标准误	Wald χ^2	P 值	OR 值（95% CI）
年龄	0.669	0.328	4.151	0.042	1.952（1.026~3.715）
BMI	1.209	0.408	0.778	0.003	3.349（1.505~7.451）
麻醉方式	-2.025	0.615	10.829	0.001	0.132（0.040~0.441）
肢体延长	1.998	0.963	4.303	0.038	7.376（1.116~48.733）
踝泵练习	1.329	0.492	7.295	0.007	0.265（0.101~0.694）

【辨析与释疑】　此研究结论不可信。理由是：一方面，研究者没有交代进行 logistic 回归分析时是否进行变量筛选以及如何进行变量筛选，因此读者无法判断研究者所进行的 logistic 回归分析是否正确。另一方面，研究者也没有交代进行单因素分析的目的是什么，是不是只将单因素分析时 OR 值 95% 置信区间不包括 1 的那些因素引入 logistic 回归分析模型，由于论文中没有交代，读者也不得而知，但如果研究者的确这样做了，则此 logistic 回归分析是错误的，因为通过单因素分析来筛选变量的方法是不正确的（错误的原因同上一例）。

第九节　回归模型中包含没有统计学意义的自变量

【例 13-10】　为了分析影响人工关节置换术后下肢深静脉血栓形成（DVT）的临床风险因素，研究者对 128 个人工髋、膝关节置换术术后 DVT 发生情况进行分析。对 19 项临床因素与人工关节置换术后 DVT 形成的相关性进行了 logistic 回归分析，最终进入模型的相关因素有 4 个，具体见表 13-10，请问该 logistic 回归模型是否合理？

表 13-10　临床因素与人工关节置换术后 DVT 形成的多因素分析

相关因素	回归系数	标准误	wald X^2	P 值	OR 值	OR 值（95% CI）	
						最低	最高
性别	0.303	0.768	8.989	0.003	10.008	2.220	45.115
BMI 分组	1.129	0.600	3.547	0.060	3.094	0.955	10.023
术前诊断为 RA	-1.641	0.811	4.095	0.043	0.194	0.040	0.950
骨水泥的使用	2.185	0.644	11.500	0.001	8.887	2.514	31.413

【辨析与释疑】　在考察多个自变量对因变量的影响时，有些自变量对因变量的影响可能很小。如果将一些不重要的自变量纳入模型，会影响预测的精度。因此，多重线性回归分析或者多重 logistic 回归分析中常常需要对自变量进行筛选，最终在回归方程中只保留具有统计学意义的自变量。本例中结果变量为是否有血栓形成，要研究的影响因素共有 19 个。从表 13-10 中可以看出，"BMI 分组"这个自变量对应的 P 值大于 0.05，其 OR 值的

95% 置信区间包含 1。也就是说在这个回归方程中包含了无统计学意义的自变量，此时拟合的多重 logistic 回归方程很可能无法反映真实的情况。合理的做法是先进行变量筛选，然后将有统计学意义的自变量纳入回归方程，进而判断危险因素的影响大小或者进行预测。

第十节　误用多重线性回归分析处理结果变量为定性变量的资料

【例 13-11】　在一项骨肉瘤预后的影响因素研究中，研究者对 54 例骨肉瘤患者进行随访，对 13 个主要的影响因素采取多重线性回归分析，变量筛选采用逐步法。变量的赋值情况和多重线性回归分析结果见表 13-11、表 13-12 和表 13-13。回归方程为：$\hat{Y} = 0.3538 + 0.2427X5 + 0.3622X9 + 0.1105X10$。复相关系数 $R = 0.5687$，$F = 13.4842$，$P < 0.01$。结论为：肿瘤细胞核 DNA 倍体水平、X 线分级和外科分期是影响患者预后的主要因素。请问该资料统计分析是否合理？

表 13-11　预后情况影响因素及赋值

变量	意义	赋值
Y	预后	死亡 = 1 成活 = 2
X_1	性别	女 = 1 男 = 2
X_2	年龄	自然年龄值
X_3	肿瘤部位	中央 = 1 近端 = 2 远端 = 3
X_4	症状时间	< 4 个月 = 1 4 ~ 6 个月 = 2 > 6 个月 = 3
X_5	X 线分级	Ⅲ级 = 1 Ⅱ级 = 2 Ⅰ级 = 1
X_6	X 线分型	溶骨型 = 1 硬化型 = 2 混合型 = 3
X_7	病理分型	成骨型 = 1 其他型 = 2
X_8	肿瘤大小	< 10cm = 1 ≥ 10cm = 2
X_9	外科分期	≥ ⅡB = 1 < ⅡB = 2
X_{10}	DNA 倍体	Tr = 1 HA = 2 Te = 3 LA = 4 O = 5
X_{11}	90s	DNA FCM 测定值
X_{12}	PI	DNA 测定值
X_{13}	AgNOR 数	油镜下 200 个细胞均值

表 13-12　多重线性回归各因素偏回归系数及其假设检验

变量	偏回归系数	F	P
X_1	0.1215	0.5989	0.4436
X_2	0.1195	0.5790	0.4512
X_3	0.0177	0.0126	0.9112
X_4	0.0247	0.0244	0.8766
X_5	0.2517	2.7062	0.1078
X_6	0.0099	0.0039	0.9505
X_7	0.0510	0.1042	0.7486
X_8	0.0332	0.0441	0.8348
X_9	0.3292	4.8633	0.0332
X_{10}	0.2791	3.3790	0.0735
X_{11}	0.1473	0.8877	0.3517
X_{12}	0.2210	2.0532	0.1597
X_{13}	0.1029	0.4428	0.5165

表 13-13　多重逐步回归自变量 X 对 Y 的作用

依次进入方程的自变量	在方程中的 F 值	对 Y 作用大小次序
X_9	6.5613	3
X_{10}	8.4347	1
X_5	6.7693	2

【辨析与释疑】　从文中的叙述可以看到，原作者在进行多重回归分析时，计算了复相关系数、剩余标准差与 F 值，说明其使用的回归方法是多重线性回归，这一点从回归方程的表达式中也可以看出。在多重线性回归分析中，因变量必须是定量变量，同时还要求自变量与因变量之间的关系为线性关系，每一组自变量对应的因变量服从正态分布，且各个正态分布的方差相等。然而在本例中，因变量为二值变量，属于定性变量，并不符合多重线性回归分析的应用条件，这里使用多重线性回归显然是不对的。合理的做法是选择结果变量为二值变量的 logistic 回归分析方法。

　　无论是多重线性回归分析还是多重 logistic 回归分析，其自变量可以是连续变量，也可以是二值变量、多值名义变量和多值有序变量，在对自变量的处理上，有一些需要注意的地方。对于连续变量，直接将其原始值引入回归模型进行计算即可；对于二值变量，需要将其量化（通常赋 0 和 1 两种值）后代入回归方程；对于多值名义变量，则需要产生哑变量，然后将哑变量引入回归模型进行分析，如果该变量有 k 个水平的话，则应该产生 $k-1$ 个哑变量，此时，回归方程中将有 $k-1$ 个回归系数与之对应；如果自变量是多值有序变量，有两种处理方式，可以量化后按连续变量处理，也可以像多值名义变量那样产生哑变量。在 SAS 软件的一些分析过程中，比如说 logistic 过程，虽然不需要使用者自己再去产生哑变量，但是仍需在 class 语句中指明多值名义变量，其输出结果中，每个多值名义变量对应着多个参数估计值，也就是回归系数。本例中自变量 X_6 和 X_{10} 明显属于多值名义变量，因此在赋值时应该采用赋哑变量的方法来处理。

参 考 文 献

1. 戴如春，廖二元，杨川，等. 应用多元线性回归分析探讨骨微损伤的间接判定方法. 中国骨质疏松杂志，2003，9（4）：299 – 303.

2. 李永昊，肖玉周，俞岚，等. P53、P16 基因在骨肉瘤中表达及临床相关性研究. 中国骨肿瘤骨病，2007，6（3）：162 – 165.

3. 李旭，范姝丽，李岩，等. 细胞周期蛋白激酶抑制剂诱导尤文肉瘤细胞凋亡作用的机制. 中国骨肿瘤骨病，2007，6（1）：11 – 13.

4. 仲江波，高聿同，房清敏，等. PTEN 和 p53 在骨肉瘤中的表达及其临床意义. 中国骨肿瘤骨病，2006，5（6）：360 – 363.

5. 张劲松，杨述华，陈述伟，等. Skp2 在骨肉瘤中的表达及临床意义. 中国骨肿瘤骨病，2006，5（3）：154 – 159.

6. 邱勇，孙光权，朱泽章，等. Lenke I 型青少年特发性脊柱侧凸患者两侧肋骨长度的差异性研究. 中国骨肿瘤骨病，2008，7（2）：67-70.

7. 黄云鹏，林建华，林志雄. 化疗对骨肉瘤整合素 α v、PCNA 表达的影响. 中国骨肿瘤骨病，2006，5（1）：30 – 33.

8. 郭乾臣，沈靖南，王晋，等. 影响骨巨细胞瘤复发的预后因素分析. 中华外科杂志，2006，44（12）：797 – 780.

9. 顾海伦，王欢，段景柱. 人工全髋关节置换术后下肢深静脉血栓形成的多因素分析. 中国骨伤，2007，20（9）：611 – 613.

10. 关振鹏，吕厚山，陈彦章，等. 影响人工关节置换术后下肢深静脉血栓形成的临床风险因素分析. 中华外科杂志，2005，43（20）：1317 – 1320.

11. 应明，张文明，刘植珊，等. 骨肉瘤患者的预后因素. 中华外科杂志，1996，33（2）：93 – 96.

第三篇　医学统计学要览

第十四章　科研设计要览

本章将以"问题形式"和"框图形式"呈现科研设计的要览，内容包括"科研设计概述"、"试验设计要览"、"临床试验设计要览"和"调查设计要览"。

第一节　以问题形式呈现科研设计要览

一、科研设计包括哪些内容?

科研设计包括专业设计与统计研究设计两大类。其中专业设计包括基本常识和专业知识；而统计研究设计包括试验设计、临床试验设计和调查设计。

二、为什么专业设计中要包括基本常识?

所谓专业设计，顾名思义，就是从专业角度考虑，要使一项科研工作达到事先确定的目标需要做哪些必要的准备和安排。其中，有些东西是必需的，是不假思索就应当那样做的，称为"基本常识"。例如，通常中国人一提到吃饭，就会想到要用碗和筷子；而西方人就会想到要用盘子、刀子和叉子。又例如，研究骨质疏松症对人体造成的伤害有多么严重时，必须排除年龄、性别、锻炼情况、钙的摄入和吸收情况、接收阳光照射情况等重要非试验因素的影响。若受试者都是女性时，不仅要注意年龄，更要注意"是否绝经"、"绝经时间长短"等对观测结果所造成的不同影响。在进行此类科研课题的试验设计时，有意识地使上述提及的重要非试验因素的影响在骨质疏松组与非骨质疏松组保持均衡一致（即具有可比性），所得出的结论才具有令人相信的基础。这充分说明：灵活运用"基本常识"在专业设计中起着举足轻重的作用。

三、基本常识与专业知识的区别是什么?

可以这样说，基本常识是专业知识中的 ABC，而专业知识则是较高深、较专门的知识和技能。例如，高楼大厦失火了，室内的人不要跳楼逃生，要尽快用湿毛巾盖住口和鼻、顶着湿被子离开着火的房间，这属于基本常识；而如何有效地抢救人员和扑救大火，则需要掌握消防知识和拥有消防器材的专业人才，这主要靠专业知识和专门技能；又例如，有人中毒了，尽快将患者送往救治能力强的医院，属于基本常识；而如何快速诊断是什么东西引起的中毒、如何尽快解救中毒患者，则需要有相关的专业知识和临床经验的医护人员。完成任何一项生物医学或临床研究课题，从科研设计、具体实施与质量控制、数据收集与处理，到统计与专业结论的表述，通常都离不开正确运用基本常识与专业知识。

四、试验设计、临床试验设计和调查设计的共性是什么？

所谓"共性"，就是三种统计研究设计都具有的某些特性。三种统计研究设计的共性如下：在开展科研工作之前，制定完善的统计研究设计方案，在尽可能节省人力、物力、财力和时间的前提下，严格控制各种非试验因素的干扰和影响，尽可能准确地反映多个试验因素及其交互作用对观察结果的效应大小，使随机变量的规律性更好地显露出来，从而达到"科学严谨、经济高效、准确可靠"的研究目的。

五、试验设计、临床试验设计和调查设计的个性是什么？

所谓"个性"，就是三种统计研究设计各自所独有的某些特性。现分述如下。

试验设计：一般指在试验室进行的小规模试验研究所对应的设计。其受试对象通常是动物或样品，各试验因素可由研究者根据专业知识选定，非试验因素也比较容易控制，因此，若采用科学的试验设计方法，可以同时考察很多试验因素及其交互作用对观测结果的影响大小，可以将重要的非试验因素的干扰和影响控制在最低水平，组间的可比性好，数据的说服力强，所获得的结果准确可靠。

临床试验设计：一般来说，其受试对象是正常人和病人。研究者必然要面对"伦理道德和受试者依从性"两大难题的挑战。怎样设置对照组、如何遵守伦理道德、如何选择和剔除受试者、如何提高受试者的依从性、如何控制偏性等问题的合理解决，就是临床试验设计的最重要的内容。

调查设计：在没有任何人为干预的前提下，对客观存在的事物或现象或受试对象进行被动的观察，要根据拟完成的调查任务，结合专业知识和统计学知识，把现场可能碰到的各种问题尽可能考虑周到，以免在调查结束后，面对"漏项和缺项无法弥补"所带来的尴尬，甚至导致调查研究前功尽弃的悲惨结局。对于一些敏感性调查问题，应采取切实可行的技术方法，以提高调查结果的可信度。

六、科研设计的正确指导思想是什么？

（一）确定的研究目标必须具有物质基础，绝对不能是虚无缥缈的。例如，有人想制造出"永动机"、也有人想用水制造出"油"，这都是痴人说梦话。

（二）在理论和实践上都有可能实现的目标一旦确立之后，就要牢牢锁定研究目标，所做的一切考虑和所采取的各种措施都是为了多快好省地实现这一目标。

（三）应遵从各种研究类型自身的规律，把握其个性特征。

（四）开展科研工作之前，应制定出科学、完善、严谨和具有可操作性的科研设计方案。

七、如何获得完善的科研设计方案？

请两方面专家修改方案：知识面宽广的同行专家和实践经验丰富的统计学专家。

八、完善的科研设计方案的标志是什么？

（一）人力、物力、财力和时间满足设计要求。

（二）试验设计的"三要素"和"四原则"均符合专业和统计学要求。

（三）重要的试验因素和观测指标没有遗漏，并作了合理安排。

（四）重要的非试验因素都得到了很有效的控制。

（五）研究过程中可能出现的各种情况都已考虑在内，并有相应的对策。

（六）对操作方法、试验数据的收集、整理、分析等均有一套明确的规定和方法。

第二节 以问题形式呈现试验设计要览

一、试验设计三要素是什么？其具体内容是什么？

在统计学中，常把"影响因素、受试对象和试验效应（常简称为观测指标）"称为试验设计的三要素，之所以这样称呼它们，因为它们是任何一项试验研究所不可缺少的。其具体内容如下：

（一）何为影响因素？它包括哪些内容？

所谓影响因素，就是在扣除了个体差异之后，其不同取值或表现将对观测结果造成不同影响的条件的总称，影响因素包括试验因素和非试验因素。试验因素是研究者关心的由研究者施加给受试对象的性质相同（如某药物的四个不同剂量）或取值相反（如某药物用与不用）的试验条件（通常由研究者施加给受试对象）的总称；非试验因素是研究者并不想关心但它确实会影响观测结果的性质相同（如血型、职业等）或取值相反（如性别、是否抽烟、是否饮酒等）的特定条件（通常来自受试对象的特定属性）的总称。非试验因素又可分为一般非试验因素和重要非试验因素，前者不同水平对观测结果的影响之间的差别较小、后者不同水平对观测结果的影响之间的差别较大。

（二）何为受试对象？

试验因素作用的承受者被称为受试对象。例如，为了观察某降压药的疗效，让高血压大鼠服用一定剂量的此种药物。则用于此试验研究的高血压大鼠就是此项试验研究的受试对象。受试对象可以是正常人或某病患者、某种动物、样品（细胞、组织、器官等）。

（三）何为试验效应？

试验因素作用于受试对象后产生的效应被称为试验效应，通常借助观测指标来体现。例如，观测某降血压药物作用于某种高血压动物后，血压改变值（用药前的血压值减去用药后的血压值）常被用作评价降压药疗效好坏的疗效指标。

二、试验设计四原则是什么？其内容与作用是什么？其各自的作用是什么？其总的作用是什么？

（一）何为试验设计四原则？

试验设计的四个基本原则分别是随机、对照、重复和均衡原则，简称试验设计四原则。

（二）何为随机原则？其形式有哪些？其作用是什么？

随机有两层含义：其一，总体中任何一个个体都有同等机会被抽出，进入样本；其二，样本中任何一个个体都有同等机会被分配到任何一个组中去。

随机的形式通常有三种：其一，完全随机。任何一个个体在被分组之前，未对其附加任何限制条件，是被完全随机地分配的；其二，分层随机。受试对象先按某个或某些属性（如性别、病情、病程等）被分成若干个小组，每个小组中的那些受试对象在所考察的属性上是完全相同或基本一致的，它们再被完全随机地分配到目标组（即试验组与对照组或多个试验组）中去；其三，动态随机。先根据专业知识，平行地排列出几个重要的非试验因素，并明确标记出它们的水平，将按顺序到来的前两个受试对象随机分入试验组与对照组，当分配随机到来的第三个受试对象时，将其依次放入试验组和对照组各一次，考察两组受试对象在所考察的几个重要非试验因素上的差距大小，取差距最小的那种放置当前这个受试对象的分组结果。

随机的作用是消除或减弱人为因素（含心理因素）对抽样或分组结果可能造成的不利影响。

（三）何为对照原则？其形式有哪些？其作用是什么？

所谓设置对照组，就是设计参照物或比较的对象之义。

通常对照有下列几种形式：即自身对照、同源对照、条件相近者对照、空白对照（或正常对照）、试验对照、标准对照（阳性对照）、相互对照和历史或中外对照。

对照组的数目总是一个吗？若设计类型为单因素两水平设计，则通常只有一个对照组；若设计类型为单因素多水平设计，则有时有一个空白对照组，有时几个水平组之间互为对照；若是某种多因素设计类型，则可能有多个对照组，但特定的对照组总是属于某个特定因素的某个水平。

对照的作用是构筑起对比的基础，使试验因素各水平组之间在一切非试验因素方面取值相同，以便排除其对观测结果的干扰和影响，更真实地显露出试验因素不同水平效应之间的差别。

（四）何为重复原则？其形式有哪些？其作用是什么？

重复原则是在相同试验条件下，应做足够多次独立重复试验，常称为"样本含量估计"问题。

重复的形式有三种：第一种为重复取样，例如，从每位患者身上取一管血样标本，将其均分成5份，在尽可能短的时间内，同时对它们检测同一个定量指标的取值。第二种为重复测量，例如，从每位患者身上取一管血样标本，将其均分成5份，分别放置不同时间之后再依次测量其中某物质的含量。第三种为重复试验，例如，选取患有相同疾病、病情和病程相同、性别相同、年龄相近的5位患者，从每位患者身上取一管血样标本，共得到5份血样标本，观测每份标本中某种物质的含量。

重复取样的作用是仅在于评价某种物质含量在样品中的分布是否均匀；重复测量的作用是考察某定量指标随时间推移的动态变化规律；而重复试验的作用是为了消除以个体差异为主要误差的各种试验误差对试验结果的影响，真实地反映出特定试验条件（若是单因素设计，就是其一个特定的水平；若是多因素设计，就是多个因素的一种特定的水平组合）所产生的试验效应的大小。

（五）影响样本含量估计的因素有哪些？

有7个方面：①第一类错误概率大小 α。α 越小所需样本含量越大；②第二类错误概率大小 β 或检验效能 (1-β)。β 越小，检验效能 (1-β) 越大，所需样本含量越大；③容许误差 δ（通常指研究者要求的或客观实际存在的样本统计量与总体参数间或样本统计量间的差值）。容许误差 δ 越小，所需样本含量越大；④有关总体参数数值（如总体标准差 σ 或总体率 π）。σ 越大，所需样本含量越大；π 越接近 0.5，所需样本含量越大；⑤双侧检验较单侧检验需要更大的样本含量；⑥设计类型不同，所需样本含量也不同；⑦比较类型不同（差异性检验、非劣效性检验、等效性检验、优效性检验），所需样本含量也不同。

（六）什么叫做检验功效或检验效能？

若真实情况为原假设（如 H_0：$\mu_1 = \mu_2$）不成立，通过检验，能拒绝原假设的概率大小，通常用 (1-β) 表示。换句话说，就是能发现客观上存在的差别的能力的大小。可借助表 14-1 来直观看出。

表 14-1   以真实情况为金标准计算特定检验结果出现的概率

真实情况	特定检验结果出现的概率	
	检验结果： H_0 成立	H_0 不成立
H_0 成立	正确接受 H_0，(1-α)	犯 I 类错误，(α)
H_0 不成立	犯 II 类错误，(β)	正确拒绝 H_0，(1-β)

（七）影响检验效能的因素有哪些？

以两均数 Z 检验公式为例：$Z = \dfrac{\overline{X}_1 - \overline{X}_2}{\sqrt{\dfrac{\sigma_1^2}{n_1} + \dfrac{\sigma_2^2}{n_2}}}$

影响检验效能的四个因素分别如下：①总体参数的差异越大，检验效能越大；②个体差异（σ）越小，检验效能越大；③样本含量越大，检验效能越大；④检验水准 α 定得越大，检验效能越大。

（八）何为均衡原则？提高均衡性的策略是什么？其作用是什么？

均衡原则是：试验组与对照组间除了所考察的试验因素的水平不同外，其他一切试验因素和非试验因素对试验组与对照组的影响是完全相同的或几乎一样的。

提高均衡性的策略可分为两类，其一，取决于人；其二，取决于内容。就"人"而言，制定试验设计方案初稿的人应具有丰富的专业知识，确保方案初稿的质量较高；应多请几位有经验且热心帮助的同行专家协助修改和完善设计方案；最好，再请几位有丰富统计学知识和经验的统计学专家协助修改和完善设计方案。就"内容"而言，从试验设计到统计分析方法的选择，在多个环节上的正确把握，将有利于提高组间的均衡性。这些环节是：①制定合理的"纳入与排除"受试对象的标准；②采取盲法，降低来自受试者和研究者心理因素和人为因素对观测结果的影响；③按重要非试验因素对受试者进行分层随机化；④确保各组有足够大的样本含量；⑤采用相应设计定量资料的协方差分析，消除定量因素对定量结果的影响。

均衡原则的作用是全面把握整体设计中各试验因素所对应的水平组之间的可比性，在试验设计的多个环节与多个阶段中尽可能消除或降低一切非试验因素对结果的干扰和影响，增加结论的可信度。

（九）试验设计四原则总的作用是什么？

试验设计四原则总的作用是使人们能透过事物的表面现象看清其本质，使所得出的科研结论经得起时间和实践的检验。

三、与单因素设计有关的问题有哪些？

（一）单因素设计有哪些具体的设计类型？

单因素设计类型具体可分为：单组设计、配对设计（严格地说，它应归类于随机区组设计）、成组设计（或单因素两水平设计）和单因素多水平设计。

（二）配对设计与成组设计的异同点是什么？

共同点：试验因素都是两水平的。不同点：在配对设计中，处于同一对的两个数据被认为受到非试验因素的影响是完全相同的；而在成组设计中，两组的数据之间是互相独立的。

（三）配对设计与随机区组设计的异同点是什么？

共同点：从本质上看，它们都是两因素设计。两个因素中有一个为区组因素，另一个为试验因素。区组因素可以有以下多种情形：其一，单个体型区组因素，即每个区组中的全部数据来自同一个个体或样品；其二，多个体型区组因素，即来源（窝或胎）相同的两个或多个个体形成区组；其三，多个体型区组因素，即在重要非试验因素方面非常接近的两个或多个个体形成区组。

不同点：配对设计资料可以通过每对数据相减所得差量为效应指标的取值，从而消去区组因素，把配对设计简化成为单组设计；而随机区组设计无法通过减法消去区组因素。

（四）与自身配对设计有关的特殊问题有哪些？

1. 自身配对设计有哪些具体表现形式？通常，自身配对设计有下列几种具体表现形式：第一种，处理前、后，观测一组个体（或样品）某定量指标的取值（处理前为空白对照）；第二种，将每个样品一分为二，分别施加 A、B 处理，观测每份样品某定量指标的取值；第三种，对一组样品先后用 A、B 两种方法检测某定量指标的取值；第四种，对一组患者（或样品）先后用 A、B 两种药物治疗（或处理）再检测某定量指标的取值。

2. 何时的结果是不准确的？第四种自身配对设计的结果是不准确的，因为药物通常会改变指标的取值，所以，B 药产生的结果中包含了 A 药的影响。

3. 何时适合进行一致性评价？第三种自身配对设计一元定量资料适合进行一致性评价。

4. 自身配对设计一元定量资料的常规分析目的和特殊分析目的分别是什么？自身配对设计一元定量资料的常规分析目的是进行差异性检验，即从平均水平角度看，全部对子的差量之均值与 0 之间的差别是否具有统计学意义，常用统计分析方法为配对设计一元定量资料 t 检验、符号检验及符号秩和检验；特殊分析目的是一致性检验，此检验应能体现出每对数据之间的吻合程度，正确的统计分析方法为简单直线回归分析，但应满足截距与 0、斜率与 1 之间的差别均无统计学意义时，才可认为两种检测结果是一致的，此时，用差异性检验和简单相关分析都是错误的。

（五）配对设计与成组设计统计分析方法误用的后果是什么？

若误用配对设计一元定量资料统计分析方法处理成组设计一元定量资料，通常情况下会增大犯假阳性错误的概率。因为它将原本无法扣除的个体差异给扣除掉了，导致检验统计量的分母中的标准误变小，而使检验统计量的值容易超过其相应的临界值；反之，若误用成组设计一元定量资料统计分析方法处理配对设计一元定量资料，通常情况下会增大犯假阴性错误的概率。因为它将原本可以扣除的个体差异未予扣除掉，导致检验统计量的分母中的标准误变大，而使检验统计量的值容易低于其相应的临界值。

四、与随机区组设计有关的问题有哪些？

（一）随机区组设计的试验结果的可信度何时高于单因素 k 水平设计的试验结果？

对于同一个实际问题，若分别进行了单因素 k 水平设计和多个体型区组因素的随机区组设计的试验（样本含量相同），收集了相同的定量指标的取值，何时基于随机区组设计的试验结果的可信度高？

当所考察的区组因素（无论是单一的还是复合型的）对定量观测结果的影响具有统计学意义或在专业上具有实际意义时，基于随机区组设计的试验结果的可信度高于相应规模的单因素 k 水平设计的试验结果，因为它对试验误差的估计更准确。

（二）如何看待随机区组设计一元定量资料方差分析中的合并计算问题？

当随机区组设计一元定量资料方差分析的结果显示区组因素无统计学意义时，应将其合并到误差项中去，即采用单因素 k 水平设计一元定量资料方差分析处理定量资料。请问：是合并前的误差均方大还是合并后的误差均方大？

很难说！因为误差均方为误差项的离差平方和除以误差项的自由度所得之商。合并前，为随机区组设计一元定量资料的模型误差均方 $MS_{\text{区组误差}} = SS_{\text{模型误差|区组}}/df_{\text{模型误差|区组}}$；合并后，为单因素 k 水平设计一元定量资料的模型误差项 $MS_{\text{单K误差}} = (SS_{\text{模型误差|区组}} + SS_{\text{区组}})/(df_{\text{模型误差|区组}} + df_{\text{区组}})$。由此可见，合并后，误差项的离差平方和增加了，自由度也增加了，其商是增大还是缩小，取决于具体资料的计算结果。但总的来说，此时误差项的自由度肯定变大了，对误差的估计更合理，所得出的结论更可信。

五、与拉丁方设计和交叉设计有关的问题有哪些？

（一）如何正确使用拉丁方设计？

在拉丁方设计中，若每行上仅使用一个个体，称为单个体型区组因素的拉丁方设计。当试验因素分别为药物种类、血压计种类和体重计量仪种类时，其试验结果的可信度由高到低的排列顺序是什么？理由是什么？

以体重计量仪种类作为试验因素的拉丁方设计试验结果最准确，以血压计种类作为试验因素的拉丁方设计试验结果准确度次之，而以药物种类作为试验因素的拉丁方设计试验结果准确度最差。理由如下：用不同种类的体重计量仪多次测定同一个个体，不会改变该个体的体重，若测定结果不同，完全是由不同的体重计量仪造成的；用不同种类的血压计多次测定同一个个体，虽然也不会改变该个体的血压值，但测定结果与测定时的心情或情绪有关，若测定结果不同，不仅与不同的血压计有关，还与测定时的情绪有关；而用不同种类的药物多次作用后测定同一个个体，药物通常会改变所关心的定量指标的取值，而且，一旦定量指标的取值被改变了，通常是不会恢复到原先的水平的，也就是说，不同药物作用于同一个体时，其定量指标的起点值是不同的；又由于不同药物在不同个体身上使用的顺序被随机化了，所以，同一种药物在不同个体身上表现出来的效应是非线性的。而通常的拉丁方设计一元定量资料方差分析是基于线性模型假定的，因此，结果是很不准确的。

（二）单个体型2×2交叉设计与单个体型k×k拉丁方设计之间有何关系？

事实上，单个体型2×2交叉设计可被视为单个体型k×k拉丁方设计的特例。只不过人们会感觉单个体型2×2拉丁方设计的样本量太小了，仅有两个个体，通常至少会用三个个体，故统计学教科书上的最低阶拉丁方设计为单个体型3×3拉丁方设计。为了扩大样本量，人们常将多个2×2拉丁方设计串联起来，称其为2×2交叉设计。

六、与交互作用有关的问题有哪些？

（一）因素A与B之间有交互作用，其含义是什么？试举例说明之。

当因素A与B之间存在不可忽视的交互作用时，意味着：一个因素全部水平对结果的影响之间的差别将随着另一个因素水平的改变而改变。例如，设有A、B、C三种药物，用于某病患者，患者所患病的类型有甲、乙、丙三种，结果发现：药物种类与疾病类型之间的交互作用有统计学意义，这意味着：三种药物对该病的疗效优劣顺序不是一成不变的，将随着治疗疾病的类型改变而改变。假定根据试验结果发现：对于甲型患者，A药优于B药优于C药；对于乙型患者，B药优于A药优于C药；而对于丙型患者，C药优于B药优于A药。

（二）请写出无法考察交互作用的两因素设计的名称。

无法考察交互作用的两因素设计的名称有如下几个：无重复试验的随机区组设计、无重复试验的平衡不完全随机区组设计、无重复试验的两因素设计、具有一个重复测量的单因素设计、两因素嵌套（或系统分组）设计。

（三）请写出无法考察交互作用的三因素设计的名称。

无法考察交互作用的三因素设计的名称有如下几个：无重复试验的交叉设计、无重复试验的拉丁方设计、无重复试验的三因素设计、三因素嵌套（或系统分组）设计。

（四）请写出可考察部分但不是全部交互作用的多因素设计的名称。

裂区（或分割）设计、某些具有重复测量的多因素设计、某些正交设计（正交表的行数小于因素的水平全面组合数、正交表的行数等于因素的水平全面组合数但未做重复试验）、某些均匀设计（均匀表的行数小于因素的水平全面组合数）。

七、与析因设计、正交设计和均匀设计有关的问题有哪些？

（一）请写出析因设计的全部特点。

析因设计具有如下6个特点：第一，因素个数大于等于2；第二，不同的试验条件数等于全部试验因素水平数之积；第三，各试验条件下至少应做两次独立重复试验；第四，全部受试对象完全随机地被分配到全部试验条件所形成的组中去（最好各组例数相等）；第五，试验时，全部试验因素同时施加；第六，通常，把全部试验因素都看成是固定效应的，进行统计分析时，认为全部试验因素对观测结果的影响是同等重要的，即使用一个共同的模型误差作为误差项。

（二）析因设计与正交设计之间的联系与区别是什么？

同水平因素的析因设计必定是具有重复试验的正交设计；而绝大多数正交设计都不是析因设计，因为人们选用正交设计的出发点就是想少做一些因素的水平组合，有时即使水平组合做全了，又不做重复试验。当正交表中已经包含全部试验因素的全部水平组合且各行上均做两次或两次以上重复试验时，正交设计才与相应的析因设计完全等价。

（三）在正交设计中，即使不做重复试验，其结果也总是正确的。这种说法错在哪？

错在过于迷信正交设计！正交设计之所以结果比较可信，是基于用正交表挑选出来的试验点在空间上具有"均匀分散性"，在进行统计分析时具有"整齐可比性"。前者指由正交表的全部横向水平组合决定的试验条件是从因素全面水平组合中挑选出来的有代表性的水平组合；后者指资料的统计分析比较简单，可以用常规的方差分析。但正交设计并没有承诺：各试验条件下不做重复试验结果也一定准确。是否应做重复试验，取决于具体的专业问题和实际情况。若是一般化学试验，只要试验条件完全相同，试验结果几乎总是相同的，此时，可不做重复试验；若是生物医学试验，特别是以生物体作为受试对象，即使试验条件完全相同，不同个体的反应相差很大，此时，必须进行足够次数的重复试验。

（四）正交设计与均匀设计的异同点是什么？

共同点：它们的呈现方式相同，都以表格形式呈现水平组合；因素放置在表头上，水平放在表身上，一律自上而下排列；试验点在空间都具有均匀分散性。不同点：均匀设计对正交性有所破坏，其数据分析不能采用方差分析；均匀设计的样本量可以比正交设计少很多；正交设计可以事先安排某些交互作用项，而均匀设计则不能事先安排交互作用项，在进行回归分析时可引入交互作用项，但很容易造成多重共线性和过拟合现象。

八、与裂区设计、嵌套设计和重复测量设计有关的问题有哪些？

（一）裂区设计有哪两个最突出的特点？

第一个特点：有些试验需要分多道工序才能完成，每道工序涉及的因素彼此不同，试验因素按工序分期分批施加于试验过程之中，因此，称为裂区或分割设计，这是与此设计名称十分吻合的裂区设计；第二个特点：有些试验由一个试验者在短时间内就能完成，但样本量显得过小，需要多名试验者平行做此试验，而且，每位试验者可在一段时间内每一天中的几个时间段内重复做此试验，因此，试验者、天、各时间段都成了区组因素，这是另一种转义的裂区设计。

（二） 嵌套设计有哪两个最突出的特点？

第一个特点：试验因素之间存在自然属性上的嵌套关系。例如，考察某地区三代正常成年男性身高数据的变化关系，在第一代、第二代、第三代中，后一代次被嵌套在前一代次之下，这是与此设计名称十分吻合的嵌套设计；第二个特点：多个试验因素对观测结果的影响存在主次之分，这是从计算角度得到的转义的嵌套设计。

（三） 在重复测量设计中，与重复测量有关的因素有哪两种主要情形？

第一种为"时间"；第二种为"部位"。

九、与试验设计有关的其他问题有哪些？

（一） 按数据处理方法将多因素试验设计类型可分为哪两大类？并各举几例。

可分为差异性分析的多因素试验设计（析因设计、重复测量设计、正交设计）与回归分析的多因素设计（如均匀设计、回归设计、正交回归组合设计、最优设计）。

（二） 何为试验设计的分辨度？

使用正交表来安排多因素试验时，当正交表的列数较少，而安排的因素又比较多时，因素之间的交互作用项就很可能会与某些单因素或某些两因素之间的交互作用所在列重叠在一起，称为因素的效应出现了混杂。试验设计的分辨度就是对一个给定的多因素试验设计的混杂情况的一种度量。通常有分辨度为Ⅲ的设计（仅部分单因素效应未被混杂）、分辨度为Ⅳ的设计（全部单因素的效应未被混杂）和分辨度为Ⅴ的设计（全部单因素和部分两因素间交互效应未被混杂）。分辨度越低的设计，效应之间出现混杂的程度越严重，当然，所需要的样本量相对较少，考察的试验因素个数相对较多。反之亦然。

十、与试验资料处理有关的问题有哪些？

（一） 何为检验统计量的自由度？

检验统计量的自由度是该检验统计量表达式中的一个特定变量，它是样本观察值的函数且不包含任何未知参数；它等于样本观察值个数减去限制条件的个数。例如，单组设计一元定量资料 t 检验的自由度 $df = n - 1$（因样本观察值的个数为 n，而限制条件的个数为 1，即该组数据受到本组数据平均值的制约，其中 $n - 1$ 个可自由取值，还有一个不能自由取值）；而成组设计一元定量资料 t 检验的自由度 $df = n_1 + n_2 - 2$（因样本观察值的个数为 $n_1 + n_2$，而限制条件的个数为 2，即各组数据都受到本组数据平均值的制约）。

（二） 请解释简单效应、交互效应、混杂效应、固定效应和随机效应。

简单效应就是对结果变量独立起作用的单个因素（或自变量）作用大小的数量反应，通常就是该因素全部水平之间对结果影响大小的差量。

交互效应就是至少有两个因素同时对结果变量起作用所产生的效应。

混杂效应就是所考察的因素的各个水平受到其他因素不平衡的影响后对结果变量所产生的效应，例如，在考察 A、B 两种药物对某病患者的疗效时，A 药组重病患者人数居多，而 B 药组轻病患者居多，就说病情轻重是药物种类这个试验因素的混杂因素，最终反映出来的两种药物疗效之差的效应属于混杂效应，不能合理揭示两种药物的真正效应。

固定效应是指因素不同水平所产生的试验效应是相对固定的，其平均水平具有很高的重现率。

随机效应是指因素不同水平所产生的试验效应是随机的，其测定结果将具有某种分布规律。

（三）请解释过失误差、偏倚、系统误差和随机误差

过失误差是由于人的过失或仪器故障或试剂失效等而引起的观测值与真实值之间的偏差。例如，数据读写错误、数据录入错误等。

偏倚或称系统误差是由于人为因素或环境条件因素的影响而造成了观测值与真实值之间的偏差，这种偏差朝某一个方向变化。例如，有两组人同时称体重，A组人脱掉鞋子称体重，而B组人未脱掉鞋子称体重，则B组人的体重明显地都比实际体重重；测血糖时，如有些空腹抽血检测，而有些人进食后一小时抽血检测，后者的血糖值高于其真实血糖值。

随机误差是指测定结果忽大忽小随机出现，没有确定的大小和方向，每次测定的结果与真值之间的偏差是一个随机变量，它服从均值为 0、方差为 σ^2 的正态分布。

第三节　以问题形式呈现临床试验设计要览

一、与法规和伦理有关的问题

（一）在我国新药临床试验研究中有哪些重要的文件？

1. 1998 年颁布的《药品临床试验管理规范》（试行）。

2. 《药品管理法》。

3. 《药品管理法实施条例》。

4. 《新药审批办法》。

5. 《药品临床试验管理规范》。

6. 《药品临床试验的若干规定》。

7. 《临床试验中生物统计学指导原则》。

（二）在临床试验研究中，与伦理学有关的国际性文件叫什么？

1. 《赫尔辛基宣言》。

2. 《人体生物医学研究国际道德规范》。

（三）在临床试验研究中，与伦理有关的两项重要内容分别是什么？

1. 临床试验研究项目必须经过有资质的伦理委员会的审批。

2. 研究者必须与受试对象签订知情同意书。

二、与临床试验的分期和盲法设计有关的问题

（一）临床试验分为哪四期？其内涵分别是什么？

Ⅰ期临床试验：初步的临床药理学及人体安全性评价试验。观察人体对新药的耐受程度和药物代谢过程，为制定给药方案提供依据。要求试验组 n≥24 个健康志愿者。

Ⅱ期临床试验：随机盲法对照临床试验。对新药有效性及安全性作出初步评价，推荐临床给药剂量。要求试验组患者人数 n≥100 人。

Ⅲ期临床试验：扩大的多中心临床试验。应遵循随机对照原则，进一步评价有效性、

安全性，要求试验组患者人数 n≥300 人。

Ⅳ期临床试验：新药上市后监测。在广泛使用条件下，考察疗效和不良反应（特别是罕见不良反应）。要求试验组人数 n≥2000 人。

（二）在临床试验过程中，盲法有哪几种具体的形式？采用盲法的作用是什么？

盲法有三种具体形式，即单盲，仅受试者不知自己被分入试验组还是对照组；双盲，受试者和医护人员都不知道具体的分组结果；三盲，受试者、医护人员和统计分析人员三方面都不知道具体的分组结果，仅临床试验方案设计者知道。盲法的作用是消除心理因素和人为因素对结果的干扰和影响，提高受试者的依从性、提高试验结果的真实性。

三、新药临床试验数据集有哪几大类？

新药临床试验数据集有以下三类，即全分析集、符合方案集和安全性评价集。

（一）全分析集（full analysis set） 根据意向性分析（intention-to-treat，简称 ITT）的原则，主要分析应包括所有经随机化分组的受试者。而全分析集是指尽可能接近按意向性分析原则的理想的受试者集，该数据集由所有经随机化的受试者以最少的和合理的方法剔除后得出。

（二）符合方案集（per protocol set） 由"合格病例"或"可评价病例"组成的集合。这些受试者对临床试验设计方案具有较好的依从性（例如，至少接受 2/3 以上疗程的治疗，用药量为规定的 80%～120%，主要观察指标的数据没有缺失值，基本没有违背试验方案等）。

（三）安全性数据集（safety set） 所有经随机化后至少接受一次治疗的受试者组成的集合。

第四节 以问题形式呈现调查设计要览

一、与调查或抽样方法有关的问题

（一）有哪些常用的调查方法？

研究者可以根据不同的调查目的和实施条件选择合适的调查方法，根据调查范围大小调查方法分为普查、抽样调查、典型调查和个案调查。

（二）你知道什么叫德尔菲调查法吗？

德尔菲调查法是一种多轮调查法，根据前一次调查结果对调查问卷进行修正和调整，再进行下一轮调查，直到前后两次调查结果趋于稳定时，停止调查。

（三）何为抽样框？

抽样框是包含全部抽样单元的目录性清单。在抽样框中，每个抽样单元都有自己独一无二的位置，这常常通过编号来实现。

（四）常用的随机抽样方法有哪几种？其具体做法是什么？

1. **单纯随机抽样** 又称简单随机抽样，它是利用随机的方法从总体中抽取部分抽样单位作为样本，总体中每个抽样单位被抽中的概率相等。

2. **系统抽样** 也称等距抽样或机械抽样，它是按照一定的顺序对总体中各抽样单位进行排序，根据样本大小确定抽样间隔，然后随机确定起点，按照抽样间隔抽取每一个单位。

3. 整群抽样　又称集团抽样，它是先将总体分成 N 个群（组），从中随机抽取 K 个群，然后把抽取的群中的所有观察单位组成样本。

4. 分层抽样　分层抽样是先按对观测指标影响较大的某种特征，将总体分为若干个层，再从每一层内随机抽取一定数量的抽样单位组成样本。

5. 多阶段抽样　又称多级抽样，它是指抽样过程分为多个阶段来进行，每个阶段可以采取不同的抽样方法。

二、与调查表设计和资料分析有关的问题

（一）如何进行调查表设计？

调查表是收集原始数据的工具，它是根据调查目的而精心设计的问卷形式。调查表中的变量可以进行编码，以便计算机录入和整理。

1. 调查表的结构　一般包括：问卷说明、核查项目、调查项目。

2. 调查表制定步骤　①拟定调查表的内容纲要；②编写问卷及其顺序安排；③预调查及修改。

3. 调查问题的形式　调查问题形式上可以分为开放式问题、封闭式问题和半封闭式问题。

4. 问题设计原则　①用词简单直接，通俗易懂，避免采用专业术语；②避免使用模糊和容易混淆的语句；③避免双重问题或多重问题；④避免诱导性提问；⑤敏感性问题处理。

5. 问题的排序原则　①符合逻辑；②先一般后特殊；③先易后难；④先熟悉后生疏；⑤妥善安排敏感性问题。

6. 调查表评价　主要包括效度评价和信度评价。

（二）何为调查表的效度？

效度是指测量指标或观测结果在多大程度上反映了事物的客观真实性。常用的效度评价指标有五种，即表面效度、内容效度、平行效度、预测效度和结构效度。

（三）何为调查表的信度？

信度是指在相同条件下，对同一客观事物重复测量若干次，测量结果的相互符合程度，说明数据的可靠性。常用的信度评价指标有四种，即客观信度、精确信度、和谐信度和重测信度。

第五节　以框图形式呈现科研设计要览

一、科研设计图示

科研设计涵盖面非常广，其基本内容概括起来如图 14-1 所示。

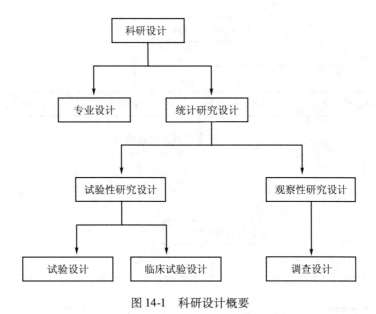

图 14-1　科研设计概要

二、试验设计图示

试验设计是科研设计中很重要的内容，试验设计的三要素、四原则及试验设计类型简要概括如图 14-2。

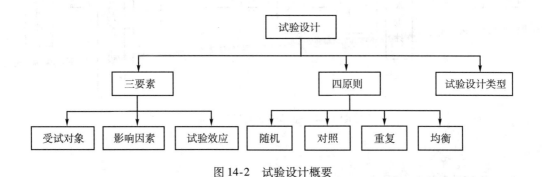

图 14-2　试验设计概要

观察性研究设计主要用于调查研究设计，其所包括的具体设计类型如图 14-3 所示。

试验性研究设计主要用于试验设计和临床试验设计之中，若按照设计中涉及的因素个数的多少来划分，可分为单因素设计和多因素设计两大类，每一类又可细分为具体的设计类型，如图 14-4 所示。

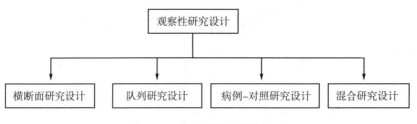

图 14-3　观察性研究设计概要

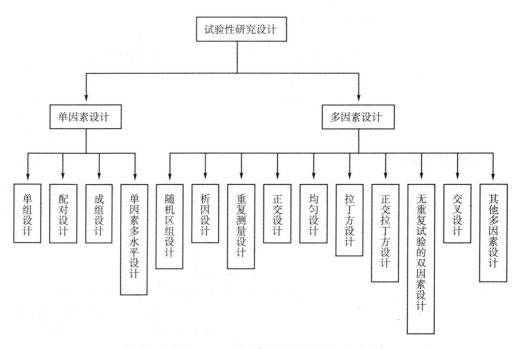

图 14-4　试验性研究设计概要

三、临床试验设计的图示

一般来说，临床试验设计的受试对象是正常人和病人。必然要面对"伦理道德和受试者的依从性"两大难题。怎样设置对照组、如何遵守伦理道德、如何选择和剔除受试对象、如何提高受试者的依从性、如何控制偏倚等问题的合理解决，是临床试验设计的最重要的内容。临床试验的一般步骤及应该遵循的原则如图 14-5 所示。

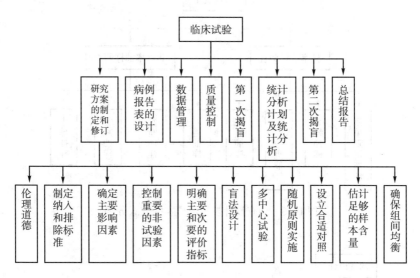

图 14-5　临床试验设计概要

四、调查设计的图示

调查设计的主要特点是调查者仅对已经存在的事物或现象进行观察，对其不施加任何干预措施。抽样调查是一种非全面调查，它是从全部研究对象中选取一部分观察单位或个体进行调查，并根据该部分单位的数据信息对全部研究对象做出推断的一种调查方法。

（一）抽样框与抽样单元

抽样框与抽样单元是抽样的一对基本概念。

抽样总体的具体表现是抽样框。通常，抽样框是一份包含所有抽样单元的名单，给每一个抽样单元编上一个号码，就可以按照一定的随机化程序进行抽样。对抽样框的基本要求是，抽样框中应该具有抽样单元名称和地理位置的信息，以便调查人员能够找到被选中的单元。

抽样单元是构成抽样框的基本要素，抽样单元可以只包含一个个体，也可以包含若干个个体，抽样单元还可以分级。

（二）抽样方法的分类

图 14-6 到图 14-11 分别给出抽样方法按照抽取样本的方式、调查范围、收集资料的方式、调查涉及的时间、调查项目的性质和分析方法、调查资料的来源进行分类的情况。

按照抽取样本的方式，现场调查抽样方法可分为两大类，第一类称为随机抽样或概率抽样，因该抽样过程严格遵循概率原则，即每个单位或个体被抽中组成样本的概率不是零且可以计算，采用此方法获得的样本具有很好的代表性。以概率抽样方法作调查研究时，能计算出抽样误差，并可用来推断总体。第二类称为非概率抽样，该抽样中的每个单位或个体被抽中的概率无法计算，也不能保证每个单位都有机会抽中，此时的抽样总体不等于目标总体。

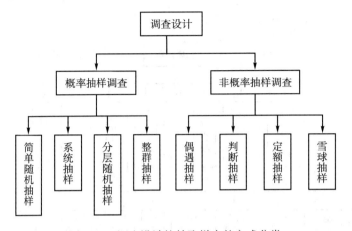

图 14-6　调查设计按抽取样本的方式分类

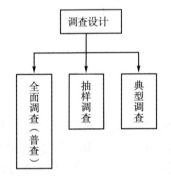

图 14-7　调查设计按调查范围分类

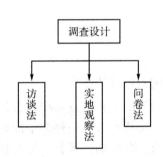

图 14-8　调查设计按收集资料的方式分类

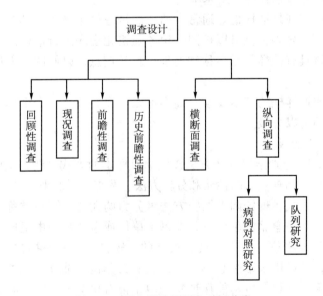

图 14-9　调查设计按研究时间分类

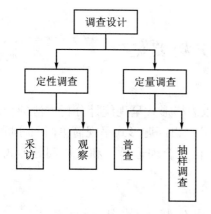

图 14-10 调查设计按调查项目的性质和分析方法分类

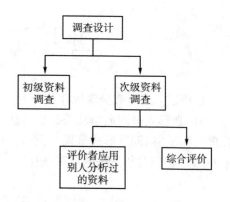

图 14-11 调查设计按调查资料的来源分类

第十五章　统计分析要览

本章将以下列方式呈现统计分析的要览，即"以表格形式呈现统计分析方法的合理选择""以问题形式呈现简单相关分析方法的合理选择""以问题形式呈现简单回归分析方法的合理选择""以问题形式呈现多重线性回归分析方法的合理选择"和"以问题形式呈现多重 logistic 回归分析方法的合理选择"。

第一节　以表格形式呈现统计分析方法的合理选择

一、定量资料统计分析方法的合理选择

定量资料统计分析方法合理选择的关键点：其一，检查资料是否满足参数检验的前提条件；其二，准确判定定量资料的试验设计类型。

通常的参数检验方法有：以正态分布作为假设检验理论依据的 Z 检验（或称 U 检验）、以 t 分布作为假设检验理论依据的 t 检验、以 F 分布作为假设检验理论依据的 F 检验；通常的非参数检验方法有符号检验和秩和检验。表 15-1 是各种试验设计类型对应的参数检验和非参数检验方法。

表 15-1　与设计类型对应的定量资料统计分析方法

设计类型	可选用的假设检验方法	
	前提条件是否满足：满足	不满足
单组设计	单组设计 t 检验	符号检验或符号秩和检验
配对设计	配对设计 t 检验	符号检验或符号秩和检验
成组设计	成组设计 t 检验	Wilcoxon 秩和检验
单因素 k 水平设计	单因素 k 水平设计方差分析	Kruskal-Wallis 秩和检验
随机区组设计	随机区组设计的方差分析	Friedman 秩和检验
其他各种设计	相应设计的方差分析	非参数法较少，找变量变换方法

二、定性资料统计分析方法的合理选择

定性资料统计分析方法合理选择的关键点：其一，检查资料是否具备特定统计分析方法所要求的前提条件；其二，给定性资料所对应的列联表正确命名，因为不同类型的列联表资料有不同的统计分析方法。与各类列联表资料对应的统计分析方法和所要求的前提条件见表 15-2。

表 15-2　与列联表类型对应的定性资料统计分析方法

列联表类型	可选用的统计分析方法
横断面研究设计四格表	Fisher 精确检验（N<40，或至少有一个理论频数 T≤1） 校正的 χ^2 检验（N≥40，且至少有一个理论频数为 1<T≤5）一般 χ^2 检验（N≥40，且 T≥5）
队列研究设计四格表	先视为一般四格表，当 $P<0.05$ 时，计算 RR 并用 MHχ^2 检验
病例–对照研究设计四格表	先视为一般四格表，当 $P<0.05$ 时，计算 OR 并用 MHχ^2 检验
配对研究设计四格表	有金标准或者隐含金标准时，可用 McNemarχ^2 检验或者 Kappa 检验
结果变量为有序变量的单向有序 R×C 表	应强调结果变量是有序的，可采用秩和检验、Ridit 分析或有序变量的 logistic 回归分析
双向无序 R×C 表	当小于 5 的理论频数的个数未超过基本格子数的 1/5 时，用一般 χ^2 检验，否则，用 Fisher 精确检验
双向有序且属性相同的 R×C 表	一致性检验（即 Kappa 检验）或采用特殊模型分析
双向有序且属性不同的 R×C 表	目的一：关心结果变量的取值之间的差别是否具有统计学意义，按单向有序的 R×C 列联表处理 目的二：关心原因变量与结果变量之间是否存在线性相关关系，用 Spearman 秩相关分析或典型相关分析 目的三：希望考察两个有序变量之间是否呈直线关系，用线性趋势检验 目的四：希望考察各行上的频数分布是否相同，用一般 χ^2 检验或者 Fisher 精确检验
结果变量为二值变量的高维列联表	CMHχ^2 检验、加权 χ^2 检验（限三维）、多重 logistic 回归分析、对数线性模型分析
结果变量为多值有序变量的高维列联表	结果变量为有序变量的多重 logistic 回归分析、CMH 校正的秩和检验
结果变量为多值名义变量的高维列联表	扩展的多重 logistic 回归分析（多项 logit 模型分析）、CMHχ^2 检验、对数线性模型分析

三、多重回归分析中统计分析方法的合理选择

合理选用多重回归分析的关键点：专业知识、因变量的类型。可供选用的多重回归分析方法见表 15-3。

表 15-3　多重回归分析方法

因变量的类型	可选用的回归分析方法
非时间连续变量	多重线性回归分析、反应曲面回归分析
二值变量	多重 logistic 回归分析、对数线性模型分析
多值有序变量	有序变量的多重 logistic 回归分析
多值名义变量	对数线性模型分析、扩展的多重 logistic 回归分析
生存时间变量	COX 回归分析或参数模型回归分析
时变协变量	时间序列分析

四、多元统计分析方法的合理选择

表 15-3 提及的多重回归分析等方法都属于一元统计分析的范畴，因为结果变量只有一个。当需要将两个及以上在专业上具有一定联系、影响或相互制约的变量作为一个整体进行统计分析时，所作的分析就属于多元统计分析。表 15-4 将多元统计分析方法（设结果变量均为定量的）的合理选择问题作一总结。

表 15-4　多元统计分析方法的选择

资料满足的条件	可选用的多元统计分析方法
原因变量全为定性	多元方差分析、判别分析等
原因变量有定性与定量两类	多元协方差分析、多元多重回归分析等
无原因变量	主成分分析、探索性因子分析、对应分析、聚类分析等
含有隐变量	证实性因子分析、结构方程模型分析

第二节　以问题形式呈现简单相关分析方法的合理选择

一、简单相关分析中有关概念问题

（一）Pearson 相关分析适用于什么样的资料？资料所对应的设计类型是什么？

Pearson 相关分析适用于双变量正态分布资料。资料所对应的设计类型是单组设计，即从单样本中的每个个体身上同时测得两个变量的取值。严格地说，来自单组设计的两个定量变量必须都是随机变量。

（二）什么样的资料叫双变量正态分布资料？

从每个个体身上观测两个定量指标的取值，这两个定量指标服从二维正态分布或者说这两个定量变量的联合分布为二维正态分布。

（三）如何检验两个定量变量是否服从双变量正态分布？

设两个定量变量分别为 X 与 Y，先检验 X 是否服从正态分布，建立 Y 关于 X 的直线回归方程，再检验直线回归方程的残差是否服从正态分布。若 X 服从正态分布且残差也服从正态分布，则（X，Y）服从双变量正态分布。

（四）Spearman 秩相关分析适用于什么样的资料？

适合进行 Pearson 相关分析的资料一定适合进行 Spearman 秩相关分析；还有下列几种资料仅适合进行 Spearman 秩相关分析：其一，两定量变量不服从双变量正态分布；其二，两变量中有一个是有序变量；其三，两变量都是有序变量。

二、简单相关分析中有关计算问题

（一）Pearson 相关系数是如何定义的？其含义是什么？

Pearson 相关系数的定义如下：

$$r = \frac{\dfrac{\sum\limits_{i=1}^{N}(X_i - \overline{X})(Y_i - \overline{Y})}{N-1}}{\sqrt{\dfrac{\sum\limits_{i=1}^{N}(X_i - \overline{X})^2}{N-1}\dfrac{\sum\limits_{i=1}^{N}(Y - \overline{Y})^2}{N-1}}} = \frac{\sum\limits_{i=1}^{N}(X - \overline{X})(Y - \overline{Y})}{\sqrt{\sum\limits_{i=1}^{N}(X_i - \overline{X})^2 \sum\limits_{i=1}^{N}(Y_i - \overline{Y})^2}} = \frac{l_{XY}}{\sqrt{l_{XX}l_{YY}}}$$

$$(15\text{-}1)$$

其中：$l_{XX} = \sum(X - \overline{X})^2 = \sum X^2 - \dfrac{(\sum X)^2}{n}$ 表示 X 的离均差平方和；

$l_{YY} = \sum(Y - \overline{Y})^2 = \sum Y^2 - \dfrac{(\sum Y)^2}{n}$ 表示 Y 的离均差平方和；

$l_{XY} = \sum(X - \overline{X})(Y - \overline{Y}) = \sum XY - \dfrac{(\sum X)(\sum Y)}{n}$ 表示 X 与 Y 的离均差积和。

在式（15-1）第一式中，分子为 X 与 Y 的协方差，分母为两个变量各自方差的几何平均值。由此可见，Pearson 相关系数实际上反映了两定量变量共同变异部分占各自变异部分几何平均值的百分比，此比值的绝对值越接近于 1，说明两定量变量呈直线关系的程度越高。Pearson 相关系数 r 的取值范围为：$-1 \leqslant r \leqslant 1$。

（二）Spearman 秩相关系数的两种定义式分别是什么？

第一种定义式与式（15-1）相同，但 X 与 Y 的值都应替换成相应的秩次、两个平均值也应替换成平均秩。见式（15-2）。编秩的方法是每个变量分别由小到大编秩。

$$r_s = \frac{\sum(R_{X_i} - \overline{R}_X)(R_{Y_i} - \overline{R}_Y)}{\sqrt{\sum(R_{X_i} - \overline{R}_X)^2 \sum(R_{Y_i} - \overline{R}_Y)^2}} \qquad (15\text{-}2)$$

第二种定义式如下：

令同一观察对象的两个秩次差为：

$d_i = R_{X_i} - R_{Y_i}$ （$i = 1, 2, 3, \ldots, n$）

计算秩相关系数的简化公式为：

$$r_s = 1 - \frac{6\sum d^2}{n^3 - n} \qquad (15\text{-}3)$$

式中 n 为观察例数。r_s 的取值为 $|r_s| \leqslant 1$。它的解释与直线相关系数 r 一致。

（三）如何求总体相关系数的置信区间？

因相关系数的分布不呈正态，需要对其进行 Fisher's Z 变换，使 Z 近似服从正态分布，再基于 Z 构造置信区间，然后，对所求得的置信区间的下限、上限进行与 Z 变换相反的变换。

$Z = \dfrac{1}{2}\ln\dfrac{1+r}{1-r}$，Z 近似服从 $N\left(\dfrac{1}{2}\ln\dfrac{1+\rho}{1-\rho}, \dfrac{1}{n-3}\right)$，于是，$\mu_Z$ 的 $(1-\alpha)\%$ 置信区间为：

$[Z_L, Z_U] = [Z - Z_{1-\alpha/2}/\sqrt{n-3}, Z + Z_{[1-(\alpha/2)]}/\sqrt{n-3}]$。注意：$\alpha$ 代表标准正态分布曲线下双侧尾端概率之和，$U \sim N(0,1)$。于是，总体相关系数 ρ 的 $100(1-\alpha)\%$ 置信区间

为：$[\rho_L, \rho_U] = \left[\dfrac{e^{2Z_L} - 1}{e^{2Z_L} + 1}, \dfrac{e^{2Z_U} - 1}{e^{2Z_U} + 1} \right]$。

（四）如何对总体相关系数进行假设检验？

可利用下式对总体相关系数 ρ 进行假设检验：

H_0：$\rho = 0$；H_1：$\rho \neq 0$；α（显著性水平）$= 0.05$。

$$t_r = \frac{r - 0}{\sqrt{\dfrac{1 - r^2}{n - 2}}} = \frac{r}{\sqrt{\dfrac{1 - r^2}{n - 2}}}，\text{自由度 } df = n - 2。 \qquad (15\text{-}4)$$

t_r 服从 $df = n - 2$ 的 t 分布。

三、与相关分析的结果解释有关的问题

（一）r 与 r^2 有何本质区别？

从本面上看，r 与 r^2 仅仅是后者为前者的 r 倍的关系，但二者之间确有本质区别：

r 可以反映两个定量变量变化的方向，能在一定程度上反映两个定量变量之间呈直线变化的密切程度，但数量大小并不够非常具体；而 r^2 不能反映两个定量变量变化的方向，但可以十分具体地反映两个定量变量之间呈现直线关系的密切程度，即一个定量变量能解释另一个定量变量变化部分的百分比。若 $r^2 = 0.95$，说明一个定量变量能解释另一个定量变量变化部分的95%。

（二）当 $r = 0$ 时，为什么不能说两个定量变量之间呈零相关？

因为当 $r = 0$ 时有两种可能：其一，两个定量变量之间的确没有任何关系（含直线、曲线关系）；其二，两个定量变量之间呈现某种特定的曲线关系（如圆）。$r = 0$ 的正确表述为：两定量变量之间不呈直线变化关系。

（三）请解释相关系数与偏相关系数及复相关系数

相关系数 r 是用来描述在专业上有一定联系的两个定量变量之间呈直线关系的密切程度和方向的一般统计量，但它所反映的两定量变量之间的密切程度在数量上并不像 r^2 那样具体；偏相关系数是在有 m 个变量的场合下当其他 $m - 2$ 个变量取各自特定值的前提下用来描述余下两个定量变量之间关系的密切程度与方向的一般统计量；而复相关系数是在有 m 个变量的场合下，反映其中一个定量变量与其余 $m - 1$ 定量变量之间关系的密切程度与方向。

四、怎样才能确保基于 Pearson 相关分析所得结论的正确性？

要使基于 Pearson 相关分析所得结论是正确的，应注意把握好以下七点：

（一）资料应具有同质性

即样本所取自的总体对某个特定的研究目标而言具有同质性，例如，研究某年某地正常成年人身高与体重之间的相关性时，"某年某地正常成年人"就是一个具有较严格定义的"同质总体"，其他时间、其他地点、非正常人（如侏儒症患者）、非成年人和非普通人（如姚明这样个头极高的人）就是不符合"同质性"要求的。

（二）两定量变量之间的联系应具有专业依据

即拟研究的两定量变量之间在专业上应具有一定的联系。例如，身高与体重、血红蛋白与红细胞数量等。万一暂时缺乏专业依据，但似乎两定量变量表现出来有直线变化趋势，

应在科学完善的试验设计方案（必须排除混杂因素的干扰和影响、有足够大的样本含量）指导下，重新获得试验数据，重新分析后才能作出明确的专业结论。应特别注意防止或即时发现两定量变量之间的伪相关，例如，在一年 12 月内一棵小树苗的树高和一个小孩的身高之间的相关性就是伪相关，因为它们都受一个共同变量"时间"的影响。

（三）两定量变量应来自单组设计且服从双变量正态分布的总体

应特别强调"单组设计"，即从每个个体身上同时观测两个在专业上有联系的定量变量的取值，而绝对不可以这样做：变量 X 的取值在 A 组受试者身上测，而变量 Y 的取值在 B 组受试者身上测。

（四）必需绘制散布图

应在直角坐标系中绘制出反映两个定量变量同时变化的散布图。

（五）应正确分析散布图

仅当散布图中的全部散点在一个不太宽的带内随机地分布着，且这条带既不平行于 X 轴也不垂直于 X 轴，这种散布图提示值得进行直线相关分析；若全部散点的分布呈现一个圆盘状，则提示不值得进行直线相关分析；若全部散点的分布呈现一个明显的曲线变化趋势，就尝试拟合一条相应的曲线。

（六）计算相关系数 r 并对其进行假设检验和区间估计

（七）计算确定系数 r^2

仅当假设检验的结果为 $P < 0.05$ 且 $r^2 > 0.5$ 时，才说明两定量变量之间所呈现的直线相关关系不仅具有统计学意义，而且，也具有实际意义。

五、例子中误用简单相关分析的错误根源是什么？

原文题目《过敏性紫癜患儿血清白三烯 B_4 白介素-5 的测定及其临床意义》，测得患儿 31 例，正常儿 27 例的血清 IL-5，LTB_4，CRP 的结果如表 15-5 所示：

表 15-5 两组血清 IL-5，LTB_4，CRP 的检验结果 $(\bar{X} \pm s)$

组别	例数	IL-5（pg/ml）	LTB_4	CRP
正常组	27	12.7 ± 3.2	17.6 ± 5.7	4.75 ± 2.85
患儿组急性期	31	53.8 ± 4.2	95.3 ± 12.0	36.10 ± 11.78
恢复早期	31	37.8 ± 3.9	45.7 ± 10.1	18.35 ± 6.43

并对患儿组急性期、恢复早期、正常组所测定的 IL-5，LTB_4，CRP 采取了简单线性相关分析，得出结果如表 15-6 所示：

表 15-6　血清 IL-5，LTB$_4$，CRP 的相关系数（r）（n = 89）

	IL-5	LTB$_4$	CRP
IL-5	–	0.772	0.715
LTB$_4$	0.772	–	0.735
CRP	0.715	0.735	–

原文作者得出各组之间的相关关系具有统计学意义，说明此三者反应的炎症的变化，可作为敏感的炎症指标。请指出原作者在进行简单线性相关分析过程中所犯错误的实质。

结合表 15-5 和表 15-6 可知，原作者将性质不同的资料混合在一起进行简单线性回归分析，违反了"同质性"的要求，其分析结果是不可信的。

第三节　以问题形式呈现简单回归分析方法的合理选择

一、简单回归分析中有关概念问题

（一）何为 I 型回归分析的资料？何为 II 型回归分析的资料？

I 型回归分析的资料为：自变量的取值是人为指定的或自然顺序，而因变量的取值却是随机的。进行回归分析时，只能以随机变量为因变量。严格地说，这样的资料不适合进行相关分析。

II 型回归分析的资料就是在专业上有一定联系的两个定量变量都是随机变量。最好是服从双变量正态分布的，既可进行回归分析（可以任何一个为因变量）也可进行相关分析。

（二）请解释回归系数与偏回归系数及标准化回归系数

在所考察的问题中，仅涉及在专业上有一定联系的两个定量变量，设自变量为 X、因变量为 Y，则 $\hat{Y} = a + bX$ 是一条回归直线方程，它反映 Y 按直线规律随 X 变化而变化。回归系数 b 说明 X 每改变（增加或减少）一个单位的值，Y 将改变（增加或减少）的数量大小。顺便提一下，a 叫做截距，即 $X = 0$ 时，Y 的基础数值的大小或直线在 Y 轴上的截距（回归直线与 Y 轴的交点到原点间的距离）。

若在所考察的问题中，涉及在专业上有一定联系的变量有多个，其中，有一个是定量的因变量 Y，其他 m 个皆为自变量（通常既有定量的也有定性的）。设反映 Y 随全部自变量 X_i 变化而变化的多重线性回归方程为：$\hat{Y}_i = b_0 + b_1 X_{i1} + b_2 X_{i2} + \cdots + b_m X_{im}$，则 b_0 叫做截距，而各 b_j 叫做偏回归系数。其含义是：在多重线性回归方程中，假定其他自变量取各自特定值的条件下，自变量 X_j 每改变一个单位时，因变量 Y 的改变量。

标准化回归系数是指自变量被标准化 $[x_j = (X_j - \overline{X}_j)/S_j]$ 后计算出来的偏回归系数，它消除了自变量单位的影响，故可根据标准化偏回归系数的绝对值大小，解释自变量对因变量的贡献大小，负号代表作用方向相反。标准化的偏回归系数 b'_j 与未被标准化的偏回归系数 b_j 之间存在如下的关系式：$b'_j = b_j S_j/S_Y$，这里 S_j、S_Y 分别代表 X_j 和 Y 的标准差。

二、简单回归分析中有关参数估计问题

(一) 什么是最小平方法或最小二乘法?

设简单直线回归方程为:$\hat{y}_i = a + bx_i$,令:

$Q = \sum\limits_{i=1}^{n} (y_i - \hat{y}_i)^2 = \sum\limits_{i=1}^{n} (y_i - a - bx_i)^2$,求 Q 关于 a、b 的偏导数,并令其为 0,从偏微分方程组中解出 a 和 b,即

$$\frac{\partial Q}{\partial a} = 2 \sum\limits_{i=1}^{n} (y_i - a - bx_i)(-1) , \frac{\partial Q}{\partial b} = 2 \sum\limits_{i=1}^{n} (y_i - a - bx_i)(-x_i) , 令$$

$$\begin{cases} -2\sum\limits_{i=1}^{n} (y_i - a - bx_i) = 0 \\ -2\sum\limits_{i=1}^{n} (y_i - a - bx_i)x_i = 0 \end{cases} \Rightarrow \begin{cases} \sum\limits_{i=1}^{n} y_i - an - b\sum\limits_{i=1}^{n} x_i = 0 \\ \sum\limits_{i=1}^{n} x_i y_i - a\sum\limits_{i=1}^{n} x_i - b\sum\limits_{i=1}^{n} x_i^2 = 0 \end{cases} \Rightarrow \begin{cases} a = \frac{1}{n}(\sum\limits_{i=1}^{n} y_i - b\sum\limits_{i=1}^{n} x_i) \\ \sum\limits_{i=1}^{n} xy - a\sum\limits_{i=1}^{n} x_i = b\sum\limits_{i=1}^{n} x_i^2 \end{cases}$$

$$\Rightarrow \begin{cases} a = \frac{1}{n}\sum\limits_{i=1}^{n} y_i - b\frac{1}{n}\sum\limits_{i=1}^{n} x_i \\ \sum\limits_{i=1}^{n} x_i y_i = (\frac{1}{n}\sum\limits_{i=1}^{n} y_i - b\frac{1}{n}\sum\limits_{i=1}^{n} x_i)\sum\limits_{i=1}^{n} x_i + b\sum\limits_{i=1}^{n} x_i^2 \end{cases}$$

$$\Rightarrow \begin{cases} a = \bar{y} - b\bar{x} \\ \sum xy - \dfrac{\sum\limits_{i=1}^{n} x_i \sum\limits_{i=1}^{n} y_i}{n} = b\left(\sum\limits_{i=1}^{n} x_i^2 - \frac{1}{n}(\sum\limits_{i=1}^{n} x_i)^2\right) \end{cases} \Rightarrow \begin{cases} a = \bar{y} - b\bar{x} \\ l_{xy} = bl_{xx} \end{cases} , 得:$$

$$a = \bar{y} - b\bar{x} , b = \frac{l_{xy}}{l_{xx}} \tag{15-5}$$

按以上程序确定直线回归方程中两个参数估计值,就被称为按最小平方法进行参数估计。

(二) 如何对总体截距 α 和总体斜率 β 进行区间估计?

设总体中的截距 α、斜率 β (它们被统称为 "参数") 的 100 (1 - α)% 置信区间按式 (15-6) 和式 (15-7) 计算。

$$a - t_{[1-(\alpha/2)](n-2)}S_a \leq \alpha \leq a + t_{[1-(\alpha/2)](n-2)}S_a \tag{15-6}$$

$$b - t_{[1-(\alpha/2)](n-2)}S_b \leq \beta \leq b + t_{[1-(\alpha/2)](n-2)}S_b \tag{15-7}$$

上述式中的 S_a 和 S_b 分别见式 (15-12) 和式 (15-14)。注意:$t_{(\alpha/2)}$ 的下角标中的 α 代表 t 分布曲线下双侧尾端概率之和;公式 (15-6) 中心位置上的 α 代表总体截距。

(三) 在给定 x = x₀ 的条件下,如何求出因变量 y 的总体均数 $\mu_{y|x=x_0}$ 的置信区间?

若记 $\mu_{y|x=x_0}$ 为给定 $x = x_0$ 条件下 y 的总体均数,则它的 100 (1-α)% 置信区间可按式 (15-8) 和式 (15-9) 计算。

$$\hat{y} - t_{[1-(\alpha/2)](n-2)}S_{\hat{y}} \leq \mu_{y|x=x_0} \leq \hat{y} + t_{[1-(\alpha/2)](n-2)}S_{\hat{y}} \tag{15-8}$$

$$S_{\hat{y}} = S_{y.x}\sqrt{\frac{1}{n} + \frac{(x_0 - \bar{x})^2}{l_{xx}}} \tag{15-9}$$

式（15-9）中 $S_{y.x}$ 见式（15-13）。

（四）在给定 $x = x_0$ 的条件下，如何求出因变量 y 个体值的预测区间？

在给定 $x = x_0$ 条件下，y 个体值的近似 $100(1-\alpha)\%$ 预测区间（注意：中文统计学书上称为容许区间，但真正的容许区间应该包含一个百分数 P，即估计总体中百分之多少的个体，其取值所在的区间）可按式（15-9）和式（15-10）计算，这就解决了对因变量 y 进行预报的问题。

$$(\hat{y} - t_{[1-(\alpha/2)](n-2)}S_y, \hat{y} + t_{[1-(\alpha/2)](n-2)}S_y) \tag{15-10}$$

$$S_y = S_{y.x}\sqrt{1 + \frac{1}{n} + \frac{(x_0 - \bar{x})^2}{l_{xx}}} \tag{15-11}$$

式（15-11）中 $S_{y.x}$ 见式（15-13）。

三、简单回归分析中有关假设检验的问题

（一）如何对总体截距 α 和总体斜率 β 进行假设检验？

可以采用 t 检验对截距 a 和斜率 b 进行假设检验。其检验统计量分别如下：

对 α（总体截距）作检验的假设和方法如下。

$H_0: \alpha = 0$；$H_1: \alpha \neq 0$；α（显著性水平）$= 0.05$。

$$t_a = \frac{|a - 0|}{S_a} = \frac{|a|}{S_{y.x}\sqrt{\frac{1}{n} + \frac{\bar{x}^2}{l_{xx}}}} \tag{15-12}$$

式（15-12）中的 S_a 为 a 的标准误，t_a 服从自由度 df $= n - 2$ 的 t 分布。

$$S_{y.x} = \sqrt{\frac{\sum(y_i - \hat{y})^2}{n - 2}} \tag{15-13}$$

式（15-13）为剩余标准差，即扣除了 x 的影响后，单纯因变量 y 本身取值的离散程度的大小。$l_{xx} = \sum(x_i - \bar{x})^2$ 为 x 的离均差平方和。

对 β（总体斜率）作检验的假设和方法如下。

$H_0: \beta = 0$；$H_1: \beta \neq 0$；$\alpha = 0.05$。

$$t_b = \frac{|b - 0|}{S_b} = \frac{|b|}{S_{y.x}/\sqrt{l_{xx}}} \tag{15-14}$$

式（15-14）中的 t_b 服从自由度 df $= n - 2$ 的 t 分布，S_b 为 b 的标准误。

（二）如何检验整个直线回归方程是否具有统计学意义？

对回归方程是否具有统计学意义可作方差分析。其基本思想是：计算出 y 的总离均差平方和 SS_T、由回归（即由自变量 X）所能解释的离均差平方和 SS_r，它们的差值就是回归所无法解释的量，称为误差，记为 SS_E，见式（15-15）。

$$SS_T = SS_R + SS_E \quad \text{或} \quad SS_{\text{总}} = SS_{\text{回}} + SS_{\text{误}} \tag{15-15}$$

关于 SS_T、SS_r、SS_E 的计算公式见式（15-15）～（15-17）。

$$SS_T = \sum(y_i - \bar{y})^2 = \sum y_i^2 - \frac{1}{n}\left(\sum y_i\right)^2 \tag{15-16}$$

$$SS_r = \sum(\hat{y}_i - \bar{y})^2 = \sum(a + bx - \bar{y})^2 = \sum[(\bar{y} - b\bar{x}) + bx - \bar{y}]^2$$

$$= \sum [\, b(x - \bar{x}) \,]^2 = b^2 \sum (x - \bar{x})^2 = b^2 l_{xx} \tag{15-17}$$

$$SS_E = SS_T - SS_r \tag{15-18}$$

然后，用回归的均方除以误差的均方，构造出 F 统计量，见公式（15-19），进而根据 F 分布推断出所求的直线回归方程是否有统计学意义。

$$F = \frac{SS_r / (1)}{SS_E / (n - 2)} \tag{15-19}$$

式（15-18）中 F 服从分子、分母自由度分别为 1 和 n-2 的 F 分布。$df_T = n - 1$、$df_r = 1$、$df_E = n - 2$。

（三）试证明：关于简单相关与回归分析的假设检验的等价性。即：

已知 $t_b = \dfrac{b}{S_{y.x} / \sqrt{l_{xx}}}$，$t_r = \dfrac{r}{\sqrt{1 - r^2 / (n - 2)}}$，设对总体斜率和总体相关系数进行检验的检验统计量分别为 t_b 和 t_r，试证：$t_b = t_r$。

由于 $S_{y.x} = \sqrt{\dfrac{\sum (y_i - \bar{y})^2}{n - 2}} = \sqrt{\dfrac{l_{yy} - b^2 l_{xx}}{n - 2}} = \dfrac{1}{\sqrt{n - 2}} \sqrt{l_{yy} - b^2 l_{xx}}$，显然，得：

$\dfrac{S_{y.x}}{\sqrt{l_{xx}}} = \dfrac{1}{\sqrt{n - 2}} \sqrt{\dfrac{l_{yy} - b^2 l_{xx}}{l_{xx}}} = \dfrac{1}{\sqrt{n - 2}} \sqrt{\dfrac{l_{yy}}{l_{xx}} - b^2}$，又由于下面的式（15-21），得：

$\dfrac{S_{y.x}}{\sqrt{l_{xx}}} = \dfrac{1}{\sqrt{n - 2}} \sqrt{\left(\dfrac{b}{r}\right)^2 - b^2} = \dfrac{b}{\sqrt{n - 2}} \dfrac{\sqrt{1 - r^2}}{r}$，故得：

$t_b = \dfrac{b}{\dfrac{S_{y.x}}{\sqrt{l_{xx}}}} = \dfrac{b}{\dfrac{b}{r} \dfrac{\sqrt{1 - r^2}}{\sqrt{n - 2}}} = \dfrac{r}{\sqrt{\dfrac{1 - r^2}{n - 2}}} = t_r$，证毕。

四、简单相关与回归分析之间的内在关系问题

（一）简单相关与回归分析之间的联系与区别是什么？

二者之间的联系是：相关系数 r 与回归系数 b 的正负号相同；对总体相关系数 ρ 的假设检验与对总体回归斜率 β 的假设检验是等价的，即 $t_r = t_b$，$df = n - 2$，对应的 t 分布下尾端概率相等。

$$r^2 = \frac{SS_r}{SS_T} = \frac{\sum\limits_{i=1}^{n} (\hat{y}_i - \bar{y})}{\sum\limits_{i=1}^{n} (y_i - \bar{y})} = \frac{\text{由自变量 } x \text{ 引起因变量 } y \text{ 的变异量}}{\text{因变量 } y \text{ 的总变异量}} \tag{15-20}$$

由 r^2 的计算公式可知，它可以被解释为自变量 x 对因变量 y 的贡献率，常简称为回归的贡献。

（二）请问 r 与 b 之间的数量关系是什么？

由式（15-17）可知，$SS_r = b^2 l_{xx}$；由式（15-20）可知，$r^2 = b^2 \dfrac{l_{xx}}{l_{yy}}$，故得：

$$\left(\frac{r}{b}\right)^2 = \frac{l_{xx}}{l_{yy}} \tag{15-21}$$

第四节 以问题形式呈现多重线性回归分析方法的合理选择

一、多重线性回归分析中有关概念问题

(一) 多重线性回归模型与方程分别是什么? 它们的区别是什么?

多重线性回归模型见式 (15-22), 多重线性回归方程见式 (15-23)。

用 Y 代表因变量, X_1、X_2、$\cdots$、X_m 分别代表 m 个自变量, 则多重线性回归模型可以表示为:

$$Y_i = \beta_0 + \beta_1 X_{i1} + \beta_2 X_{i2} + \cdots + \beta_m X_{im} + \varepsilon_i \qquad (15\text{-}22)$$

式中 $i = 1$、2、$\cdots$、n (n 为样本含量); β_0 为截距, β_1、β_2、$\cdots$、β_m 分别为各个自变量所对应的偏回归系数, ε_i 为随机误差, 要求 $\varepsilon_i \sim N(0, \sigma^2)$。偏回归系数 β_j ($j = 1$, 2, $\cdots$, m) 表示在其他自变量固定不变的情况下, X_{ij} 每改变一个测量单位时所引起的因变量 Y 的平均改变量。多重线性回归模型的样本回归方程可以被表示为:

$$\hat{Y}_i = b_0 + b_1 X_{i1} + b_2 X_{i2} + \cdots + b_m X_{im} \qquad (15\text{-}23)$$

这里 $\hat{Y}_i$ 表示 Y_i 的估计值, b_0、b_1、b_2、$\cdots$、b_m 为截距和偏回归系数的样本估计值。

它们的区别是: 模型反映总体中因变量随全部自变量变化而变化的依赖关系; 而方程则反映样本中因变量随全部自变量变化而变化的依赖关系。

(二) 如何把血型这个多值名义变量转换成哑变量?

若自变量是多值名义变量, 不能直接赋值 "1、2、3、$\cdots$", 因为该变量不同水平对因变量的影响并非是等量递增或递减的, 此时, 需要产生 "哑变量" 来取代原先的名义变量, 若名义变量有 k 个水平, 需要引入 "$k-1$" 个哑变量。如 "血型" 这个名义变量, 若以 "O 型血" 为基准, 则可按如下方法产生 3 个哑变量 X_1、X_2、X_3 来取代一个 "血型" 变量 (表 15-7):

表 15-7 将血型这个四值变量转换成三个哑变量的方法

受试者血型	X_1	X_2	X_3
A	1	0	0
B	0	1	0
AB	0	0	1
O	0	0	0

(三) 如何评价一个多重线性回归方程中各自变量对因变量的作用或贡献大小?

经过回归诊断和变量筛选之后获得的自变量的组合, 确立了回归方程, 可否根据各自变量前的参数估计值的绝对值的大小来评价该自变量对因变量的作用大小呢? 不能! 因为各自变量的单位不尽相同, 其估计值必然要受到单位的影响。欲比较各定量自变量对于因

变量的作用大小，应消除定量自变量单位的影响，这就需要求标准化回归系数。在使用 SAS 软件中，可在 MODEL 语句中斜线后添加一个选择项"STB"来实现。

（四）使用 SAS 软件时，如何实现异常点诊断？

在使用 SAS 软件时，可在 MODEL 语句中斜线后添加一个选择项"r"来实现，即进行残差分析。当学生化残差的绝对值大于 2 观测点被认为是可疑的异常点。

（五）使用 SAS 软件时，如何判断自变量之间是否存在多重共线性？

在使用 SAS 软件时，可在 MODEL 语句中斜线后添加两个选择项"COLLIN"和"COL-LINOINT"来实现。当多重线性回归方程中的截距项无统计学意义时，可看第一个选项输出的结果，否则，应看第二个选项输出的结果。最后一行显示的最大条件指数为条件数，若条件数≥10，则认为存在多重共线性。此外，还可以通过方差分量进行共线性诊断，每个标准化变量的方差为 1，方差 1 被分解成方程中待估计参数的个数相同的层数，若某些变量在最后一层上所显示的方差比例较大（通常大于 0.5），表明这些变量之间具有共线性。

也可在 MODEL 语句中斜线后添加两个选择项"TOL"或"VIF"来实现。VIF = 1/TOL，VIF 为方差膨胀因子，TOL 为容许度，TOL = $1 - R^2$。某些定量自变量的 VIF 同时大于 10，就意味着它们之间可能存在共线性关系。

二、试验设计的正确性对多重线性回归方程质量的影响

（一）从试验设计角度考量，怎样才能确保多重回归分析的结果的正确性？

在试验设计阶段，应重点把握以下几个重要环节：

其一，依据研究目的，确定具有同质性的研究对象的总体；

其二，依据基本常识和专业知识，找准和找全对因变量可能有影响的自变量或因素；

其三，依据基本常识和专业知识，估算需要考虑的全部自变量（包括原变量和派生的变量，如变量的平方项、某些变量的交叉乘积项）；

其四，估计所需要的样本含量。若有精确的公式计算则更好；若没有，可采用以下方法初步估算：样本含量为全部自变量个数的 10 ~ 20 倍以上；

其五，设法提高样本的代表性。若是通过抽样调查方法获取多重回归分析的资料，应尽可能从事先定义的总体中寻找对因变量可能有较大影响的重要非试验因素，按复合型重要非试验因素的水平对总体进行分层，再通过分层随机抽样获得样本；若是通过试验研究方法获取多重回归分析的资料，应尽可能借助回归设计理论构造设计矩阵，使其具有某些优良性质。

（二）就多重回归分析而言，科学完善的科研设计应包括哪些内容呢？

正确性取决于科学完善的科研设计，而稳定性主要取决于足够大的样本含量（通常要求：样本含量应是原变量和派生变量总个数的 10 倍到 20 倍以上，其实，样本含量应属于科研设计的一个具体内容）。

情形一：若属于调查资料的多重回归分析问题。第一，应基于调查目的，给出明确定义的具有同质性的被调查对象的总体；第二，应基于基本常识和专业知识，确定对定量观测结果可能有影响的一切定量和定性因素；第三，从严格定义的总体中，按重要非调查因素进行分层随机抽样，并获得足够大的样本，以确保样本对总体具有极好的代表性；第四，从获得的样本中，采取妥善而又准确的方法获取拟予考察的影响因素的取值和定量观测指标的取值；第五，基于基本常识、经验、专业知识和探索性分析的结果，对定量变量采取适当变量变换、对多值名义变量产生哑变量、引入派生变量（包括某些定量变量的平方项和交叉乘积项），应通过变量筛选的方法找出对定量观测结果有统计学意义的那些自变量（含原变量和派生变量）；第六，在筛选自变量的过程中，还应注意进行回归诊断。回归诊断包括对异常点的诊断和定量自变量之间是否存在多重共线性的共线性诊断；第七，应尽可能多采用几种筛选自变量的策略构建相对稳定的多重回归方程，最好采用最优回归子集法获得包含不同自变量数目的"最好的"多重线性回归方程，并基于一套全面合理的评价"最优"回归方程的标准或条件，给出最终的评价结果。

情形二：若属于试验（含临床试验）资料的多重回归分析问题。绝大部分内容与情形一所述的内容相同，此处不再追述。这里仅介绍少量不同之处：第一，全部拟考察的影响因素的水平组合总共有多少？①仅在全部拟考察的因素皆为定性因素时，全部不同的试验条件数为全部定性因素水平数之积，此时，等价于多因素析因设计；若全部水平组合数太多，可采用正交设计或均匀设计等从中抽出一部分有代表性的水平组合来做试验；②全部拟考察的因素皆为定量因素时，因素的水平组合数为无穷大，通常需要把定量因素离散化，有两种常规做法：人为地将定量因素取几个等间隔的水平；或者仅给出每个定量因素的水平取值的下限和上限，基于某些设计原理去挑选中间的一个或若干个水平（如组合设计或反应曲面设计）；③全部拟考察的因素中既有定量因素也有定性因素时，对定量因素处置方法同上，将问题转化为全部属于定性因素的情形。第二，当全部拟考察的因素皆为定量因素时，还可以基于数学性质，去构造具有不同优良统计性质的设计矩阵，从而产生不同的回归设计。

三、回归系数的估计与回归方程优劣的评价问题

（一）如何估计多重线性回归方程中参数的估计值？

多重线性回归方程中参数的估计也是使用最小平方法，求出的回归方程使得残差平方和

$$Q = \sum (Y - \hat{Y})^2 = \sum [Y - (b_0 + b_1X_1 + b_2X_2 + \cdots + b_mX_m)]^2 \quad (15\text{-}24)$$

达到最小。为了使 Q 达到最小，将 Q 对 b_0、b_1、b_2、$\cdots$、b_m 求一阶偏导数并且使之为 0，就可以得到正规方程组，然后由正规方程组便能够解得各个参数的估计值。

（二）怎样评价一个多重线性回归方程的优劣？

对于一个给定的资料（包含变量变换、产生派生变量等），可试用多种变量筛选的方法，结合以下几条评价标准，从中选择最佳者。

其一，拟合的多重线性回归方程在整体上有统计学意义；

其二，多重线性回归方程中各回归参数的估计值的假设检验结果都有统计学意义；

其三，多重线性回归方程中各回归参数的估计值的正负号与其后的变量在专业上的含义相吻合；

其四，根据多重线性回归方程计算出因变量的所有预测值在专业上都有意义；

其五，若有多个较好的多重线性回归方程时，刀切法的残差平方和较小且多重线性回

归方程中所含的自变量的个数又较少者为最佳。

第五节 以问题形式呈现多重 logistic 回归分析方法的合理选择

一、多重 logistic 回归分析中有关概念问题

（一）多重 logistic 回归分析有哪些种类？

若依据因变量的性质来划分，多重 logistic 回归分析有三类，即二分类反应变量的多重 logistic 回归分析、多值有序反应变量的累计多重 logistic 回归分析和多值名义反应变量的多项多重 logistic 回归分析；若依据设计类型来划分，多重 logistic 回归分析有两类，即单组设计（或非条件）混合型资料多重 logistic 回归分析和配对设计（或条件）混合型资料多重 logistic 回归分析。

（二）用于多重 logistic 回归分析的配对设计（或条件）混合型资料有哪些形式？

通常为病例 – 对照之间的配对，按重要非试验因素将受试者进行配对，每个配对组中，病例 – 对照的人数之比为 $1:1$、$1:r$ 和 $m:n$ 三种形式。

（三）在二分类反应变量的多重 logistic 回归分析中，因变量有哪几种表现形式，其定义域分别是什么？

最直观的因变量 Y 为二值变量，其定义域为 0 和 1 两种取值；符合专业要求的因变量为发生率 P，其定义域为 $[0, 1]$，即 $0 \leq P \leq 1$；符合专业和统计学要求的因变量为 $Z = \mathrm{log}it(P) = \ln\left(\dfrac{P}{1-P}\right)$，其定义域为 $(-\infty, \infty)$。它们三者之间的关系是：Y 是考虑问题的出发点，Z 是过度因变量，P 是最终希望得到的因变量。也就是说，希望求出如下的多重 logistic 曲线回归方程：

$$P_{y=1} = \frac{e^{b_0+b_1X_1+b_2X_2+\ldots+b_mX_m}}{1+e^{b_0+b_1X_1+b_2X_2+\ldots+b_mX_m}} \qquad (15\text{-}25)$$

借助 $\mathrm{log}it(P)$ 的变量变换，使曲线直线化，得直线化后的回归方程：

$$Z = \mathrm{log}\,it(P) = \ln(\frac{P}{1-P}) = b_0 + b_1X_1 + b_2X_2 + \cdots + b_mX_m \qquad (15\text{-}26)$$

求出直线化后的回归方程中回归系数的估计值，再通过 $\mathrm{log}it(P)$ 变换的逆变换：

$$\ln\left(\frac{p}{1-P}\right) = Z \Rightarrow \frac{P}{1-P} = e^Z \Rightarrow P = (1-P)e^Z \Rightarrow P = e^Z - Pe^Z \Rightarrow P(1+e^Z) = e^Z$$

$$\Rightarrow P = \frac{e^Z}{1+e^Z} \Rightarrow P_{y=1} = \frac{e^{b_0+b_1X_1+b_2X_2+\ldots+b_mX_m}}{1+e^{b_0+b_1X_1+b_2X_2+\ldots+b_mX_m}}$$

这就求出多重 logistic 曲线回归方程。

二、多重 logistic 回归分析中的参数估计问题

（一）何为参数的最大或极大似然估计？

最大似然估计法（maximum likelihood estimate，简写成 MLE）是求参数估计值用得最多的方法，它最早是由高斯在 1821 年提出，但一般将之归功于费希尔（E. A. Fisher），因

为费希尔在 1922 年再次提出并证明了它的一些性质，从而使最大似然法得到了广泛应用。

最大似然估计法的基本思想是：构造一个以待估计参数为自变量的函数，称其为似然函数，利用高等数学中求函数极值的技术方法，即先求函数关于各参数的偏导数，并令各导函数为 0，得到方程组，再求其解，得到由样本资料可进行直接或迭代计算、用于估计待估参数值的计算公式。最大似然估计法的正规定义如下：

对离散型随机变量而言，设总体的概率函数为 $p(x;\theta)$，$\theta \in \Theta$，其中 θ 是一个未知参数或几个未知参数组成的参数向量，Θ 是参数 θ 可能取值的参数空间，$x_1, x_2, \cdots x_n$ 是来自该总体的样本，将样本的联合概率函数视为 θ 的函数，用 $L(\theta, x_1, \cdots, x_n)$ 表示，简记为 $L(\theta)$，则：

$$L(\theta) = L(\theta; x_1, \cdots x_n) = p(x_1; \theta) \bullet \cdots \bullet p(x_n; \theta) \qquad (15\text{-}27)$$

于是，$L(\theta)$ 被称为样本的似然函数。若某统计量 $\hat{\theta} = \hat{\theta}(x_1, \cdots x_n)$ 满足下式：

$$L(\hat{\theta}) = \max_{\theta \in \Theta} L(\theta) \qquad (15\text{-}28)$$

则称 $\hat{\theta}$ 是 θ 的最大似然估计。

对连续型随机变量而言，设总体的概率密度函数为 $f(x;\theta)$，则上述各部分内容中用 $f(x;\theta)$ 取代 $p(x;\theta)$，即可得到待估参数的最大似然估计。

（二）在 logit 变换式中，P 的值（即 $Y=1$ 的概率）在每一个个体观测值中是不存在的，如何能求出各回归参数的估计值呢？

这正是多重 logistic 回归分析比多重线性回归分析在计算上的复杂得多的关键点。对每个个体而言，只能观察到二分类反应变量的一种结果出现，要么 $Y=1$，即出现了阳性结果；要么 $Y=0$，即出现了阴性结果。对于 $Y=1$ 发生的概率 $P_{Y=1}$ 而言，要么 $P_{Y=1}=1$、要么 $P_{Y=1}=0$。$P_{Y=1}$ 似乎是必然事件所代表的变量，又是不可能事件所代表的变量，事实上，对于任何一个个体，其出现某种结果应是一个随机变量，假定每个个体出现 $Y=1$ 的概率是 P，不出现 $Y=1$（或出现 $Y=0$）的概率为 $1-P$，则对第 i 个个体进行观测，其结果是一个服从两点分布的随机变量，其发生的概率为：$P^{Y_i}(1-P)^{1-Y_i}$，显然，当 $Y_i=1$ 时，概率为 P；当 $Y_i=0$ 时，概率为 $1-P$。若对 n 个个体同时进行观察，则它们的联合概率函数（也称为似然函数）为：

$$L(\beta) = \prod_{i=1}^{n} P^{Y_i}(1-P)^{1-Y_i} = \prod_{i=1}^{n} \left(\frac{e^Z}{1+e^Z}\right)^{Y_i} \left(\frac{1}{1+e^Z}\right)^{1-Y_i} \qquad (15\text{-}29)$$

式中，$Z = b_0 + b_1 X_1 + b_2 X_2 + \cdots + b_m X_m$，$b_i$ 是总体参数 β_i 的估计值，i = 0，1，2，$\cdots$，m。基于式（15-29）得到各参数的估计值称为最大或极大似然估计值。

直接处理式（15-29）是很麻烦的，取其对数后再处理就简化多了。于是，得：

$$\ln L(\beta) = \sum_{i=1}^{n} \left[Y_i \ln\left(\frac{e^Z}{1+e^Z}\right) + (1-Y_i)\ln\left(\frac{1}{1+e^Z}\right) \right] = \sum_{i=1}^{n} [Y \cdot Z - \ln(1+e^Z)]$$

$$(15\text{-}30)$$

由于似然函数 $L(\beta)$ 与对数似然函数 $\ln L(\beta)$ 具有相同的极值，基于后者可简化计算。将 $\ln L(\beta)$ 视为 β 的函数，对各 β 求偏导数并令其等于 0，得到偏微分方程组，再利用 Newton-Raphson 法进行迭代计算，可求得各 β 的估计值 b。

（三）在多重 logistic 回归方程中，当其他自变量分别取特定值且自变量 x_i 取两个不同

值 U 与 V 时，对应的优势比是多少？

对应的优势比 $OR_i = e^{b_i(U-V)}$ 。现证明如下：

因 $OR_i = \dfrac{P_U/(1-P_U)}{P_V/(1-P_V)} = \dfrac{e^{b_0+b_iU+\sum\limits_{j\neq i}^{m}b_jX_j}}{e^{b_0+b_iV+\sum\limits_{j\neq i}^{m}b_jX_j}}$ ，显然，有：

$\ln(OR_i) = \left[(b_0+b_iU+\sum\limits_{j\neq i}^{m}b_jX_j) - (b_0+b_iV+\sum\limits_{j\neq i}^{m}b_jX_j) \right] = b_i(U-V)$ ，故

$OR_i = e^{b_i(U-V)}$ 。证毕

OR_i 被称为调整优势比（adjusted odds ratio），表示扣除了其他自变量影响后，自变量 X_i 分别取两个不同水平时对阳性结果影响程度的倍数。若 X_i 为二值变量，假定其取值为 1 代表暴露、取值为 0 代表非暴露，则暴露与非暴露出现阳性结果的优势比为：

$$OR = e^{b_i(1-0)} = e^{b_i}$$

三、多重 logistic 回归分析中的假设检验问题

（一）如何对多重 logistic 回归模型中回归系数整体进行假设检验？

$H_0:\beta_1=\beta_2=\cdots=\beta_m=0$ ，$H_1:\beta_i$ 不全为 0，$\alpha=0.05$ 。

设模型中包含的自变量较多的模型为"原"模型，有 i 个回归系数；仅含原模型自变量中一部分自变量的模型为"简化"模型，其含有 j 个回归系数，$j<i$ 。于是，可以说简化模型被嵌套于原模型之下。采用似然比检验，其检验统计量为：

$$\chi^2 = -2\ln\left(\frac{L_j}{L_i}\right) = -2\ln(L_j) - (-2\ln(L_i)) ,\ df=i-j \qquad (15\text{-}31)$$

式（15-31）中的 χ^2 服从自由度 $df=i-j$ 的 χ^2 分布；L_i 为含 i 个自变量的模型所对应的似然函数、L_j 为含 j 个自变量的模型所对应的似然函数，形式见式（15-27）。

（二）如何对多重 logistic 回归模型中单一回归系数进行假设检验？

$H_0:\beta_i=0$ ，$H_1:\beta_i\neq0$ ，$\alpha=0.05$ 。采用 wald χ^2 检验，其检验统计量为：

$$\chi_W^2 = \left(\frac{b_i}{S_{b_i}}\right)^2 ,\ df=1 \qquad (15\text{-}32)$$

式（15-32）中的 χ_W^2 服从自由度 $df=1$ 的 χ^2 分布。

四、多重 logistic 回归分析中的评价问题

（一）常用于描述模型对资料拟合优度（即拟合好坏）的信息指标有哪些？

常用于描述模型对资料拟合优度的信息指标有如下三个：

$$① -2\ln(L) = -2\sum_i w_if_i\ln(\hat{p}_i) \qquad (15\text{-}33)$$

式（15-33）中 w_i 、f_i 分别为第 i 个观测的权数和频数。

对二分类反应变量模型计算公式可变形为：

$$-2\ln(L) = -2\sum_i w_if_i[r_i\ln(\hat{p}_i) + (n_i-r_i)\ln(1-\hat{p}_i)] \qquad (15\text{-}34)$$

式（15-34）中 r_i 、n_i 分别为阳性时间数和观察总例数。

$②$ AIC（Akaike Information Criterion）准则

$$AIC = \frac{-2\ln(\hat{L}) + 2(k+s)}{n} \qquad (15\text{-}35)$$

式（15-35）中 k 为反应变量分类数减 1，s 为模型中自变量个数；n 为样本量。但在 SAS 中的 AIC 没有式（15-35）中的分母 n。若对两个模型比较时，所用的观测必须是相同的。换句话说，即使数据集相同，若某些变量出现了部分缺失值，不同模型包含的自变量组合不同，所用的观测就有可能不完全相同，此时，宜用式（15-36）。

③ SC（Schwarz Criterion）准则

$$SC = -2\ln(\hat{L}) + (k+s)\ln(n) \qquad (15\text{-}36)$$

SC 指标是对 AIC 指标的一种修正。

（二）如何计算由求得的多重 logistic 回归方程计算所产生的预测准确率？

1. 基于 SAS 中 LOGISTIC 回归分析过程 将原始数据中全部观测所对应的自变量的取值分别代入求得的多重 logistic 回归方程中去，可以事先规定，对任何一个观测，当基于回归方程计算出来的概率 $P_{Y=1} > 0.5$ 时，判定该观测的事件为 $Y=1$，否则，判该观测的事件为 $Y=0$。于是，根据实际观测结果与按回归方程计算的结果按配对设计形式列出一个四格表，即：

表 15-8 用于计算预测准确率的配对设计四格表（n＝a＋b＋c＋d）

实际分类	频数	
	理论分类：阳性	阴性
阳性	a	c
阴性	b	d

则预测准确率 $P = \dfrac{a+d}{n} \times 100\%$。

2. 基于 SAS 中 CATMOD 回归过程 若基于 SAS 中 CATMOD 回归过程实现多重 logistic 回归分析，则可直接获得预测概率。假定拟做多重 logistic 回归分析的资料是以高维列联表形式提供的，二值因变量为 y，两个自变量分别为 x1 和 x2，变量 count 代表列联表中各格内的频数，则调用 SAS 中 logistic 过程与 CATMOD 过程所需要的 SAS 引导程序如下：

```
proc logistic;
    class x1( param = ref ref = '1')    x2 ( param = ref ref = '0');
    model y = x1 x2/rsq;
    weight count;
run;
proc catmod;
    weight count;
    model y = x1 x2/pred = prob;
run;
```

第一个过程步不能直接给出预测概率但可以给出与各自变量对应的优势比；第二个过

程步则可以给出预测概率但不给出与各自变量对应的优势比。

第六节　基于以数据库格式呈现的统计资料
如何合理选择统计分析方法

一、何为以数据库格式呈现的统计资料？

有人对 103 例冠心病患者（G=1）和 100 例正常对照者（G=2）进行了多项指标的观测，资料见表 15-9。每一行代表从一位受试者身上观测到的全部信息，每一列代表一个变量及其具体取值。以这样的方式呈现的资料被称为以数据库格式呈现的统计资料。

表 15-9　冠心病人与正常人多项指标的观测结果

编号	组别	性别	年龄	高血压史	吸烟史	胆固醇	甘油三酯	低密度脂蛋白	高密度脂蛋白	脂蛋白α	载脂蛋白As	载脂蛋白B	基因型xbaI	基因型EcoRI	服药情况
N	G	X_1	X_2	X3	X4	X_5	X_6	X_7	X_8	X_9	X_{10}	X_{11}	X_{12}	X_{13}	X_{14}
1	1	男	60	无	无	223	205	122	30	106	0.92	0.74	−/−	−/−	未服
2	1	女	46	无	无	166	51	84	57	56	1.14	0.54	−/−	+/−	β阻滞剂
3	1	男	55	有	无	273	155	197	34	58	1.01	0.93	+/−	+/+	β阻滞剂
4	1	男	30	无	有	193	99	70	37	85	0.94	0.70	−/−	+/+	降血脂药
…															…
102	1	女	66	无	无	194	77	107	54	43	0.98	0.61	−/−	+/+	未服
103	1	男	76	有	无	195	101	135	42	302	0.91	0.65	−/−	+/+	β阻滞剂
104	2	女	39	无	无	223	48	157	55	32	1.06	0.71	−/−	−/−	未服
105	2	男	40	无	无	152	91	100	46	62	1.00	0.55	−/−	−/−	未服
106	2	男	59	无	有	168	84	106	33	205	0.67	0.69	−/−	+/+	未服
…	…	…	…	…	…	…	…	…	…	…	…	…	…	…	…
203	2	男	69	有	无	224	110	58	49	132	1.10	0.96	−/−	+/+	未服

二、如何检查试验组与对照组资料的均衡性？

以表 15-9 资料为例，如何检查冠心病患者组与正常人组资料的均衡性呢？应考察"性别构成、年龄平均值、高血压史、抽烟史、基因型"这些方面两组可比性如何？

显然，两类受试对象决定了一个具有二水平的试验因素，当分别考察在"性别、高血压史、抽烟史、基因型"上是否可比时，属于成组设计一元定性资料的列表和统计分析问题。当这些定性的结果变量为二值或多值名义变量时，可编制出 2×2 或 2×K 的二维列联表。可选用一般 χ^2 检验（列联表中小于 5 的理论频数的个数未超过总格子数的 1/5 时用）或 Fisher's 精确检验；当这些定性的结果变量为多值有序变量时，可选用秩和检验。若拟考察的结果变量为年龄（定量的），则属于成组设计一元定量资料统计分析问题，可选用成组设计一元定量资料 t 检验（定量资料必需满足独立性、正态性和方差齐性）或秩和检验。

三、何时适合选用定量资料一元或多元方差分析？

首先，必需指定一个定量指标作为结果；其次，至少要指定一个定性因素作为原因变量（注意：在单组设计一元定量资料分析场合下，必需给出标准值或理论值）。当定性因素仅有一个时，被称为单因素设计（常包括单组设计、配对设计、成组设计和单因素多水平设计）一元定量资料；当定性因素的个数≥2时，一定要先判断清楚，此时所对应的究竟是什么多因素设计类型，应选用与设计类型对应的统计分析方法。

常用的多因素设计类型有：随机区组设计、交叉设计、拉丁方设计、嵌套设计、裂区设计、重复测量设计、析因设计、正交设计、均匀设计、反应曲面设计。所有希望采用某种设计一元定量资料方差分析处理定量资料的场合，都要求资料满足独立性、正态性和方差齐性；若定量资料不满足参数检验的前提条件，仅在单因素设计和随机区组设计情形下有相应的非参数检验（常称为秩和检验），在其他场合下，原则上都应寻找到合适的变量变换方法，使变换后的定量资料满足参数检验的前提条件，再对变换后的定量资料采用相应设计一元定量资料方差分析。

当在专业上有一定联系的定量指标的个数≥2且需要同时考察时，就需要采用相应设计定量资料多元方差分析。以表15-9资料为例，若希望比较冠心病组与正常组在 $X_1 \sim X_7$ 这七项定量指标之一上的差别时，就属于成组设计定量资料一元方差分析（或 t 检验或秩和检验）问题；当需要同时考察七项定量指标时，就属于成组设计定量资料七元方差分析问题。若还想消除性别、高血压史和抽烟史对结果的影响，就属于四因素析因设计定量资料一元和七元方差分析问题了。

若在消除性别、高血压史和抽烟史对结果的影响基础上，还想消除两种基因型对结果的影响，就属于六因素析因设计定量资料一元和七元方差分析问题了。

四、何时适合选用定量资料一元或多元协方差分析？

在前节所讨论的每种情形下，若增加一个定量的影响因素（如年龄），就属于某种设计下的协方差分析问题。例如，拟考察 $X_1 \sim X_7$ 这七项定量指标之一，但影响因素有"年龄、性别、高血压史、抽烟史、两种基因型、受试对象种类"共7个，其中六个定性因素决定设计类型，一个定量因素决定要用协方差分析，此时的统计分析方法被称为"六因素析因设计定量资料一元协方差分析"；若同时分析七项定量指标，此时的统计分析方法被称为"具有一个协变量的六因素析因设计定量资料七元方差和协方差分析"。

同理，若定量因素的个数为 K（≥2）个，则对应的统计分析方法为"六因素析因设计定量资料 K 元协方差分析"；或"具有 K 个协变量的六因素析因设计定量资料七元方差和协方差分析"。

五、何时适合选用某种多重回归分析？

以表15-9资料为例，何时适合选用某种多重回归分析呢？若以"是否患冠心病"为二值的结果变量，其他变量一律被视为自变量（或原因变量），则可采用多重 logistic 回归分析处理此资料；若以七个定量的血脂指标之一为结果变量，以其他变量为自变量（或原因变量），进行多重线性回归分析，仅适合在冠心病组或正常人组之一中进行，不适合将全部受试者纳入分析。因为，此时全部资料不具有同质性。

六、何时适合选用某种多元统计分析？

以表 15-9 资料为例，何时适合选用某种多元统计分析呢？

情形一：仅在冠心病组或正常人组之一中进行分析。考察七项定量的血脂指标，此时的统计资料被称为"单组设计七元定量资料"。可以选用的多元统计分析方法有：

方法一：单组设计定量资料七元方差分析（必需提供七个定量指标的标准值）；

方法二：主成分分析或探索性因子分析；

方法三：变量聚类分析或无序样品聚类分析；

方法四：对应分析；

方法五：多维尺度分析（应将资料转换成相似度或不相似度矩阵形式）；

方法六：路径分析、证实性因子分析或结构方程模型分析（必需提供相应的路径图）。

情形二：考察七项定量的血脂指标在冠心病组与正常人组之间的差异。可选用的多元统计分析方法有：

方法一：成组设计定量资料七元方差分析或协方差分析（必需有定量的因素，即协变量）；

方法二：多因素析因设计定量资料七元方差分析或协方差分析（定性因素个数≥2）；

方法三：定量资料二值判别分析。

第七节　以实例形式呈现统计分析方法的合理选用

一、如何合理选择统计分析方法处理定性资料？

【问题 15-1】　现有一个资料如表 15-10 所示，处理这个资料可能有 4 个不同的分析目的，请简述这 4 个分析目的分别是什么，并写出实现这 4 个分析目的所对应的 4 套（因为实现某些分析目的的统计分析方法不止一种）统计分析方法的具体名称，并简述选择的理由。

表 15-10　4 种不同疾病病程患者痰液中嗜酸性粒细胞含量的测定结果

病程（d）	患者例数				
含量:	−	+	++	+++	合计
10	0	2	9	6	17
20	3	5	5	2	15
30	5	7	3	2	17
40	3	5	3	0	11
合计	11	19	20	10	60

【分析与解答】　第一个分析目的：各病程患者在嗜酸性粒细胞含量各等级上的人数分布是否相同，应选用一般的 χ^2 检验（或 Fisher 的精确检验），因为此法是检验病程与嗜酸性粒细胞含量各等级之间是否独立，若不独立，就意味着各行上的频数分布不同；

第二个分析目的：各病程患者的嗜酸性粒细胞含量之间的差别是否有统计学意义，应选用秩和检验或 Ridit 分析或有序变量的 logistic 回归分析，因为此时关注的是"结果变量的有序性"；

第三个分析目的：病程与嗜酸性粒细胞含量之间的线性相关关系是否有统计学意义，应选用秩相关分析（如 Spearman 秩相关分析）或典型相关分析，因为这是两个定性变量之间的相关性分析问题；

第四个分析目的：病程与嗜酸性粒细胞含量之间是否呈线性变化趋势，应选用线性趋势检验，因为是研究两个定性变量之间的线性关系，不适合用揭示两定量变量之间关系的直线相关与回归分析方法。

【问题 15-2】　某医生收集到表 15-11 资料，第一问：若分析目的是希望同时考察不同医院、不同药物治疗的疗效之间的差别是否具有统计学意义，最为合适的统计分析方法的名称叫什么？第二问：若分析目的是希望消除医院对结果的影响，重点考察不同药物疗效之间的差别是否具有统计学意义，简便而又比较科学的统计分析方法是什么？第三问：在第二问中，如何用 SAS 实现统计计算，即 SAS 引导程序是什么？

表 15-11　甲、乙两所医院用 A、B、C 三种药医治某病患者的疗效的观察结果

医院名称	药物名称	患者例数				
		疗效： 治愈	显效	好转	无法	合计
甲	A	15	49	31	5	100
	B	4	9	50	22	85
	C	1	15	45	24	85
乙	A	36	115	184	47	382
	B	4	18	44	35	101
	C	1	9	25	4	39

【分析与解答】　对于第一问，最为合适的统计分析方法的名称叫"多值有序变量的二重 logistic 回归分析"；对于第二问，最为合适的统计分析方法的名称叫"CMH 校正的秩和检验"；对于第三问，所对应的 SAS 引导程序如下：

```
data liaoxiao;
    do hospital = 1 to 2;
        do drug = 1 to 3;
            do liaoxiao = 1 to 4;
                input f @@; output;
            end;
        end;
```

```
        end;
      end;
    cards;
  proc freq data = liaoxiao;
    weight f;
    tables hospital *drug *liaoxiao/cmh scores = rank;
  run;
```

说明：在 SAS 引导程序的过程步的"tables 语句"中，医院（hospital）必须被放置在最前面，它对结果的影响才可以被消除，但又不是简单将其去掉，是根据它分层计算再合并。有序的结果变量必须被放置在最后。

二、如何合理选择统计分析方法处理定量资料？

【问题 15-3】　某研究者用 35 只 BW 小鼠作为受试对象，将小鼠随机均分为 5 组，A组：阴性对照组；B ~ E 组中的小鼠先按要求建模（达到某种疾病状态），然后，B 组不给予任何处理，即 B 组：模型对照组；C ~ E 组用不同的药物治疗，即 C 组：西药泼尼松组；D 组：狼疮静加泼尼松组；E 组：狼疮静组。观测各组小鼠"各组血浆 CD_4^+、CD_8^+ T 淋巴细胞分布情况"，设计与资料见表 15-12。原作者用 t 检验分别处理了表 15-12 中的两个定量指标。

表 15-12　各组血浆 CD_4^+、CD_8^+ T 淋巴细胞分布比较（$\bar{X} \pm s$）

组别	N	CD_4^+（%）	CD_8^+（%）
A	7	43. 17 ±8. 22	23. 84 ±4. 94
B	7	32. 09 ±4. 36	24. 71 ±7. 50
C	7	37. 95 ±4. 92	27. 85 ±2. 40
D	7	41. 73 ±8. 97	34. 59 ±3. 53
E	7	33. 08 ±7. 14	30. 46 ±5. 80

要求：根据本问题中所说的试验分组，请辨析原作者在选用统计分析方法方面所犯错误的实质；假定此定量资料满足参数检验的前提条件，且两个定量指标在专业上有联系，需要同时考察，为了比较 5 组定量指标的平均向量之间的差别是否具有统计学意义，请写出处理此定量资料所需要的正确统计分析方法的全称。

【分析与解答】　原作者在选用统计分析方法方面所犯错误的实质是将一个多因素非平衡组合试验结果随意割裂成多个成组设计定量资料，无法正确反映因素之间的内在联系；处理此定量资料所需要的正确做法是先对"组别"进行拆分，然后，再根据各组合所对应的试验设计类型选用相应的统计分析方法处理资料。本例中对"组别"拆分如下：

第 1 种组合：A 与 B 组，为成组设计，可用成组设计定量资料的二元方差分析，即 T^2 检验或 Wilks'λ 检验；

第2种组合：B～E组，为2×2析因设计，可用两因素析因设计定量资料的方差分析，即 Wilks'λ 检验。为什么说 B～E 组构成了一个 2×2 析因设计？改变原先的资料表达形式，就很容易看出来，见表 15-13。

表 15-13　各组血浆 CD_4^+、CD_8^+ T 淋巴细胞分布比较（$\overline{X} \pm s$, $n=7$）

狼疮静用否	泼尼松用否	CD_4^+（%）	CD_8^+（%）
不用	不用（B组）	32.09 ± 4.36	24.71 ± 7.50
	使用（C组）	37.95 ± 4.92	27.85 ± 2.40
使用	不用（E组）	33.08 ± 7.14	30.46 ± 5.80
	使用（D组）	41.73 ± 8.97	34.59 ± 3.53

【问题 15-4】　某论文中有表 15-14 所示统计表。由于统计表编制得不规范，不便判断其试验设计类型，很难选择合适的统计分析方法。

表 15-14　两组治疗前后 Hct、Hb 比较（$\overline{X} \pm s$）（表现型）

组别	例数		Hct	Hb
中西	30	治疗前	0.223 ± 0.032	69.73 ± 10.35
		治 1 个月	0.235 ± 0.035	80.31 ± 11.35
		治 2 个月	0.306 ± 0.012	96.46 ± 10.26
		治 3 个月	0.324 ± 0.020	112.38 ± 12.38
对照	30	治疗前	0.221 ± 0.028	69.56 ± 11.21
		治 1 个月	0.224 ± 0.0036	77.28 ± 13.25
		治 2 个月	0.278 ± 0.024	90.16 ± 12.54
		治 3 个月	0.301 ± 0.059	98.33 ± 16.05

【分析与解答】　表 15-14 存在的错误是：①用"组别"代替试验分组因素"疗法"。统计表中应该标明具体的试验分组因素，不应用"组别"、"分组"、"处理"等抽象、模糊性词语；②表 15-14 资料还涉及一个叫做"时间"的因素，该因素是一个与重复测量有关的因素，有 4 个水平，即"治疗前"、"治疗 1 个月"、"治疗 2 个月"和"治疗 3 个月"，但表中对该因素各水平的安排不正确。对表 15-14 的修改结果见表 15-15。

表 15-15 两组治疗前后 Hct、Hb 比较（$\bar{X} \pm s$）

疗法	例数	Hct				Hb			
		治疗前	治1个月	治2个月	治3个月	治疗前	治1个月	治2个月	治3个月
中西	30	0.223 ±0.032	0.235 ±0.035	0.306 ±0.012	0.324 ±0.020	69.73 ±10.35	80.31 ±11.35	96.46 ±10.26	112.38 ±12.38
对照	30	0.221 ±0.028	0.224 ±0.0036	0.278 ±0.024	0.301 ±0.059	69.56 ±11.21	77.28 ±13.25	90.16 ±12.54	98.33 ±16.05

由表 15-15 可看出：这是具有一个协变量（治疗前的测定结果）且具有一个重复测量的两因素设计二元定量资料，故正确的统计分析方法为"具有一个协变量且具有一个重复测量的两因素设计定量资料二元方差和协方差分析"。

三、如何合理选择统计分析方法处理生存资料？

【问题 15-5】 某临床医生收集到 40 例肺癌患者的生存资料如下，生存时间为 t，考察的 5 个危险因素是 X_1、X_2、X_3、肿瘤类型和 X_7。各因素的具体含义如下：

X_1：生活行动能力评分（1 ~ 100）；X_2：病人年龄；X_3：由诊断到进入研究的时间（月）；X_4、X_5、X_6 是由分类变量——肿瘤类型（鳞癌、小细胞癌、腺癌、大细胞癌）产生的三个哑变量；X_7：两种化学治疗方法。即：

$$X_4 = \begin{bmatrix} 1 & （鳞癌） \\ 0 & （其他） \end{bmatrix} \quad X_5 = \begin{bmatrix} 1 & （小型细胞癌） \\ 0 & （其他） \end{bmatrix} \quad X_6 = \begin{bmatrix} 1 & （腺癌） \\ 0 & （其他） \end{bmatrix} \quad X_7 = \begin{bmatrix} 1 & （常规方法） \\ 0 & （试验新法） \end{bmatrix}$$

试比较两种化学治疗方法对生存期的延长有无统计学意义？

序号	X_1	X_2	X_3	X_4	X_5	X_6	X_7	t	序号	X_1	X_2	X_3	X_4	X_5	X_6	X_7	t
1	70	64	5	1	0	0	1	411	21	60	37	13	0	0	0	1	100
2	60	63	9	1	0	0	1	126	22	90	54	12	1	0	0	0	999
3	70	65	11	1	0	0	1	118	23	50	52	11	0	0	0	0	231+
4	40	69	10	1	0	0	1	82	24	70	50	7	0	0	0	0	991
5	40	63	58	1	0	0	1	8	25	20	65	21	0	0	0	0	1
6	70	48	9	1	0	0	1	25+	26	80	52	28	0	0	0	0	201
7	70	48	11	1	0	0	1	11	27	60	70	13	1	0	0	0	44
8	80	63	4	0	1	0	1	54	28	50	40	13	1	0	0	0	15
9	60	63	14	0	1	0	1	153	29	70	36	22	0	0	0	0	103+
10	30	53	4	0	1	0	1	16	30	40	44	36	0	0	0	0	2
11	80	43	12	0	1	0	1	80	31	30	54	9	0	1	0	0	20
12	40	55	2	0	1	0	1	21	32	30	59	87	0	1	0	0	51
13	60	66	25	0	1	0	1	287	33	40	69	5	0	0	0	0	18
14	40	67	23	0	1	0	1	10	34	60	50	22	0	0	0	0	90

15	20	61	19	0	0	1	1	8	35	80	62	4	0	0	1	0	84
16	50	63	4	0	0	1	1	12	36	70	68	15	0	0	0	0	164
17	50	66	16	0	0	0	1	177	37	30	39	4	0	0	0	0	19
18	40	68	12	0	0	0	1	12	38	60	49	11	0	0	0	0	43
19	80	41	12	0	0	0	1	200	39	80	64	10	0	0	0	0	340
20	70	53	8	0	0	0	1	250	40	70	67	18	0	0	0	0	231

（1）用 X_1-X_7 为自变量，用 t 为因变量，建立一个统计模型，以便用自变量来预测某患者的生存时间，请写出实现此分析目的的最常用的多元或多因素统计分析方法的具体名称。

（2）若在收集资料时，患者的生存时间只记录了存活时间是在 200 天以内还是在 200 天及 200 天以上的信息，每位患者的具体生存时间都是不知道的。其他资料同上。希望以患者生存时间是否大于等于 200 天为所关心的结果变量，X_1-X_7 为自变量，为了便于由自变量的信息去估计某患者生存时间大于等于 200 天的概率，请写出实现此分析目的所需要的一种多元统计分析方法的详细名称，并给出对因变量 Y 的赋值方法，略谈如何才能确保用常用的统计分析软件（如 SAS、SPSS）给出的结果就是所需要的结果。

【分析与解答】

（1）由于因变量 t 是一个含有不完全信息数据的生存时间变量，不适合选用多重回归分析，应考虑选用生存分析中的多重回归分析，一般有两种统计模型，即 COX 模型和参数模型。然而，参数模型对资料分布有严格要求，故通常选用 COX 回归模型处理此类资料为宜。

（2）由于因变量 Y 为二值变量，故需要选用多重 logistic 回归模型处理该资料为宜。对 Y 赋值方法如下：

$Y = 1$（$t \geq 200$ 天）、$Y = 0$（$t < 200$ 天）。

值得注意的是：隐含情况下求出的结果是与 $Y = 1$ 对应还是与 $Y = 0$ 对应，用不同统计软件实现 logistic 回归分析时，是不同的！应当注意其输出结果中的解释。在 SAS 软件中，是与 "$Y = 0$" 对应的；而在 SPSS 软件中，则是与 "$Y = 1$" 对应的。当然，可以通过选择项来人为规定。

【问题 15-6】 某医院肿瘤科提供的一份关于肺癌患者的失效时间资料，因变量（或反应变量）为患者治疗后的生存时间 t（天），当 t 为删失数据时，用前面加一个负号来表示；考察的协变量（即危险或预后因素或自变量）如下。

（1）癌细胞的类型（Cell），它有 4 个水平，即腺癌细胞（adeno）、鳞癌细胞（squamous）、小细胞肺癌（small）和大细胞肺癌（large）。

（2）治疗类型（THERAPY），它有 2 个水平，即标准的方法（standard）和试验的方法（test）。

（3）疗前处理（PRIOR），它有 2 个水平，即采取了疗前处理（yes）和未采取疗前处理（no）。

（4）病人的年龄（age）（岁）。

（5）从诊断到治疗的等待时间（diagtime）。

（6）病人的行动状态用Karnofsky率来度量，其取值用KPS表示，$10 \leqslant KPS \leqslant 30$表明病人完全靠医院护理、$40 \leqslant KPS \leqslant 60$表明病人的行动部分地受到限制、$70 \leqslant KPS \leqslant 90$表明病人的行动可以自理。

前3个变量被当作分类变量，后3个变量被当作连续性变量。

请问：

（1）若不知生存时间的准确分布，通常选用什么多元或多因素统计分析方法研究各协变量（即自变量）与生存时间之间的依赖关系？

（2）若已知生存时间服从威布尔分布，通常选用什么多元或多因素统计分析方法研究各协变量（即自变量）与生存时间之间的依赖关系？

【分析与解答】

（1）若不知生存时间的准确分布，通常选用COX回归模型研究各协变量（即自变量）与生存时间之间的依赖关系。

（2）若已知生存时间服从威布尔分布，通常选用生存分析中的威布尔分布模型研究各协变量（即自变量）与生存时间之间的依赖关系。

四、如何合理选择统计分析方法处理多元统计资料？

【问题15-7】　某研究者收集了1985年中国28省市（编号1~28）汉族城市男生（19~22岁）形态资料。部分资料列在表15-16中，请问：根据此资料，可以选用哪些多元统计分析方法处理，各种多元统计分析方法所对应的分析目的分别是什么？

表15-16　1985年中国28省市汉族城市男生（19~22岁）形态资料

省市编号	身高（cm）	坐高（cm）	体重（kg）	胸围（cm）	肩宽（cm）	盆骨宽（cm）
1	173.28	93.62	60.10	86.72	38.97	27.51
2	172.09	92.83	60.38	87.39	38.62	27.82
…	…	…	…	…	…	…
27	168.15	91.50	54.56	84.81	38.44	27.38
28	168.99	91.52	55.11	86.23	38.30	27.14

【分析与解答】　因所给的资料为28行6列的定量资料，这6个定量指标之间很难从专业上认定谁是自变量谁是因变量。对于这样的资料，可以选用以下五种多元统计分析方法，即：

（1）主成分分析，分析目的为：降低变量维数，希望寻找出少数几个综合指标反映原6个变量绝大部分信息，以便根据这些综合指标的取值对各观测对象进行恰当地分组。

（2）因子分析，分析目的为：分析目的与主成分分析基本相同，只是在分析技术上要作一些改进，以便分析结果更易于解释。

（3）变量聚类分析和样品聚类分析，分析目的为：可以考察变量之间的亲疏关系，将性质相同的变量聚成各自的类；可以考察样品之间的亲疏关系，将性质相同的样品聚成各自的类。

（4）对应分析，分析目的为：将多个变量和多个样品用直角坐标系中成对的点子表示出来，以便直观了解哪些样品在哪些变量上取值最接近。

（5）多维尺度分析，分析目的为：先基于六个定量指标的取值，求出 28 个省市中任何两个省市之间的相似度或不相似度矩阵，再基于此矩阵提供的信息，将 28 个省市表达在一个二维直角坐标系内，以便直观看出哪些省市彼此最为接近。

【问题 15-8】 对被测验者 10 人作智能检验，三个指标 X、Y、Z 分别表示数学推理能力、空间想象能力、语言理解能力。10 个被测者三项指标的测验得分如下，试从四个答案中选择一个最合适的统计分析方法对被测验者智能按高、中、低分类。

受 试 者 编 号	1	2	3	4	5	6	7	8	9	10
数学推理能力 X	28	18	11	21	26	20	16	14	24	22
空间想象能力 Y	29	23	22	23	29	23	22	23	29	27
语言理解能力 Z	28	18	16	22	26	22	22	24	24	24

A. 聚类分析　B. 主成分分析　C. 探索性因子分析　D. 判别分析

【分析与解答】 应选择（A）。这是一个如何根据三项定量观测指标对 10 人进行分类的问题，显然，宜采用样品聚类分析。当然，采用主成分分析或探索性因子分析，也可间接实现样品聚类分析。

附录　胡良平统计学专著及配套软件简介

1.《**医学统计学与 SAS 应用技巧**》　胡良平，周士波主编．北京：中国科学技术出版社，15.67 万字，1991（定价：4.2 元）．本书基于 DOS 版 SAS 6.03 软件，介绍了 SAS 应用入门、医学试验设计、常用统计分析、多元统计分析和 VAX SAS 应用入门。

2.《**医学统计应用错误的诊断与释疑**》　胡良平主编．北京：军事医学科学出版社，17.8 万字，1999（定价 12 元）．本书针对医学科研和医学期刊中常犯的统计学错误，讲解如何识别错误，如何正确选用统计分析方法。

3.《**医学统计学内容概要、考题精选与考题详解**》　胡良平编著．北京：军事医学科学出版社，37 万字，2000（定价 22 元）．本书简明扼要地概述了医学统计学的主要内容，精选出 20 套适合检查统计学应用水平的考题，并附有详细的解答。

4.《**现代统计学与 SAS 应用**》　胡良平主编．北京：军事医学科学出版社，1996，2000，2002（定价 40 元）。本书详细地介绍了各种常用和多元统计分析方法，并给出了手工计算和用 6.04 版 SAS 软件实现统计计算的方法和结果的解释。

5.《**Windows SAS 6.12 & 8.0 实用统计分析教程**》　胡良平编著．北京：军事医学科学出版社，96.9 万字，2001（定价 52 元）。本书不仅介绍了各种常用和多元统计分析方法，还着重介绍了 Windows SAS 6.12 & 8.0 的使用方法（含编程法和非编程法），详细介绍了辨析多因素设计类型的技巧和用 SAS 实现实验设计的方法。

6.《**医学统计学基础与典型错误辨析**》　胡良平，李子建主编．北京：军事医学科学出版社，60.4 万字，2003（定价 36 元）。本书详细地介绍了学习统计学的策略、所必需的基本知识、常用的描述性统计分析方法和假设检验方法。

7.《**检验医学科研设计与统计分析**》　胡良平主编．北京：人民军医出版社，64 万字，2004（定价 65 元）。本书紧紧围绕实验设计的三要素和四原则、分析定量资料和定性资料的要领、诊断性试验和一致性检验中的统计分析方法等重要内容，从正反两方面详细阐述了学习和灵活运用这些知识的方法和技术。

8.《**医学统计实用手册**》　胡良平主编．北京：人民卫生出版社，48.5 万字，2004（定价 30 元）。鉴于目前医学科研和医学期刊中存在大量误用和滥用统计学的现象，本书通过分析这些现象产生的根源和实质，有针对性地提出了解决这些问题的对策。

9.《**统计学三型理论在实验设计中的应用**》　胡良平主编．北京：人民军医出版社，50.1 万字，2006（定价 45 元）。本书针对"**许多人学了多遍统计学仍不得要领，几乎是一用就错**"的普遍现象，提出了彻底解决的对策，其精髓就是"**统计学三型理论**（简称'**三型理论**'）"，即统计学问题基本上都可归结为"**表现型**"、"**原型**"和"**标准型**"，准确把握每个具体问题中的"**三型**"，将能科学合理地解决科研工作中与统计学有关的实际问题。

事实上，统计学中的全部内容皆可运用"三型理论"来解说，但本书仅关注"科研设计"，特别是"实验设计"方面的问题。

10.《医学统计实战练习》　胡良平主编. 北京：军事医学科学出版社，83.4万字，2007（定价66元）。本书收录笔者21年来从事统计教学、科研、咨询和培训工作中积累的各种考试真题以及根据审稿的稿件和公开发表的论文中提取的资料改编而成的新题，总共约有1000余道，并给出了每一道题的详细解答。

11.《口腔医学科研设计与统计分析》　胡良平主编. 北京：人民军医出版社，54万字，2007（定价65元）。

书中给出了取自口腔医学科研设计和统计分析的大量实例，运用"统计学三型理论"辨析"实验设计、统计描述和统计分析"中出现的错误，在给出正确做法的同时，还给出了带有原始数据的各种实例，用SAS软件演示统计分析的全过程和部分手工计算过程。还给出了估计样本含量的公式、实例和用SAS实现计算的方法。

12.《统计学三型理论在统计表达与描述中的应用》　胡良平主编. 北京：人民军医出版社，55.3万字，2008（定价80元）。本书运用统计学三型理论，透过各种具体的统计表达和描述方面问题的"表现型"，揭示其"原型"，进而将"原型"正确地转变为"标准型"，使统计表达与描述方面的问题尽可能得到圆满解决。

13.《科研课题的研究设计与统计分析（第一集）》　胡良平主编. 北京：军事医学科学出版社，72.5万字，2008（定价55元）。本书取材于我国2006年500多种生物医学期刊中影响因子较高的23种期刊，查阅这些期刊中近3000篇论著，从中挑选出具有广泛代表性的论著约300篇，主要从统计研究设计和统计分析方法选用两个方面，来剖析论著中存在的统计学问题，从而提示出我国生物医学科研工作的质量需要进一步提高。

14.《医学统计学—运用三型理论分析定量与定性资料》　胡良平主编. 北京：人民军医出版社，72.3万字，2009（定价115元）。本书在统计学思想指导下，运用统计学三型理论，透过各种具体科研问题所呈现的"表现型"，揭示其"原型"，进而将"原型"正确地转变为"标准型"，全面系统地介绍了各种实验设计类型下收集的定量与定性资料的假设检验方法以及用SAS软件实现统计计算和结果解释。除常用的定量与定性资料的统计分析外，还介绍了META分析方法和高维列联表资料的各种处理方法。

15.《科研课题的研究设计与统计分析（第二集）》　胡良平主编. 北京：军事医学科学出版社，69.5万字，2009（定价56元）。针对科研工作者所写出的学术论文和硕士与博士研究生所写出的学位论文在统计学方面存在很多问题的现实，本书全面介绍了撰写高质量的论文所必需掌握的科研设计知识、统计分析知识和国际著名统计分析系统（SAS软件）使用知识，并针对生物医学科研领域中一些主干学科的特点，分析了约15个主干学科硕士和博士研究生学位论文中存在的统计学错误。从正反两个方面，揭示科研设计和统计分析的重要性，有利于提高科研工作者和研究生的科研素质、科研质量和论文的水平。

16.《医学统计学—运用三型理论进行多元统计分析》　胡良平主编. 人民军医出版社，41.0万字，2010（定价70.0元）. 本书涵盖了现代多元统计分析方法中的绝大部分内容，运用三型理论为指导，对多元统计分析方法进行了科学的分类，有利于实际工作者学习和使用。其内容包括变量聚类分析、主成分分析和探索性因子分析、典型相关分析、结构方程模型分析、无序样品聚类分析和有序样品聚类分析、多维尺度分析、各种设计定量资料的多元方差分析和多元协方差分析、判别分析、对应分析及其 SAS 实现。

17. 《**心血管病科研设计与统计分析**》 胡良平主编. 人民军医出版社, 47.5 万字, 2010（定价 60 元）. 本书内容分正反两个方面, 正面讲述统计学中的主要内容, 包括统计表达与描述、实验设计、定量与定性资料统计分析、简单相关回归分析和多重回归分析; 围绕这些内容, 又针对人们误用统计学的实际案例, 对差错进行辨析与释疑。无论是正面还是反面内容, 基本上都取材于与心血管疾病有关的我国数十种学术期刊中的科研论文。

18. 《**SAS 统计分析教程**》 胡良平主编. 电子工业出版社, 106.5 万字, 2010（定价 68 元）. 本书内容丰富且新颖, 实用面宽且可操作性强。涉及定量与定性资料差异性和预测性分析、变量间和样品间相互与依赖关系及近似程度分析、数据挖掘与基因表达谱分析、绘制统计图与实验设计、SAS 语言和 SAS 非编程模块用法。这些内容高质量高效率地解决了实验设计、统计表达与描述、各种常用和多元统计分析、现代回归分析和数据挖掘、SAS 语言基础和 SAS 实现及结果解释等人们迫切需要解决却又十分棘手的问题。

19. 《**SAS 实验设计与统计分析**》 胡良平主编. 人民卫生出版社, 88.8 万字, 2010（定价 72 元）. 本书内容涉及面十分宽泛, 由 SAS 软件基础、SAS 非编程模块介绍、SAS 编程法用法介绍、SAS 高级编程技术及其应用和 SAS 语言基础等 5 篇组成, 涵盖了 SAS 软件及其语言的基础和高级用法, 实验设计、统计表达与描述和统计分析的主要内容及 SAS 实现。

20. 《**医学统计学—运用三型理论进行现代回归分析**》 胡良平主编. 人民军医出版社, 45.2 万字, 2010（定价 75 元）. 本书介绍了现代回归分析方法中的大部分内容, 包括多重线性回归分析、岭回归分析、各种复杂曲线回归分析、主成分回归分析、Poisson 回归分析、Probit 回归分析、负二项回归分析、配对和非配对设计定性资料多重 logistic 回归分析、对数线性模型分析、生存分析和时间序列分析。

21. 《**医学遗传统计分析与 SAS 应用**》 胡良平, 郭晋主编. 人民卫生出版社, 41.3 万字, 2011（定价 36 元）. 本书结合实例, 介绍了如何用 SAS 实现四大类遗传数据的统计分析方法, 并介绍了简明遗传学的概念与原理、遗传资料统计分析的原理。

22. 《**正确实施科研设计与统计分析—统计学三型理论的应用与发展**》 胡良平主编. 人民军医出版社, 87.8 万字, 2011（定价: 139 元）. 本书全面介绍了如何在三型理论指导下进行科研设计、统计表达与描述、常用统计分析、现代回归分析、多元统计分析和 SAS 实现方法。科研设计部分涵盖了概念、要点、设计类型等; 统计表达与描述部分涵盖了统计表、统计图和概率分布等; 常用统计分析部分涵盖了一元定量与定性资料的差异性分析; 现代回归分析部分涵盖了包括多重线性回归分析、生存分析和时间序列分析等十余种现代回归分析方法; 多元统计分析部分涵盖了包括变量聚类分析、判别分析和对应分析等十余种现代多元统计分析方法; 以上各部分均涉及如何用 SAS 软件巧妙实现的技术和方法, 并有配套软件 SASPAL 方便程序调用。

23. 《**中医药科研设计与统计分析**》 简介

胡良平, 王琪主编. 人民卫生出版社, 41.4 万字, 2001. 本书结合中医药领域中科研实例，不仅从正面介绍了试验设计、统计表达与描述、统计分析方法及 SAS 实现技术，还对实际工作者在运用前述内容过程中所犯的各种错误进行了辨析与释疑。

24．《临床科研设计与统计分析》简介

胡良平，陶丽新主编．中国中医药出版社，70.7 万字，2012．本书主要对临床科研设计与统计分析问题进行阐述，同时还用较大篇幅揭示了临床科研课题和论文中的统计学错误，并给出了辨析与释疑。全书中的统计计算均用 SAS 软件实现。

25．《面向问题的统计学—（1）科研设计与统计分析》简介

胡良平主编．人民卫生出版社，119.1 万字，2012（定价 98.00 元）．本书分为 6 篇共 54 章，内容涉及消除学习统计学时的心理顾虑、统计思想、三型理论、科研设计、质量控制、表达与描述、单因素设计一元定量与定性资料统计分析、单组设计二元定量资料相关与回归分析和 SAS 语言基础与高级编程技术。

26．《面向问题的统计学—（2）多因素设计与线性模型分析》简介

胡良平主编．人民卫生出版社，97.5 万字，2012（定价 80.00 元）．本书分为 6 篇共 52 章，内容涉及多因素试验设计类型及其定量与定性资料的差异性分析和现代回归分析、判别分析、生存分析和时间序列分析；还介绍了多水平模型分析法和综合分析法。

27．《面向问题的统计学—（3）试验设计与多元统计分析》简介

胡良平主编．人民卫生出版社，85.2 万字，2012（定价 65.00 元）．本书分为 5 篇共 25 章，内容涉及三类典型的多元数据结构（单组设计多元定量资料、单因素多水平设计多元定量资料、相似或不相似度矩阵）的各种多元统计分析方法，其代表性方法有主成分分析、样品聚类分析、对应分析、多维尺度分析、多元方差和协方差分析。

28．配套软件简介

（1）与前述介绍的《现代统计学与 SAS 应用》和《Windows SAS 6.12 & 8.0 实用统计分析教程》两本书对应的 SAS 引导程序，即 SASPAL 软件由李子建研制，需要者可发电子邮件联系：lphu812@ sina. com。

（2）与前述介绍的《口腔医学科研设计与统计分析》一书对应的 SAS 引导程序，即 SAS-PAL 软件由胡纯严研制，需要者可发电子邮件联系：valenccia@ sina. com 或 lphu812@ sina. com。

（3）与《统计学三型理论在统计表达与描述中的应用》一书对应的 SAS 引导程序，即 SASPAL 软件由胡纯严研制，需要者或有疑问者请发电子邮件联系：valenccia@ sina. com。

（4）与《统计学三型理论在定量与定性资料统计分析中的应用》一书对应的 SAS 引导程序，即 SASPAL 软件由胡纯严研制，需要者或有疑问者请发电子邮件联系：valenccia@ sina. com。

（5）与《医学统计学—运用三型理论进行多元统计分析》一书对应的 SAS 引导程序，即 SASPAL 软件由胡纯严研制，需要者或有疑问者请发电子邮件联系：valenccia@ sina. com。

（6）与《医学统计学—运用三型理论进行现代回归分析》一书对应的 SAS 引导程序，即 SASPAL 软件由胡纯严研制，需要者或有疑问者请发电子邮件联系：valenccia@ sina. com。

（7）与《正确实施科研设计与统计分析—统计学三型理论的应用与发展》一书对应的 SAS 引导程序，即 SASPAL 软件由胡纯严研制，需要者或有疑问者请发电子邮件联系：va-lenccia@ sina. com。